U. Haller F. Kubli P. Husslein (Hrsg.)

# Prostaglandine in Geburtshilfe und Gynäkologie

Mit 54 Abbildungen und 65 Tabellen

Springer-Verlag Berlin Heidelberg New York
London Paris Tokyo

Professor Dr. med. Urs Haller
Frauenklinik
Kantonsspital
CH-9007 St. Gallen

Professor Dr. med. Fred Kubli †
Universitäts-Frauenklinik
Voßstraße 9
D-6900 Heidelberg

Universitätsdozent Dr. Peter Husslein
I. Universitäts-Frauenklinik
Spitalgasse 23
A-1090 Wien

ISBN-13: 978-3-540-18591-8 e-ISBN-13: 978-3-642-83287-1

DOI: 10.1007/978-3-642-83287-1

CIP-Kurztitelaufnahme der Deutschen Bibliothek
Prostaglandine in Geburtshilfe und Gynäkologie / U. Haller ... (Hrsg.). - Berlin ; Heidelberg ; New York ; London ; Paris ; Tokyo : Springer, 1988

NE: Haller, Urs [Hrsg.]



Softcover reprint of the hardcover 1st edition 1988



2121/3145-543210

# Vorwort

Das Symposium „Prostaglandine in Geburtshilfe und Gynäkologie" vom 11. bis 13. Dezember 1986 versteht sich als direkte Fortsetzung der Reihe von Prostaglandin-Gesprächen, welche erstmals 1973 unter Prof. Hickl in Hamburg, dann 1975 unter Prof. Kubli in Heidelberg und 1981 unter Prof. Hepp in Homburg/Saar veranstaltet wurden. Daß die Wahl des Tagungsortes für diese Veranstaltung auf St. Gallen fiel, kam nicht von ungefähr, war doch Dr. Janos Andor - zu dieser Zeit medizinischer Direktor der Upjohn-Schweiz - der Initiator für das Vorhaben. Er durfte diesen Tag nicht mehr erleben: am 30. Mai 1985 verstarb Janos Andor nach kurzer schwerer Krankheit in seinem 63. Altersjahr. Um so mehr hielten wir es für eine vornehme Freundespflicht, die erwähnte klinisch-wissenschaftliche Tagung in seinem Geiste und seiner Vorstellung vorzubereiten und durchzuführen. Mit der Internationalen Expertentagung „in memoriam Janos Andor" ehrten wir seine Person und gedachten seines Engagements für die klinische Wissenschaft.

Bereits 1971 stimulierte Janos Andor unsere Heidelberger-Gruppe unter Fred Kubli für die klinisch-wissenschaftliche Arbeit mit Prostaglandinen, bald danach waren seine Impulse auf dem Prostaglandin-Sektor in Wien erkennbar. Unermüdlich hat Dr. Andor mit dem ihm eigenen Charme, seinem ungarischen Temperament und seinem feinfühligen Charakter für seine klinische Wissenschaft gelebt und sie weitergetragen und manchem von uns erste Impulse für den Einsatz und die klinische Forschung mit Prostaglandinen gegeben.

Die Publikation der Referate dieses Prostaglandin-Symposiums wird durch einen weiteren Todesfall überschattet:

Mit großer Trauer mußten wir erfahren, daß am 23. Juli 1987 Prof. F. Kubli in Heidelberg verstarb, vorbereitet auf den Tod durch das jahrelange Wissen um eine nicht mehr heilbare Krankheit. Nachdem Fred Kubli bereits die zweiten Internationalen Prostaglandin-Gespräche 1975 in Heidelberg durchgeführt hatte, drückte er auch den Expertengesprächen in St. Gallen seinen Stempel auf. Wir erinnern uns seiner lebhaften Diskussionsvoten und geschickten Moderationen, die ihm sichtlich Freude bereiteten, obwohl er - von der Krankheit gezeichnet - gezwungen war, seine Kräfte einzuteilen.

Als Direktor der Universitätsfrauenklinik Heidelberg war er bis in die letzten Tage seines Lebens klinisch und wissenschaftlich engagiert tätig. Nur vier Tage vor seinem Tode ließ er uns sein überarbeitetes Manuskript für die vorliegende Monographie zukommen; es sollte seine letzte Publikation sein. Wir sind ärmer geworden seit Fred Kubli nicht mehr unter uns weilt. Seine klaren Kommentare, seine sorgfältig durchdachten Konzepte, seine lebhafte Persönlichkeit werden uns fehlen. Sein scharfer Intellekt, sein ausgeprägtes analytisches Denken, sein unermüdliches Schaffen für Medizin und Forschung zum Wohle des Patienten, seine enorme Selbstdisziplin und Bescheidenheit waren Merkmale, die ihn auszeichneten. Mit dem Tode von Fred Kubli verliert die internationale Gynäkologie einen ihrer prominenten Vertreter, und viele von uns verlieren einen guten Freund.

Kubli kam 1975 anläßlich der Eröffnung der Tagung in Heidelberg zu folgender Feststellung: „Das Prickelnde und Sensationelle, das wir noch vor ein paar Jahren wie bei einem Vorstoß in völliges Neuland empfunden haben, ist sicher bei uns allen einem anderen Empfinden gewichen. An die Stelle des Pioniergeistes und des großen Entdeckergefühls tritt nun etwas anderes, nämlich das Bewußtsein, einfach die harte Routinearbeit vor uns zu haben und mit den Problemen konfrontiert zu sein, die sich aus der praktischen Anwendung der Prostaglandine auf breiter Basis ergeben und noch ergeben werden. Die Prostaglandinapplikation in der Geburtshilfe und Gynäkologie ist in der Bundesrepublik aus der klinischen Forschung in die klinische Praxis entlassen worden."

Unterdessen ist die Prostaglandinforschung in der Geburtshilfe im Gegensatz zu der Forschung in der innern Medizin recht weit fortgeschritten - wenigstens was die klinische Anwendung anbelangt. Sie steht aber in bezug auf die Erklärung pathophysiologischer Phänomene für die Wirksamkeit der Anwendung immer noch weit zurück. In der Gynäkologie lernten wir Prostaglandine zur Beendigung von Schwangerschaften und zur Einleitung von Geburten einzusetzen. Je mehr die praktische Erfahrung im Umgang mit den Prostaglandinen wuchs, desto mehr wurde dem Kliniker bewußt, wie wenig Wissen über die eigentlichen Wirkungsmechanismen vorhanden ist. Es wird deshalb immer dringlicher, die Lücken zwischen klinischer Anwendung und physiologischem Verständnis zu schließen. Prostaglandine sind hochwirksame und deshalb auch nicht ungefährliche Substanzen. Das alles sind Gründe dafür, daß eine regelmäßige Standortbestimmung für den Praktiker unerläßlich ist, um nicht eine kritiklose Anwendung in Kauf zu nehmen.

Es gelang an den Expertengesprächen in St. Gallen während zwei Tagen in einem Kreise von internationalen Fachleuten eine lebhafte Diskussion über neuere Erkenntnisse in der klinischen Prostaglandin-Forschung zu entfachen und eine kritische Standortbestimmung der klinischen Bedeutung der Prostaglandine für unser Fachgebiet vorzunehmen. Bestimmt waren die angeregten Diskussionen auch dazu geeignet, den Experten neue Ideen zu vermitteln, sie zu motivieren oder sie darin zu bestärken, klinisch-wissenschaftliche Forschung weiterhin mit Engagement voranzutreiben. Schließlich war es möglich, am Ende dieser Expertentagung die teilnehmenden Wissenschafter des deutschsprachigen Raumes zu einer geschlossenen Besprechung zusammenzurufen, um einen möglichst weitgehenden Konsens zu finden, welcher dann an einem dritten Tag in einer offenen Fortbildungsveranstaltung dem interessierten Publikum von Praktikern als Stand des Wissens präsentiert wurde. Das Kapitel Zusammenfassung bezieht sich im wesentlichen auf die Bilanz dieser Berichte.

St. Gallen, im März 1988

U. Haller
P. Husslein

# Inhaltsverzeichnis

**Prostaglandine bei Nichtschwangeren**



**Anwendung der Prostaglandine im 1. und 2. Trimenon**

**Prostaglandine zur Geburtseinleitung**



**Prostaglandine zur Behandlung der Uterusatonie**

**Zusammenfassung**

# Autorenverzeichnis

PRIV.-DOZ. DR. B. C. ADELMANN-GRILL
Max-Planck-Institut für Biochemie, D-8033 Martinsried

DR. H. BAUMANN
Klinik und Poliklinik für Geburtshilfe, Universitätsspital Zürich, Frauenklinikstraße 10, CH-8091 Zürich

PROF. DR. A. BOLTE
Universitäts-Frauenklinik Köln, Kerpener Straße 34, D-5000 Köln 41

PROF. DR. M. BRECKWOLDT
Abt. Klinische Endokrinologie, Universitäts-Frauenklinik, Hugstetter Straße 55, D-7800 Freiburg i. Br.

PROF. DR. M. BYGDEMAN
Department of Obstetrics and Gynecology, Karolinska Hospital, S-10401 Stockholm

PROF. P. DE GRANDI
Dept. de gynécologie et d'obstétrique, Centre Hospitalier Universitaire Vaudois, CH-1011 Lausanne

DR. S. DITZ
Universitäts-Frauenklinik, Voßstraße 9, D-6900 Heidelberg

DR. M. DÖREN
Westfälische Wilhelms-Universität Münster, Klinik und Poliklinik für Geburtshilfe und Frauenheilkunde B, Albert-Schweitzer-Straße 33, D-4400 Münster

DR. C. EGARTER
I. Universitäts-Frauenklinik, Spitalgasse 23, A-1090 Wien

PROF. DR. W. GRÜNBERGER
Gynäkologische und Geburtshilfliche Abteilung der
Krankenanstalt Rudolf-Stiftung, Juchgasse 25, A-1030 Wien

DR. F. GRÜTTER
Dept. de gynécologie et d'obstétrique, Centre Hospitalier
Universitaire Vaudois, CH-1011 Lausanne

PROF. DR. U. HALLER
Frauenklinik, Kantonsspital, CH-9007 St. Gallen

PRIV.-DOZ. DR. S. HEINZL
Universitäts-Frauenklinik, Kantonsspital, Schanzenstraße 46,
CH-4031 Basel

PRIV.-DOZ. DR. R. HILGERS
Institut für Medizinische Statistik der Universität Göttingen,
Windausweg 2, D-3400 Göttingen

PROF. DR. A. HUCH
Klinik und Poliklinik für Geburtshilfe, Universitätsspital Zürich,
Frauenklinikstraße 10, CH-8091 Zürich

PROF. DR. R. HUCH
Klinik und Poliklinik für Geburtshilfe, Universitätsspital Zürich,
Frauenklinikstraße 10, CH-8091 Zürich

PRIV.-DOZ. DR. G. HÜTHER
Max-Planck-Institut für Experimentelle Medizin,
Forschungsstelle Neurochemie, Hermann-Rein-Straße 3,
D-3400 Göttingen

DOZ. DR. P. HUSSLEIN
I. Universitäts-Frauenklinik, Spitalgasse 23, A-1090 Wien

PROF. DR. F. KUBLI †
Universitäts-Frauenklinik, Voßstraße 9, D-6900 Heidelberg

PROF. DR. W. KUHN
Universitäts-Frauenklinik Göttingen, Humboldtallee 19,
D-3400 Göttingen

DOZ. DR. W. LICHTENEGGER
Universitätsklinikum Rudolf-Virchow, Standort Charlottenburg,
Pulsstraße 4–14, D-1000 Berlin 19

Dr. A. Linde
Department of Histology, University of Gothenburg,
S-41345 Göteborg

Prof. Dr. T. H. Lippert
Sektion für Klinische Pharmakologie in Gynäkologie und Geburtshilfe, Universitäts-Frauenklinik, D-7400 Tübingen

Priv.-Doz. Dr. M. Litschgi
Frauenklinik, Kantonsspital Schaffhausen,
CH-8208 Schaffhausen

Dr. W. Motter
Gyn.-gebh. Abteilung, Universitätsklinik, Auenbruggerplatz 14,
A-8036 Graz

Dr. F. Neuhaus
Universitäts-Frauenklinik Köln, Kerpener Straße 34,
D-5000 Köln 41

Dr. J. Neulen
Universitäts-Frauenklinik, Hugstetter Straße 55,
D-7800 Freiburg i. Br.

Dr. L. Quaas
Universitäts-Frauenklinik, Hugstetter Straße 55,
D-7800 Freiburg i. Br.

Dr. G. Ralph
Gyn.-gebh. Abteilung, Universitätsklinik, Auenbruggerplatz 14,
A-8036 Graz

Priv.-Doz. Dr. W. Rath
Universitäts-Frauenklinik Göttingen, Humboldtallee 19,
D-3400 Göttingen

Prof. Dr. A. Schauer
Zentrum Pathologie der Universität Göttingen,
Robert-Koch-Straße 40,
D-3400 Göttingen

Prof. Dr. W. Schmidt
Universitäts-Frauenklinik, Voßstraße 9, D-6900 Heidelberg

Prof. Dr. H. Schneider
Universitäts-Frauenspital, Schanzeneckstraße 1,
CH-3012 Bern

Prof. Dr. H. P. G. Schneider
Westfälische Wilhelms-Universität Münster, Klinik und
Poliklinik für Geburtshilfe und Frauenheilkunde B,
Albert-Schweitzer-Straße 33, D-4400 Münster

Prof. Dr. B. Schüssler
Frauenklinik im Klinikum Großhadern, Ludwig-Maximilians
Universität, Marchioninistraße 15, D-8000 München 70

Dr. T. Somville
Universitäts-Frauenklinik Düsseldorf,
Moorenstraße 5, D-4000 Düsseldorf 1

Dr. I. Wiqvist
Department of Obstetrics and Gynecology, Sahlgren's University
Hospital, University of Gothenburg, S-41345 Göteborg

Prof. Dr. N. Wiqvist
Department of Obstetrics and Gynecology, Sahlgren's University
Hospital, University of Gothenburg, S-41345 Göteborg

Prof. Dr. F. Wolff
Universitäts-Frauenklinik Köln, Kerpener Straße 34,
D-5000 Köln 41

Prof. Dr. H. P. Zahradnik
Endokrinologische Abteilung, Universitäts-Frauenklinik,
Hugstetter Straße 55, D-7800 Freiburg i. Br.

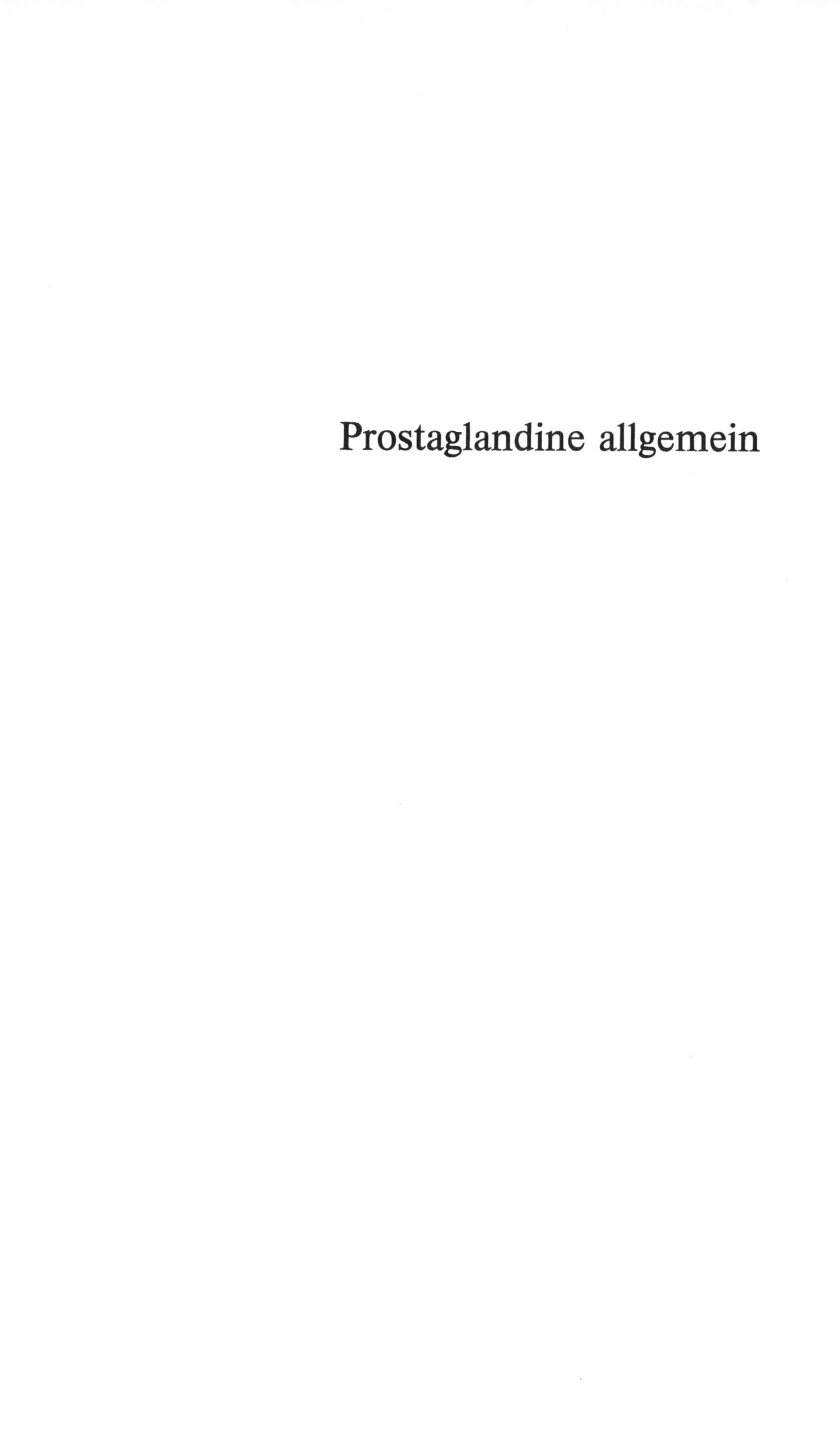

# Prostaglandine allgemein

# Prostaglandine und verwandte Stoffe am Uterus

H. P. ZAHRADNIK, L. QUAAS, J. NEULEN

## Einleitung

"Prostaglandin $F_{2\alpha}$ ($PGF_{2\alpha}$) is the right material in the right place at the right time".

Diese Feststellung von Liggins aus dem Jahre 1973 qualifizierten die Prostaglandine der Gruppe F wesentliche Faktoren für die Uteruskontraktion zu sein. Zu dem damaligen Zeitpunkt kannte man nur einige wenige Stoffe, die in ihren physikochemischen Eigenschaften übereinstimmend in die Klasse der Prostaglandine eingeordnet werden konnten. Aber auch die nur noch schwer zu überblickende Flut an neuen Informationen über Prostaglandine und verwandte Substanzen hat an der Richtigkeit der obigen Aussage nichts geändert. Aufgrund unseres heutigen Wissens sollte man „Prostaglandin $F_{2\alpha}$" durch „Eicosanoide" ersetzen. Dieser Sammelbegriff für alle Stoffwechselprodukte (Prostaglandine und Leukotriene) eines gleichen Ausgangsstoffes (Arachidonsäure und andere Fettsäuren) faßt die zellulären Vermittlersubstanzen zusammen, die exakt die von Liggins dem $PGF_{2\alpha}$ zugedachte Rolle spielen.

Um diese faszinierenden Stoffwechselmodulatoren in ihrer strukturellen Vielfalt, ihrer physiologischen Bedeutung und ihrem pathologischen Stellenwert auch im Rahmen der Frauenheilkunde besser verstehen zu können, muß man sich zunächst mit historischen, biochemischen und physiologischen Gegebenheiten auseinandersetzen. Die Beschäftigung mit pharmakologischen Besonderheiten dieser Stoffklasse führt uns schließlich deren therapeutischen Nutzen aber auch deren Nebenwirkungspotential vor Augen.

In den frühen 30er Jahren beschrieben Goldblatt (1933) und von Euler (1934), daß menschliches Ejakulat in der Lage ist, die Aktivität glatter Muskulatur zu stimulieren. U. S. von Euler (1935) gab den extrahierbaren bioaktiven Substanzen in der Samenflüssigkeit den Namen *Prostaglandine* (PG), da er deren Ursprungsort vor allem in der Prostata sah. Nachdem man sich, mitbedingt durch die weltbewegenden historischen Gegebenheiten, erst wieder Mitte der 50er Jahre, der Prostaglandine erinnerte, beschrieben und charakterisierten Bergström und Sjövall (1957) zunächst 2 Prostaglandine, die aus Schafsamenblasenhomogenat extrahiert werden konnten. Ihre Bezeichnungen waren PGF wegen seiner Löslichkeit in Phosphatpuffer (Phosphat im Schwedischen mit „F" geschrieben) und PGE, da es in Äther löslich war (Äther im Schwedischen mit „E" geschrieben).

Aufgrund der nun rasch einsetzenden intensiven Beschäftigung mit dieser Substanzklasse entdeckte man eine ganze Familie natürlicherweise vorkommender Prostaglandine (Übers. bei Lands, 1979), die von annähernd allen Säugetiergeweben gebildet werden können. Ihr besonderes und gemeinsames Merkmal ist die äußerst geringe Konzentration im Gewebe, die bedarfsabhängige lokale Produktion und ihr rascher Abbau zu biologisch weitgehend inaktiven Metaboliten. Ferner ist bemerkenswert, daß die meisten funktionellen Wechselbeziehungen durch Prostaglandine beeinflußt werden können. Entwicklung und Schicksal neoplastischer Zellen werden durch sie mitbeeinflußt (Bennett 1979).

Man weiß zwischenzeitlich, daß Prostaglandine und Leukotriene, die unter dem Begriff Eicosanoide zusammengefaßt werden, zu den wichtigsten natürlichen Biomodulatoren gehören. Entscheidende Impulse für die Grundlagenforschung aber auch die klinische Medizin blieben infolgedessen nicht aus (Tabelle 1).

An der Regulation der weiblichen Fortpflanzungsfunktion sind Prostaglandine und verwandte Stoffe zentral beteiligt. Bildung und Freisetzung von Gonadotropinen werden durch sie moduliert (Arisawa et al. 1984); Follikelreifung, Ovulation und Luteolyse stehen unter ihrer Kontrolle (Carson et al. 1986;

**Tabelle 1.** Einige biologische Effekte der Eicosanoide. (*PG* Prostaglandin, *TX* Thromboxan, *LT* Leukotrien)

| | | |
|---|---|---|
| Glatte Muskulatur | PGF | - Kontraktion |
| | PGE | - Kontraktion oder Relaxation |
| | PGI | - Relaxation |
| | TXA | - Kontraktion |
| | LT | - Kontraktion |
| Uterus - Tuben | PGF | - Kontraktion |
| | PGE | - Kontraktion oder Relaxation |
| | PGI | - Relaxation |
| | TXA | - Kontraktion |
| | LT | - Kontraktion |
| Thrombozyten | TXA | - Aggregation |
| | PGI | - Aggregationshemmung |
| Niere | PGE | - natriuretisch / reninfreisetzend |
| | PGI | - natriuretisch / reninfreisetzend |
| Magen-Darm-Trakt | PGF | - aktivitätssteigernd |
| | PGE | - säuresekretionshemmend/aktivitätssteigernd |
| Bronchialmuskulatur | PGF | - Bronchokonstriktion |
| | PGE | - Bronchodilatation |
| | TXA | - Bronchokonstriktion |
| | LT | - Bronchokonstriktion |
| Haut | PGF | - entzündungsfördernd |
| | PGE | - entzündungsfördernd |
| | LT | - entzündungsfördernd |
| Ductus Arteriosus | PGE | - verantwortlich für die physiologische Offenhaltung des Ductus arteriosus Botalli |

Gibson u. Auletta 1986). Auch die Tube kann nur mit Hilfe lokal gebildeter Prostaglandine ihren spezifischen Aufgaben nachkommen (Lindblom 1976, Lindblom et al. 1986). Ohne Eicosanoide kann der Uterus keine sinnvolle mechanische Aktivität entfalten (Quaas et al. 1985a); ohne ihre Wirkung läuft die endometriale Proliferation, die Sekretion und schließlich die Menstruation nur bedingt koordiniert ab (Lumsden et al. 1986). Was den schwangeren Uterus anbetrifft, so sind viele Informationen über die Beeinflussung der Wehen durch Eicosanoide bekannt (Bygdeman et al. 1986). Manche Hinweise existieren, die den Eihäuten (Okita et al. 1983) und der Plazenta (Siler-Kohdr et al. 1986) eine Schlüsselfunktion bei der Bildung dieser Stoffe zuschreiben. Weniger wissen wir über die Bedeutung dezidualer Strukturen für deren Synthese (Ishihara et al. 1986).

Nicht nur in physiologische, sondern auch in pathologische Prozesse sind Eicosanoide als Mediatoren eingeschaltet. Man weiß, daß Prostaglandine an der Pathogenese von entzündlichen Vorgängen wesentlich beteiligt sind (Barr et al. 1984). Ihre Rolle beim Asthma bronchiale ist entscheidend (Goldyne u. Stobo 1981; Marom et al. 1984). Störungen bei der Eicosanoidbildung sind mitverantwortlich für die Entstehung einer Hypertonie (Tabuchi et al. 1985) und sie sind pathogenetische Schlüsselsubstanzen bei Angina pectoris (Feuerstein 1984) sowie peptischen Ulcera (Karim 1972). Was die Gynäkologie und Geburtshilfe anbetrifft, so spielt eine fehlerhafte Prostaglandinsynthese vergesellschaftet mit einem relativen $PGI_2$-Mangel eine wichtige pathogenetische Rolle bei der Präeklampsie (Lewis 1983). Die uterine Dysregulation der PG-Synthese führt zur Dysmenorrhö (Zahradnik et al. 1984).

Ein grundsätzliches Problem besteht darin, daß viele der gewonnenen Erkenntnisse durch pharmakologische In-vitro- und In-vivo-Untersuchungen zustande kommen. Eine Reihe klinischer Aussagen sind also nur aufgrund theoretischer Überlegungen möglich. Hierdurch kommt es aber auch zu widersprüchlichen Informationen über die physiologische oder pharmakologische Bedeutung ein und desselben Prostaglandins. Es sollte infolgedessen bei all den kommenden Ausführungen immer wieder bedacht werden, daß Reaktionen des Organismus, die durch Zufuhr pharmakologischer Dosen an Eicosanoiden ausgelöst werden, keineswegs den physiologischen Wert dieser Substanzklasse repräsentieren müssen (Dimov et al. 1983). Unter Umständen kommt es hierdurch sogar zu völlig entgegengesetzten Organ- oder Zellreaktionen.

## Biosynthese der Eicosanoide (Prostaglandine und Leukotriene) (Abb. 1)

Eicosanoide entstehen aus Fettsäuren (bevorzugt Arachidonsäure), die aus den Phospholipiden der Zellmembran und anderen Lipiden mit Hilfe des Enzyms Phospholipase $A_2$ synthetisiert wird. Die Beeinflussung der Phosphipase $A_2$-Aktivität ist ein entscheidender Faktor für die weitere Prostaglandinbiosynthese (Lands 1979).

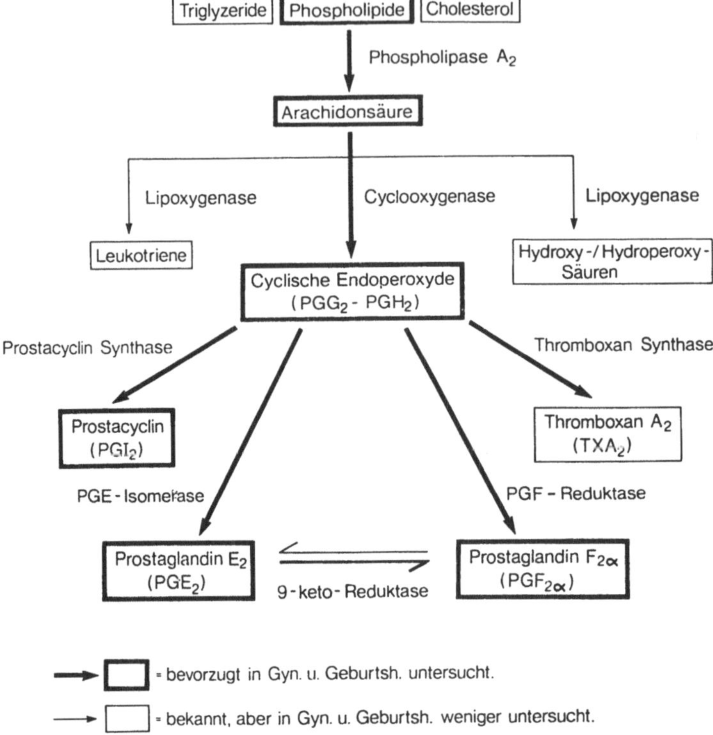


**Abb. 1.** Systemische Eicosanoidbiosynthese

Die weitere Verstoffwechselung der Arachidonsäure wird durch 2 Enzymsysteme bestimmt. Das eine ist die Zyklooxygenase, verantwortlich für die Entstehung der Prostaglandine, und das andere System ist die Lipoxygenase (Abb. 1). Dieses Enzym vermittelt die Bildung von Dihydroxysäuren, die als Leukotriene bezeichnet werden, und in der Lage sind, starke glattmuskuläre Kontraktionen, hervorzurufen (Murphy et al. 1979).

Anfängliche, relativ unspezifische Arachidonsäurestoffwechselprodukte sind die zyklischen Endoperoxyde (PGG, PGH), die sich durch eine extrem kurze Halbwertszeit auszeichnen.

Die Synthese der biologisch aktiven Prostaglandine und Leukotriene ist zell-, gewebe-, organ- und situationsspezifisch. Von manchen Zellen kann unter Vermittlung einer 9-keto-Reduktase $PGE_2$ in $PGF_{2\alpha}$ umgewandelt werden (Levine et al. 1975). Hierdurch hat das Gewebe selbst die Möglichkeit, auf physiologische oder pathologische Gegebenheiten rasch und dennoch lokal kontrolliert zu reagieren. Dieser eben beschriebene Mechanismus ist wahrscheinlich sehr wichtig für die physiologische Bedeutung und pharmakologische Wirkung von $PGE_2$ in den verschiedenen Uterusabschnitten. Denn Nebenwirkungen des $PGE_2$, die als Wirkung an den Organen eher den Prostaglandinen der Gruppe F zuzuschreiben wären, sind dadurch bedingt, daß nach Applikation therapeutischer Dosen von $PGF_2$ auch in vermehrtem Maße $PGE_{2\alpha}$ entsteht, das für die unerwünschten Effekte verantwortlich gemacht werden muß.

## **Nomenklatur** (Abb. 2)

Die Prostaglandinnomenklatur benennt bestimmte Molekülstrukturen, die mit Buchstaben versehen werden (PGA, ... PGE, PGF ... bis PGI). Charakteristisch für diese unterschiedliche Beschriftung sind Änderungen der funktionellen Gruppe an den C-Atomen 9 und 11. Jedes dieser mit Buchstaben bezeichneten Prostaglandine wird auch noch mit der Zahl 1, 2 oder 3 näher definiert, je nach Anzahl der Doppelbindungen in den Seitenketten (z. B. $PGE_1$, $PGF_2$ usw.). Im Falle des PGF wird durch $\alpha$ oder ß darüber hinaus noch die räumliche Anordnung der Hydroxylgruppe am C-Atom 9 beschrieben (z. B. $PGF_{2\alpha}$).

Das gemeinsame biologische Aktionsspektrum und die gleich laufenden synthetischen Schritte verlangten nach einem gemeinsamen Trivialnamen für Lipoxygenasestoffwechselprodukte (Samuelsson et al. 1979). Der Begriff *Leukotriene* (LT) wurde gewählt, da diese Substanzen zuerst in *Leuko*zyten gefunden wurden und als gemeinsame strukturelle Eigenart 3 konjugierte Doppelbindungen *(Triene)* aufweisen. Die einzelnen Gruppenmitglieder werden wiederum mit Buchstaben wie LTA, LTB, LTC, LTD, LTE und LTF näher bezeichnet.

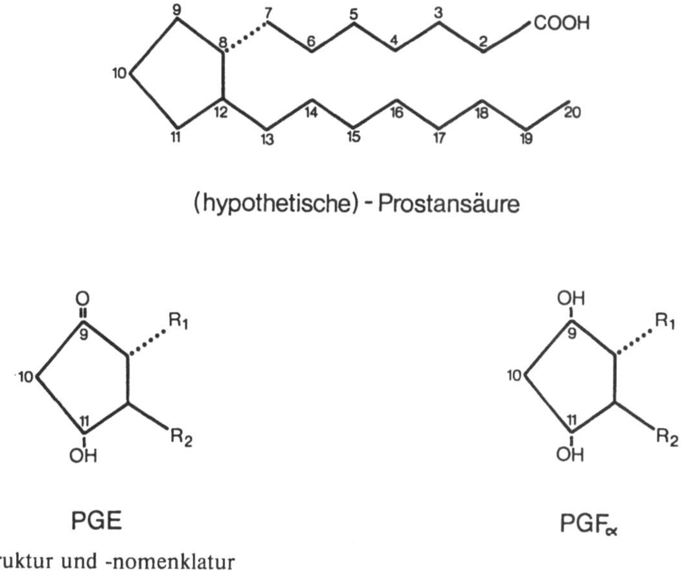

(hypothetische) - Prostansäure

PGE

$PGF_\alpha$

**Abb. 2.** Prostaglandinstruktur und -nomenklatur

**Abbau** (Abb. 3)

Prostaglandine werden überall im Körper sehr rasch abgebaut. Beispielsweise sind 90 s nach I.v.-Injektion von $PGE_2$ bereits 97 % dieser Substanz wieder aus dem Plasma eliminiert (Hamberg u. Samuellson 1971). Neben vielen anderen Organen werden Prostaglandine, insbesondere in der Lungenstrombahn inaktiviert. Der erste Schritt läuft innerhalb von Minuten ab und ist durch prostaglandinspezifische Enzyme vermittelt. Der Metabolit 13,14-dihydro-15-keto-$PGF_{2\alpha}$

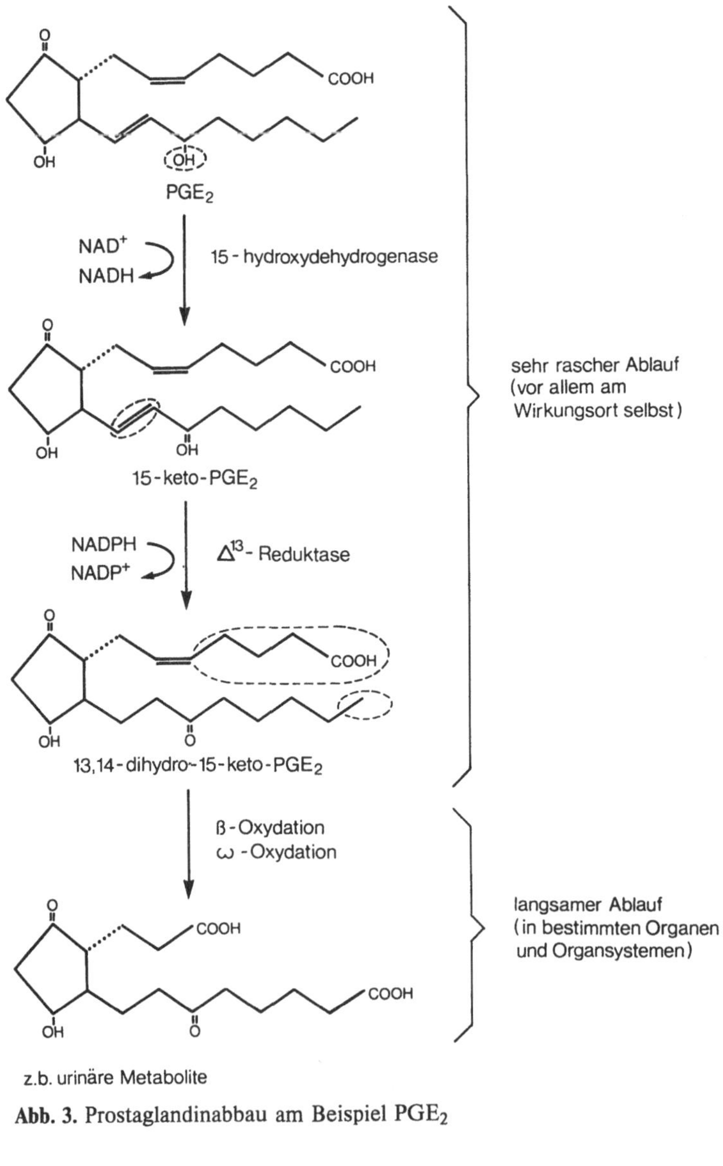

**Abb. 3.** Prostaglandinabbau am Beispiel $PGE_2$

beispielsweise besitzt eine sehr viel längere Halbwertszeit als das ursprüngliche Prostaglandin und kann mit einer gewissen Aussagekraft im peripheren Plasma gemessen werden (Lands 1979).

Leukotriene werden ebenfalls in Lunge, Leber, Niere, Blut rasch metabolisiert, so daß die Stoffwechselprodukte theoretisch ebenfalls im Urin nachweisbar sein müßten. Welches Leukotrien in den jeweiligen Organen des biologisch aktive Prinzip und welches den weniger aktiven Metaboliten darstellt, ist bisher noch nicht entschieden (Piper 1986).

## **Endogener Wirkungsmechanismus** (Abb. 4)

Das zyklische Adenosinmonophosphat (c-AMP) überträgt als „second messenger" eine Reihe extrazellulärer Informationen auf intrazelluläre Strukturen. Seine intrazelluläre Konzentration hängt von der Aktivität der membrangebundenen Adenylatcyclase ab, die von Proteohormonen, Katecholaminen, Prostaglandinen (rezeptorvermittelt?) und anderen Stoffen stimuliert wird. Das cAMP nimmt dann durch Veränderung des Kalziumstoffwechsels Einfluß auf die zelluläre Funktion (Pastan et al. 1975).

Das PGE ist aber auch in der Lage, durch Aktivierung der Guanylatzyklase zur vermehrten cGMP-Bildung beizutragen. Hierdurch werden andere zelluläre Effekte ausgelöst als die, welche vom cAMP bekannt sind.

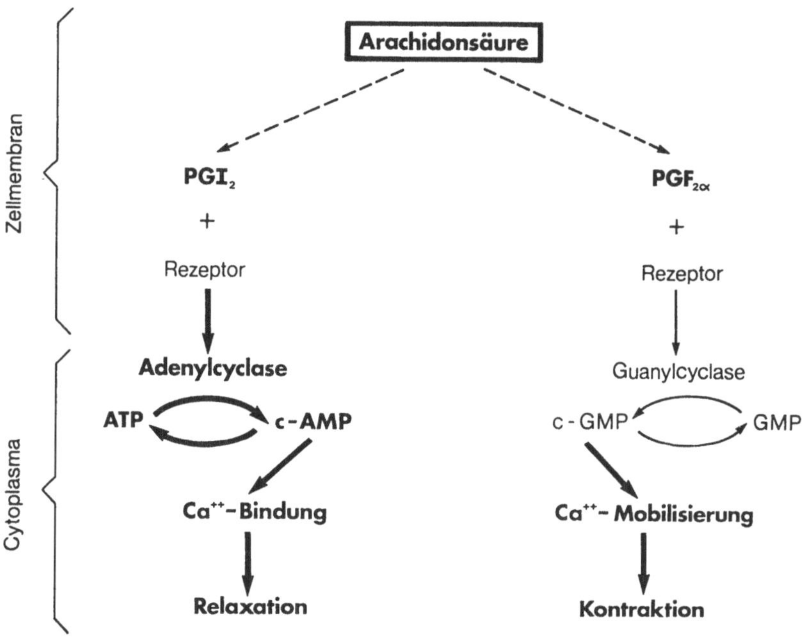


**Abb. 4.** Wirkung der Prostaglandine am Myometrium (Beispiel $PGI_2/PGF_{2\alpha}$)
——— bewiesen; ------ unbewiesen

Darüber hinaus treten Arachidonsäurestoffwechselprodukte selbst als „second messenger" auf. Sie vermitteln extrazelluläre, chemische Signale (z. B. Vasopressin, Oxytozin, Angiotensin) dadurch, daß sie intrazelluläre Kalziumspeicher entleeren und so zellspezifische Effekte auslösen (Barritt 1981).

Die Eicosanoide als lokale Mediatoren sind sicherlich meistens zur richtigen Zeit am richtigen Ort, um regulierend in den Zellstoffwechsel eingreifen zu können. Welcher Stellenwert dieser Substanzklasse in der Hierarchie intrazellulärer Stoffwechselmodulatoren tatsächlich zukommt, muß aber noch durch weitere Untersuchungen geklärt werden.

## **Eicosanoidsynthesehemmung** (Abb. 5)

Wie oben erwähnt, wird die Bildung der Arachidonsäure durch $A_2$-Phospholipasen katalysiert (Lands et al. 1983). Peptide, Proteine, Hormone und Pharmaka haben in diesem Bereich ihren Angriffspunkt. Östrogen stimuliert, Progesteron hemmt die Phospholipase $A_2$-Aktivität (Pakrasi et al. 1983). Auf dem Umweg

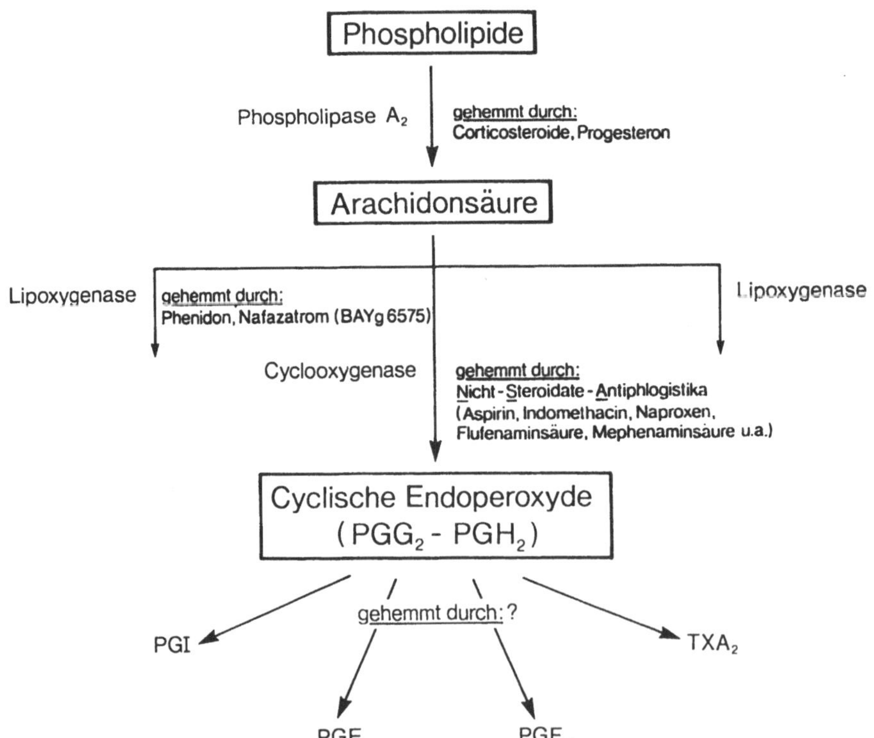


**Abb. 5.** Hemmbarkeit der Eicosanoidbiosynthese

über die Bildung von Calmodulin hemmen die Glukokortikoide die Phospholipase-$A_2$-Aktivität, reduzieren dadurch die Arachidonsäureentstehung und wirken entzündungshemmend (Scharff 1981).

Die größte Bedeutung als sog. „Prostaglandinsynthesehemmer" haben die nicht steroidalen antiinflammatorischen Substanzen (NSAIS). Hierbei handelt es sich um eine Klasse von Medikamenten, die im klinischen Einsatz seit Jahrzehnten ihre antiphlogistische, entzündungshemmende und schmerzlindernde Wirkung beweisen. Deren genauer therapeutischer Wirkungsmechanismus ist aber erst nach Aufklärung der Prostaglandinbiosynthese möglich gewesen (Vane et al. 1976).

Was die Leukotriene anbetrifft, so ist man noch dabei zu klären, in welchem Umfang Substanzen, die bereits im Grundlagenexperiment eine Hemmung der Lipoxygenase bzw. Blockade der Leukotrienrezeptoren bewirken, für die Klinik nutzbar gemacht werden können.

## Kontraktilität des Myometriums und seine Kontrolle

Kontraktion und Relaxation sind die Aufgaben der Myometriumszellen. Intra- und extrazelluläre Elektrolytverschiebungen ermöglichen diese Vorgänge und endogene Substanzen oder Pharmaka greifen hierbei steuernd ein.

Mit Hilfe von Rezeptoren sind die Sexualsteroide und die Hormone der Neurohyphoyse als übergeordnete, fernwirksame Informationsüberträger in der Lage, den Kontraktionsablauf zu beeinflussen. Als lokale Vermittler treten Katecholamine, Prostaglandine und Leukotriene sowie eine Reihe weiterer Substanzen auf und modulieren ihrerseits die dem Uterus eigenen Aktivitäten.

Anhand des klinischen Beispiels der Dysmenorrhö konnten die Wechselbeziehungen zwischen Sexualsteroiden und Prostaglandinen aufgezeigt werden (Zahradnik et al. 1984). Sinnvolle und unsinnige Behandlungsvorschläge für dysmenorrhoische Regelblutungen sind bei dieser Kenntnis voneinander zu unterscheiden. Um dem gleichen Anspruch auch am schwangeren Myometrium gerecht werden zu können, müssen nicht nur die Wechselbeziehungen zwischen den Sexualsteroiden, den Prostaglandinen und den für die Kontraktion essentiellen Elektrolyten in Betracht gezogen werden, es muß das Gesamtkonzept der uterinen Wehenkontrolle Schritt für Schritt analysiert werden. Hierzu sind In-vitro-Untersuchungen mit menschlichem Gewebe unerläßlich.

## Magnesium-Prostaglandine-Oxytozin (Abb. 6)

Spontan kontrahierende Myometriumstreifen schwangerer Frauen am Endtermin verlieren ihre Aktivität unter Superfusion mit Magnesium (Mg). $PGE_2$ ist nicht in der Lage ($F_{2\alpha}$ nur bedingt) diesen relaxierenden Effekt aufzuheben. Oxytozin kann allerdings die Wirkung des natürlichen Kalzium (CA)-Antagonisten Mg durchbrechen, so daß es trotz der hohen Mg-Konzentration zu einer

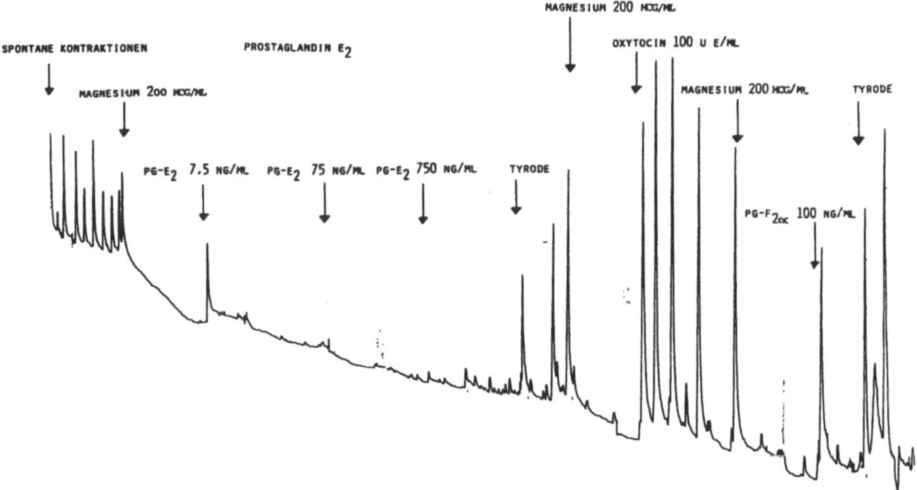


**Abb. 6.** Hemmende und aktivitätssteigernde Wirkungen von Magnesium (200 $\mu$g/ml), $PGE_2$ (7,5-75-750 ng/ml), Oxytozin (100 $\mu$E/ml) und $PGF_{2\alpha}$ (100 ng/ml) am spontan isotonisch kontrahierenden, superfundierten, schwangeren Myometriumstreifen (ET)

Stimulation der muskulären Aktivität kommt. Aufgrund dieser Tatsache ist zu vermuten, daß $PGE_2$ (wahrscheinlich auch $PGF_{2\alpha}$) auf andere Weise als Oxytozin die Myometriumsaktivität stimuliert. $PGE_2$, das im klinischen Alltag zur Weheninduktion während der gesamten Schwangerschaft eingesetzt werden kann, vermag bei gleichzeitiger Mg-Superfusion keine Wehen auszulösen. Diese Erkenntnisse sollten bei der klinischen Anwendung der genannten Medikamente mit in die Überlegungen einbezogen werden.

## Prostazyklin ($PGI_2$ bzw. 6-keto-$PGF_{1\alpha}$) - Relaxation

$PGF_{2\alpha}$ ausschließlich, $PGE_2$ dosisabhängig, führen in vitro zu einer Stimulation des Myometriums (Lundström 1986). Demgegenüber ist $PGI_2$ bei pharmakologischen Experimenten in der Lage, den Uterus zu relaxieren (Omini et al. 1978). Es stellt sich nun die Frage, ob $PGI_2$ auch physiologischerweise für die Relaxation des Myometriums verantwortlich ist, wie ja demgegenüber die enge Beziehung zwischen $PGF_{2\alpha}$ und Kontraktion bzw. Wehe ein vielfach bewiesenes Faktum darstellt.

Mit Hilfe des In-vitro-Modells ist man nun in der Lage, vom Myometrium gebildetes $PGI_2$ fraktioniert zu sammeln und der mechanischen Aktivität zuzuordnen. Während der Kontraktion eines Muskelstreifens wird nur relativ wenig 6-keto-$PGF_{1\alpha}$ im Superfusionsmedium gefunden. Der relaxierten Phase entsprechend findet man höhere PGI-Konzentrationen (Zahradnik et al. 1983). Es ist also zu vermuten, daß für die uterine Kontraktion $PGF_{2\alpha}$ ursächlich verantwortlich ist, während die Relaxation des Myometriums durch $PGI_2$ aktiv vermittelt wird. Einer therapeutischen Nutzanwendung dieser letztgenannten Erkenntnis sollte man künftig mehr Aufmerksamkeit schenken.

## Katecholamine - $\alpha$-/$\beta$-Rezeptoren - Betamimetika

Die Tokolyse mit Betamimetika zeigt, daß Katecholamine und deren entsprechende Rezeptoren die uterine Aktivität kontrollieren (Jung et al. 1986). Wie man weiß, können unter Vermittlung von $\alpha$- und $\beta$-Rezeptoren die Funktionen des Myometriums beeinflußt werden (Quaas et al. 1985b). Adrenalin und Noradrenalin, die an der Uterusmuskulatur unspezifische Katecholaminrezeptorstimulatoren sind, steigern die spontane uterine Kontraktionsfrequenz. Hiermit geht dosisabhängig ein Anstieg von $PGF_{2\alpha}$ und in weitaus geringerem Maße von $PGI_2$ im Superfusionsmedium einher (Abb. 7). Wenn bei maximal stimulierender Adrenalindosis (1 $\mu$g/ml) gleichzeitig die $\alpha$-Rezeptoren durch Yohimbin blockiert werden, so fällt die PGF-Konzentration im Medium ab, die von PGI nimmt zu (Abb. 8). Wird die $\beta$-Rezeptoraktivität durch Pindolol unterbunden, so ist die PGF-Synthese im Streifenpräparat maximal gesteigert. Die 6-keto-$PGF_{1\alpha}$-Konzentration verändert sich nur geringfügig (Abb. 9). Aufgrund dieser Versu-

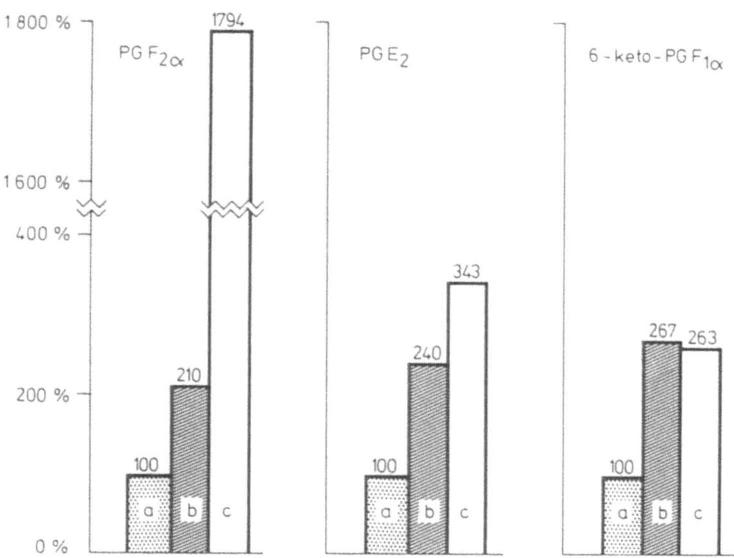


**Abb. 7.** Einfluß von Adrenalin (100 ng/ml - 1 $\mu$g/ml) auf die relative Prostaglandin ($PGF_{2\alpha}$, $PGE_2$, 6-keto-$PGF_{1\alpha}$)-Konzentration im Superfusionsmedium eines spontan isotonisch kontrahierenden, schwangeren Myometriumstreifens (ET)

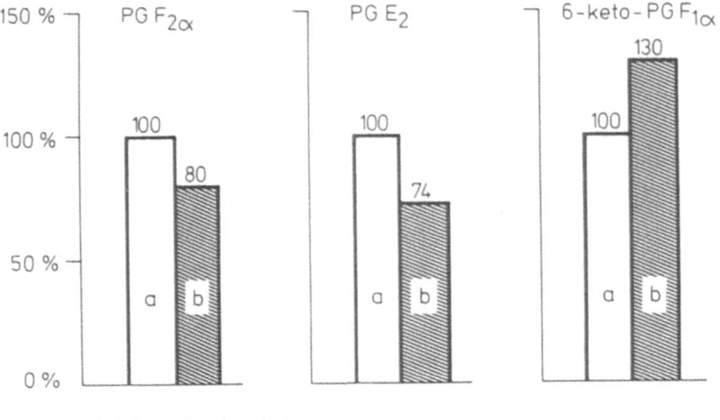


**Abb. 8.** Einfluß von Yohimbin (1 µg/ml) auf die adrenalin-stimulierte (1 µg/ml) relative Prostaglandin ($PGF_{2\alpha}$, $PGE_2$, 6-keto-$PGF_{1\alpha}$)-Konzentration im Superfusionsmedium eines spontan isotonisch kontrahierenden, schwangeren Myometriumstreifens (ET)

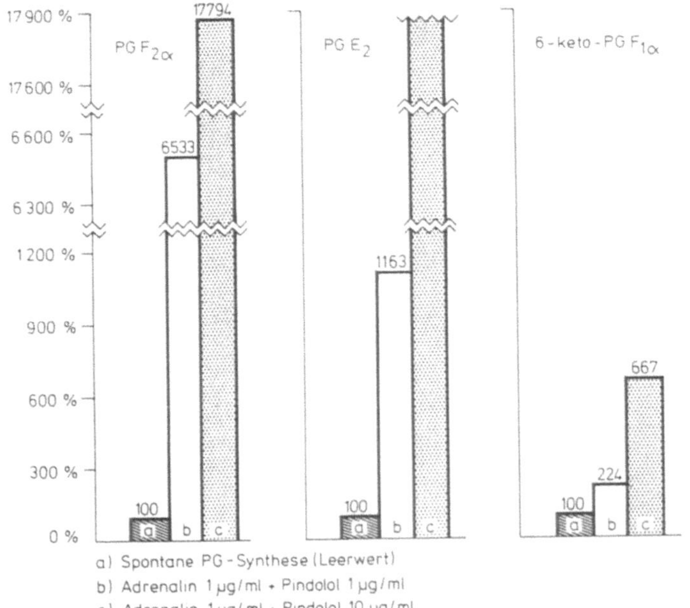


**Abb. 9.** Einfluß von Pindolol (1 µg/ml – 10 µg/ml) auf die (1 µg/ml) adrenalin-stimulierte relative Prostaglandin ($PGF_{2\alpha}$, $PGE_2$, 6-keto-$PGF_{1\alpha}$)-Konzentration im Superfusionsmedium eines spontan isotonisch kontrahierenden, schwangeren Myometriumstreifens (ET)

che können folgende Analogieschlüsse gezogen werden. Die Stimulation $\alpha$-adrenerger Rezeptoren führt zur $PGF_{2\alpha}$-Bildung im menschlichen Uterusmuskel, was mit einer Kontraktion dieses Organs verbunden ist. $\beta$-2-adrenerge Rezeptoraktivität des Myometriums geht mit einer Zunahme der $PGI_2$-Synthese einher. Hierdurch kommt es zur gesteigerten Adenylatzyklaseaktivität und somit zum Anstieg des cAMP, was die Ruhigstellung des Myometriums zur Folge hat. Blockade der $\alpha$-Rezeptoren führt zu einem Überwiegen der $\beta$-2-Rezeptoraktivität und somit zur Zunahme der $PGI_2$-Synthese, der Uterus wird ruhiggestellt. Die Hemmung der $\beta$-Rezeptoren führt via $\alpha$-Rezeptor Aktivitätssteigerung zu einem Anstieg der $PGF_{2\alpha}$-Synthese, es kommt zu Wehen.

## **Sexualsteroide - uterine Kontraktilität** (Abb. 10 und 11)

Wie anhand der Dysmenorrhö am nicht schwangeren Uterus eindrucksvoll demonstriert werden konnte, stehen die Prostaglandine als lokale Mediatoren der uterinen Aktivität (Kontraktion/Relaxation) unter der übergeordneten Kontrolle von Sexualsteroiden. Auch in vitro, in einer Kultur aus menschlichen Endometriumszellen führt Östradiol dosisabhängig zu einer Steigerung der $PGF_{2\alpha}$-Synthese. Die $PGE_2$ und $PGI_2$-Bildung (6-keto-$PGF_{2\alpha}$) wird in diesem System nur in geringem Umfang durch Östradiol beeinflußt (Abb. 10). Östradiol zusammen mit Progesteron in physiologischen Konzentrationen, etwa entspre-

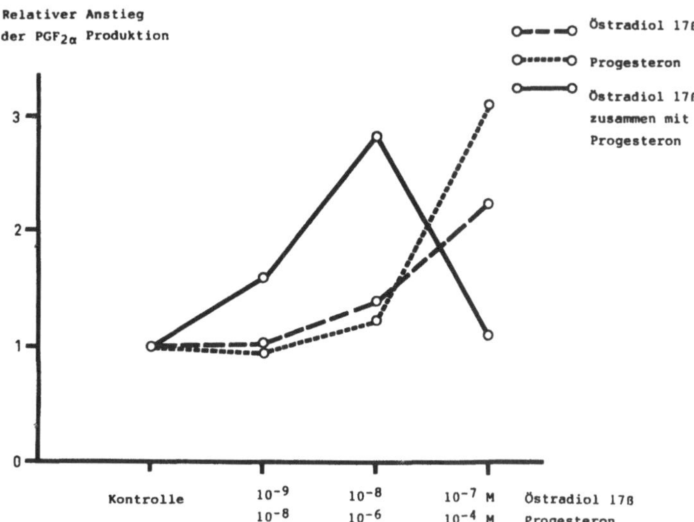


**Abb. 10.** Dosisabhängiger Einfluß von 17ß-Östradiol/Progesteron allein oder in Kombination auf die relative Prostaglandin $F_{2\alpha}$-Konzentration einer menschlichen Monolayerzellkultur des proliferativen Endometriums (pg $PGF_{2\alpha}$/ml Medium/24h/50 000 Zellen)

chend der Corpus-luteum-Phase, bewirken eine vermehrte Synthese von $PGF_{2\alpha}$ in den Stromazellen des Endometriums. Eine weitere Erhöhung der Östradiol- vor allem aber der Progesterondosis reduziert die $PGF_{2\alpha}$-Synthese. Dieses Bild entspricht auch den in vivo gemachten Beobachtungen.

Weiterhin kann die Wirkung antigestagener Substanzen Aufschlüsse über die sexualsteroidabhängige Prostaglandinsynthese geben. Bei Coinkubation der erwähnten Monolayerzellkultur mit ZK 98.299 allein, wie auch in Kombination mit stimulierenden Mengen an Östradiol oder Progesteron kommt es zu keiner Stimulation der $PGF_{2\alpha}$- und $PGE_2$-Bildung. Die Inkubation mit einem anderen Antigestagen, ZK 98.734, in niedriger Dosierung bewirkt allerdings eine erhöhte $PGF_{2\alpha}$-Konzentration. Unter Zugabe von Östradiol und Progesteron in Mengen, welche bei alleiniger Inkubation die Prostaglandinsynthese stimulierten, waren sehr hohe Dosen von letztgenanntem Antigestagen notwendig, um die Bildung von $PGF_{2\alpha}$ zu blockieren (Abb. 11).

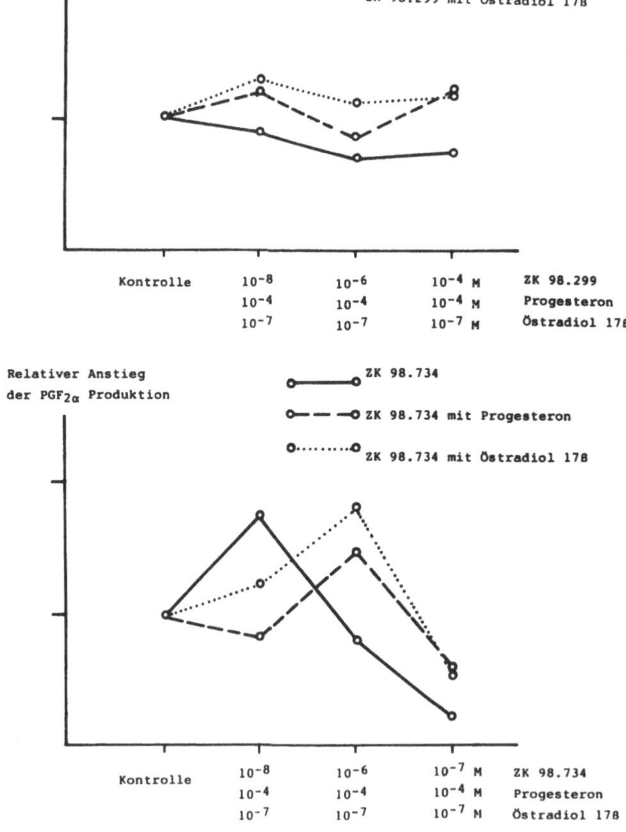


**Abb. 11.** Dosisabhängiger Einfluß von ZK 98.299 und ZK 98.734 (Antigestagene) allein oder in Kombination mit Progesteron und 17ß-Östradiol auf die relative Prostaglandin $F_{2\alpha}$-Konzentration einer menschlichen Monolayerzellkultur des proliferativen Endometriums (pg $PGF_{2\alpha}$/ml Medium/24h/50 000 Zellen)

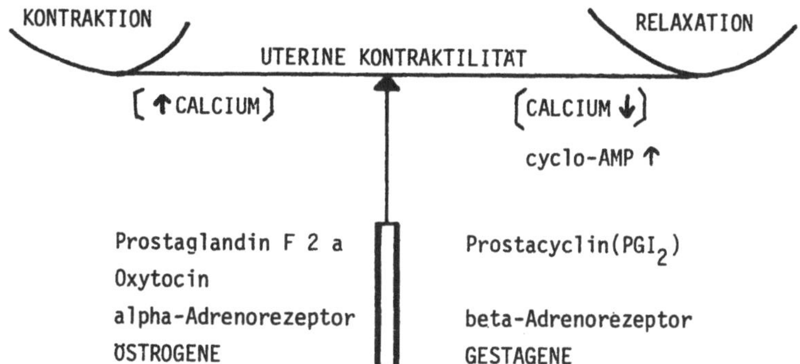


**Abb. 12.** Schematische Darstellung der Sexualsteroid-Katecholamin-Prostaglandinwechselwirkungen am menschlichen Uterus

PROSTAGLANDIN (6-keto-PGF1a, PGF2a)- SYNTHESE IM MENSCHLICHEN, NICHT-SCHWANGEREN MYOMETRIUM

| | 6-keto-PGF1a > PGF2a |
|---|---|
| TOPOGRAPHIE | Fundus > Isthmus |
| ZYKLUS | Sekretionsphase > Proliferationsphase |
| ALTER | Prae- > Peri- > Postmenopause |

**Abb. 13.** Schematische Auflistung der qualitativen und quantitativen $PGI_2$- und $PGF_{2\alpha}$-Syntheseverteilung im nicht schwangeren Uterus

Auch diese Untersuchungen lassen vermuten, daß die gegenseitige Einflußnahme von Eicosanoiden und Sexualsteroiden nicht in jedem Fall rezeptorvermittelt ist.

In vitro detailliert bewiesen und für die Klinik durch direkte oder indirekte Hinweise ebenfalls zutreffend, ergibt sich folgendes Regulationsschema für die uterine Kontraktilität: Östrogene stimulieren oder sensibilisieren die $\alpha$-adrenergen Rezeptoren, so daß vermehrt $PGF_{2\alpha}$ gebildet werden kann, das Kontraktionen verursacht. Gestagene sind für eine gesteigerte Aktivität oder Sensibilisierung der $\beta$-adrenergen Rezeptoren verantwortlich. Hierdurch wird ein Überwiegen der Prostazyklinsynthese auf Organebene eingeleitet, das via cAMP das menschliche Myometrium relaxiert (Abb. 12 und 13).

## Leukotriene

In letzter Zeit mehren sich die Hinweise, daß in der Gebärmutter nicht nur durch die Zyklooxygenase vermittelte Stoffwechselprodukte ($PGI_2$, Thromboxan, Prostaglandine), sondern auch durch die Lipoxygenase katalysierte Metabolite der Arachidonsäure, nämlich die Leukotriene, eine nicht unerhebliche Rolle bei der Funktion dieses Organs spielen dürften. An der Entstehung von Extravasaten sind Leukotriene entscheidend mitbeteiligt (Abel 1985). Ihr Einfluß auf den vaskulären Tonus im uterinen Bereich ist wahrscheinlich. Fest steht, daß sie zu einem Großteil für die spontane uterine Kontraktion verantwortlich sind. Ihre Wirkung wird durch spezifische Rezeptoren auf zellulärer Ebene vermittelt, deren Aktivität durch Rezeptorblockade unterbrochen werden kann (Hahn et al. 1985; Pakrasi et al. 1985; Thaler-Dao et al. 1985; Demers et al. 1984). Darüber hinaus haben die Leukotriene entscheidenden Anteil an der klinischen Manifestation immunologischer Vorgänge (Samuelsson 1983). Die Gestose weist an einzelnen Organen große Ähnlichkeit mit manchen Immunerkrankungen auf. Es ist also denkbar, daß die Leukotriene an der Pathogenese der Präeklampsie beteiligt sind. Intensive Untersuchungen, die sich mit diesen Möglichkeiten beschäftigen müssen, sind angezeigt und bereits begonnen worden.

## Klinik

Die lokale Anwendung von $PGE_2$ zur Reifung einer nicht geburtsbereiten Cervix uteri ist zwischenzeitlich in manchen Kliniken zur Routine geworden. Effektivität, Praktikabilität und Nebenwirkungsraten konnten durch die neuen Darreichungsformen so optimiert werden, daß einem breiten klinischen Einsatz nichts mehr im Wege stehen dürfte. Die intravenöse Anwendung von $PGE_2$ bietet bei geburtsbereiter Zervix auf den ersten Blick keine Vorteile gegenüber der Weheninduktion durch Oxytozin. Sollte jedoch ein pathologisches Wehenmuster oder eine sekundäre Wehenschwäche auch unter Oxytozin imponieren, so ist die intravenöse $PGE_2$-Anwendung den anderen Maßnahmen deutlich überlegen (Steiner et al. 1976, 1977; Goeschen et al. 1985). Besser beachtet werden sollte ferner der Wochenbettverlauf nach induzierter oder unterstützter Wehentätigkeit. Möglicherweise bietet hier die primäre Wehenunterstützung mit $PGE_2$ einige Vorteile. $PGF_{2\alpha}$ oder $PGE_2$-Derivate (z. B. Nalador) können zur Prophylaxe und zur Therapie einer uterinen Atonie intravenös, intramuskulär oder lokal appliziert werden (Takagi et al. 1976; Zahradnik et al. 1977; Schenk 1981).

## Perspektiven

Um geburtshilflich ausschlaggebende diagnostische und therapeutische Ansatzpunkte erkennen zu können, muß man sich mit der Biosynthese der Prostaglandine und ihrer verwandten Stoffe beschäftigen. Die daraus resultierenden neuen Erkenntnisse lassen die Diskussion folgender Nutzanwendungen zu:

- Wenn man die Meßwerte mehrerer Arachidonsäurestoffwechselprodukte zueinander in Beziehung setzt, könnte man u. U. in der Lage sein, früher als bisher Anhaltspunkte für eine vorzeitige Wehentätigkeit oder eine Zervixin-

suffizienz zu bekommen. Man könnte dann im Idealfall durch Variation des Substratangebots die Synthese der Eicosanoide so verändern, daß ein mögliches Ungleichgewicht korrigiert wird oder „erwünschte Prostaglandine“ in vermehrtem Maße endogen synthetisiert werden.
- Kommende Untersuchungen könnten neue Aspekte bezüglich des Eicosanoidmusters bei bestimmten Krankheiten ergeben. Stimulation oder Blockade der Zyklo- wie der Lipoxygenase böten dann die Möglichkeit einer frühzeitigen Prophylaxe.
- Ob die Anwendung von $PGI_2$-Derivaten bei Gestose in der Schwangerschaft therapeutisch zum Tragen kommt, wird sich zeigen. Bei gezielter Anwendung solcher Medikamente könnte darüber hinaus ein Uterus relaxierender Effekt vorteilig für den Schwangerschaftsverlauf sein.

## Zusammenfassung

Die Aufgabe des Myometriums am Endtermin der Schwangerschaft ist eine Wehentätigkeit, die zur Geburt führt. Übergeordnete Zentren wie das ZNS (via Katecholamine), die Neurohypophyse (via Oxytozin) und die fetoplazentare Einheit (via Steroidhormone, Proteohormone, Eicosanoide) kontrollieren und koordinieren diese Vorgänge. Abweichungen sind mit pathologischen Schwangerschaftsverläufen oder komplizierten Geburten verbunden.
Kalzium- bzw. Elektrolytverschiebungen stellen an der kleinsten Funktionseinheit Myometriumszelle die Basis einer Kontraktion dar. In diesen Mechanismus greifen stimulierend oder hemmend sowohl das Oxytozin als auch die Prostaglandine ein und bewirken so eine Kontraktionssteigerung oder eine Relaxation des Myometriums. Die Prostaglandinsynthese selbst steht unter der Kontrolle der Katecholamine ($\alpha$-Rezeptoren/ $\beta$-2-Rezeptoren). Steroidhormone beeinflussen die aufgeführten Wechselbeziehungen.

Pathologische Zustände können durch Fehlregulation auf jeder der einzelnen Ebenen hervorgerufen werden. Therapeutische Ansätze sind ebenfalls in jeder der genannten Funktionseinheiten zu finden. Voraussetzung für eine kausale Therapie ist jedoch eine bessere ursachenbezogene Diagnostik.

## Literatur

Abel MH (1985) Prostanoids and menstruation. In: Baird DT, Michie EA (eds) Mechanism of menstrual bleeding. Raven Press, New York, pp 139–156

Arisawa M, Makino T, Izumi S, Ijzuka R (1985) In vitro effects of prostaglandin D2 on the secretions of pituitary hormons in the rat anterior pituitary. In: Katori M, Yamamoto S, Hakaiski O (eds) Challenging frontiers for prostaglandin research. Abstracts of papers in free communication of Kyoto Conference of Prostaglandine. Gendai-Iryoska Tokio, p 169

Barr RM, Wong E, Mallet AI, Olins LA, Greaves MW (1984) The analysis of arachidonic acid metabolites in normal, uninvolved and lesional psoriatic skin. Prostaglandines 28:57–65

Barritt GJ (1981) A Proposal for the mechanism by which alpha adrenergic agonists, vasopressin, angiotensin and cyclic AMP induce calcium release from intracellular stores in the liver cell: a possible role for metabolites of arachidonic acid. Cell Calcium 2:53–56
Bennett A (1979) Prostaglandins and cancer. In: Karim SMM (ed) Practical applications of prostaglandins and their synsthesis inhibitors. MTP Press, Lancaster
Bergström S, Sjövall J (1957) The isolation of prostaglandin. Acta Chem Scand 11:1086
Bygdeman M, Berger GS, Keith LG (1986) Prostaglandins and their inhibitors in clinical obstetrics and gynaecology. MTP Press, Lancaster
Carson R, Trounson A, Mitchell M (1986) Regulation of prostaglandin biosynthesis by human ovarian follicular fluid: a mechanism for ovulution. Prostaglandins 32:49–55
Demers LM, Rees MCP, Turnbull AC (1984) Arachidonic acid metabolism by the nonpregnant human uterus. Prostaglandins Leukotrienes Med 14:175–180
Dimov V, Christensen N, Green K (1983) Analysis of prostaglandins formed from indogenoms and exogenous free lidomic acid in homogenates of human reproductive tissues. Biochem Biophys Acta 754:38–43
Euler v US (1934) Zur Kenntnis der pharmakologischen Wirkungen von Nativsekreten und -Extrakten männlicher accessorischer Geschlechtsdrüsen. Arch Exp Pathol Pharmakol 175:78–84
Euler v US (1935) Über die spezifische blutdrucksenkende Substanz des menschlichen Prostata- und Samenblasensekrets. Klin Wochenschr 14:1182–1183
Feuerstein G (1984) Leukotrienes and the cardiovascular system. Prostaglandins 27:781–802
Gibson M, Auletta FJ (1986) Effect of prostaglandin synthesis inhibition on human corpus luteum function. Prostaglandins 31:1023–1028
Goeschen K, Gehrmann B, Saling E (1985) Einsparung von Schnittentbindungen durch intravenöse $PGE_2$-Gabe. Geburtshilfe Frauenheilkd 45:651–655
Goldblatt MW (1933) A depressor substance in seminal fluid. J Soc Chem Ind [Lond] 52:1056–1057
Goldyne ME, Stobo JD (1981) Prostaglandins and related lipids. CRC Crit Rev Immunol 3:189–223
Hahn DW, McGuire JL, Carraher RP, Demers LM (1985) Influence of ovarian steroids on prostaglandin - and leukotriene - induced uterine contractions. Am J Obstet Gynecol 153:87–91
Hamberg M, Samuelsson B (1971) On the metabolism of prostaglandin $E_1$ and $E_2$ in man. J Biol Chem 246:6713–6721
Ishihara O, Tsutsumi O, Mizuno M, Kinoshita K, Satoh K (1986) Metabolism of arachidonic acid and synthesis of prostanoids in human endometrium and decidua. Prostaglandins Leukotrienes Med 24:93–102
Jung H, Fendel H, Karl C (1986) Neueste Ergebnisse über Betamimetika. Steinkopf, Darmstadt
Karim SMM (ed) The prostaglandins: progress in research. Medical Technical Publishers, Oxford
Lands WEM (1979) The biosynthesis and metabolism of prostaglandins. Ann Rev Physiol 41:633–652
Lands WEM, Hanel AM (1983) Inhibitors and activators of prostaglandin biosynthesis. In: Pace-Asciak C, Granström E (eds) Prostaglandins and related substances. Elsevier, Amsterdam, pp 203–223
Levine L, WU KY, Pong SS (1975) Stereospecificity of enzymatic reduction of prostaglandin $E_2$ to $F_{2\alpha}$. Prostaglandins 9:531–544
Lewis PJ (1983) Does prostacyclin deficiency play a role in preeclampsia? In: Lewis PJ et al. (eds) Prostacyclin in pregnancy. Raven press, New York, pp 215–220
Liggings GC (1973) The physiological role of PG's in Parturition. J Reprod Fertil [Suppl] 18:143–150
Lindblom B (1986) The fallopian tube. In: Bygdeman M, Berger GS, Keith G (eds) Prostaglandins and their inhibitors in clinical obstetrics and gynaecology. MTP Press, Lancester, pp 83–98
Lindblom B, Hamberger L, Wiqvist N (1978) Differentiated contractile effects of prostaglandins E and F on the isolated circular and longitudinal smooth muscle of the human oviduct. Fertil Steril 30:553–559

Lumsden MA, Kelly RW, Abel MH, Baird DT (1986) The concentrations of prostaglandins in endometrium during the menstrual cycle in women with measured menstrual blood loss. Prostaglandins Leukotrienes Med 23:217–227

Lundström V (1986) The uterus. In: Bygdeman M, Berger GS, Keith LG (eds) Prostaglandins and their inhibitors in clinical obstetrics and gynaecology. MTP Press Ltd, Lancaster, pp 59–81

Marom Z, Shelhamer JH, Steel L, Goetzl EJ, Kaliner M (1984) Prostaglandin generating factor of anaphylaxis induces mucous glycoprotein release and the formation of lipoxygenase products of arachidonate from human airways. Prostaglandins 28:79–91

Murphy RC, Hammarström S, Samuelsson B (1979) Leukotriene C: a slow reacting substance from murine mastocycoma cells. Proc Natl Acad Sci, USA 76:4275–4279

Okita JR, Johnstone JM, MacDonald PC (1983) Source of prostaglandin precursor in human fetal membranes. Am J Obstet Gynecol 147:477–485

Omini C, Pasargiklian R, Folco GC, Fano M, Berti F (1978) Pharmacological activity of $PGI_2$ and its metabolite 6-oxo-$PGF_{1\alpha}$ on human uterus and fallopian tubes. Prostaglandins 15:1045–1054

Pakrasi PL, Cheng CH, Dey SK (1983) Prostaglandins in the uterus: modulation by steroid hormones. Prostaglandins 26:991–1009

Pakrasi PL, Dey SK (1985) Evidence for an inverse relationship between cyclooxygenase and lipoxygenase pathways in the pregnant rabbit endometrium. Prostaglandins Leukotrienes Med 18:347–352

Pastan IH, Johnson GS, Anderson WB (1975) Role of cyclic nucleotides in growth control. Ann Rev, Biochem 44:491–522

Piper PJ (ed) The leukotrienes: their biological significance. Raven Press, New York

Quaas L, Zahradnik HP (1985a) The effects of $\alpha$- and $\beta$-Adrenergic stimulation on contractility and prostaglandin (prostaglandin $E_2$ and $F_{2\alpha}$ and 6-keto-$PGF_{1\alpha}$) production of pregnant human myometrial strips. Am J Obstet Gynecol 152:852–856

Quaas L, Zahradnik HP, Breckwoldt M (1985b) Age-, cycle- and topographic dependency of human myometrial prostaglandin (6-keto-$PGF_{1\alpha}$, $PGF_{2\alpha}$)-synthesis in vitro. Prostaglandins 29:739–745

Samuelsson B, Borgeat P, Hammarström S, Murphy RC (1979) Introduction of a nomenclature: leukotrienes. Prostaglandins 17:785–787

Samuelsson B (1983) Leukotrienes: mediators of immediate hypersensitivity reactions and inflammation. Science 220:568–575

Scharff O (1981) Calmodulin and its role in cellular activation. Cell Calcium 2:1–25

Schenk G (1981) Anwendung von Sulproston in der Nachgeburtsperiode. In: Hepp H, Schüssler B (Hrsg) Prostaglandine in Gynäkologie und Geburtshilfe. Springer, Berlin Heidelberg New York S 141–143

Siler-Khodr TM, Khodr GS, Harper MJK, Rhode J, Vickery BH, Nestor JJ Jr (1986) Differential inhibition of human placental prostaglandin release in Vitro by a GNRH antagonist. Prostaglandins 31:1003–1010

Steiner H, Weitzell R, Zahradnik HP (1976) Vergleichende Untersuchungen zwischen Geburtseinleitungen mit Prostaglandin und Orasthin. Geburtshilfe Frauenheilkd 36:773–777

Steiner H, Zahradnik HP, Hillemanns HG, Breckwoldt M (1977) Behandlung der sekundären Wehenschwäche mit Prostaglandin $E_2$. Geburtshilfe Frauenheilkd 37:495–499

Tabuchi Y, Ogihara T, Kumahara Y (1985) Renal vein prostaglandins in renovascular hypertensive patients. Prostaglandins Leukotrines Med 19:219–226

Takagi S, Yoshida T, Togo Y, Tochigi H, Abe M, Sakata H, Fujii TK, Takahashi H, Tochigi B (1976) The effects of intramyometrial injection of prostaglandin $F_{2\alpha}$ on severe post partum hemorrhage. Prostaglandins 12:565–579

Thaler-Dao H, Jouanen A, Benmehdi F, Crastes de Paulet A (1985) Regulation by oestradiol of the lipoxygenase pathway in the rat uterus. Prostaglandins Leukotrienes Med 18:59–64

Vane JR (1976) The mode of action of aspirin and similar compounds. J Allergy Clin Immunol 58:691–712

Zahradnik HP, Steiner H, Hillemanns HG, Breckwoldt M, Ardelt W (1977) Prostaglandin $F_{2\alpha}$ und 15-Methyl-Prostaglandin $F_{2\alpha}$-Anwendung bei massiven uterinen Blutungen. Geburtshilfe Frauenheilkd 37:493–495

Zahradnik HP, Schoening R, Breckwoldt M (1983) Prostaglandins: correlation to human myometrial activity in nitro. In: Lewis PJ et al. (ed) Prostacyclin in pregnancy. Raven Press, New York, pp 147-151
Zahradnik HP, Breckwoldt M (1984) Contribution to the pathogenesis of dysmenorrhea. Arch Gynecol 236:99-108

## Diskussion

**Haller:** Herr Zahradnik, Sie haben uns in Ihrem Einführungsreferat deutlich vor Augen geführt, wie differenziert heute die Kenntnisse über Physiologie und Pathophysiologie geworden sind und was während der letzten Jahre auf diesem Gebiet gemacht wurde. Sie haben durch eigene Ergebnisse auch zu diesem ganzen Themenkomplex beigetragen. Mit bestem Dank für diese kompetente Einführung in unsere Tagung eröffne ich die Diskussion.

**Herrmann:** Sie haben bei der Dysmenorrhö auf die Ovulationshemmer hingewiesen sowie auf einen möglichen Therapiemechanismus. Wie verhält sich das mit den Östrogenen, denn bevor die Ovulationshemmer auf dem Markt waren, hatte man die primäre Dysmenorrhö mit Suppression der Ovulation durch reine Östrogengabe während des Zyklus behandelt.

**Zahradnik:** Zur Entstehung einer Dysmenorrhö ist ein ovulatorischer Zyklus Voraussetzung. Wenn ich dieses System zerstöre (durch Gestagen- oder Östrogengabe), dann verändere ich den Arachidonsäuremetabolismus so, daß klinisch die Dysmenorrhö ausbleibt. Entscheidend ist also der pathologische Quotient aus Östradiol und Progesteron, der dann einen pathologischen Quotienten aus PGF und PGI bei Dysmenorrhö bedingt.

**Bygdeman:** Wenn Sie unterschiedliche Teile schwangeren Myometriums betrachten, haben Sie dann bei ein und demselben Prostaglandin unterschiedliche Wirkungen?

**Zahradnik:** Wir haben die gleichen Ergebnisse wie andere auch gefunden. Im Fundus uteri sahen wir grundsätzlich für $PGF_{2\alpha}$ eine Synthesesteigerung, im Korpus- und im Zervixbereich unterschiedliche Antworten. Beim PGE besteht ja das Problem, daß wir in vitro im pharmakologischen Experiment dosisabhängig eine Kontraktion oder eine Relaxation sehen können, wobei diese Reaktionen dann wiederum topographieabhängig sind. In unserem Versuch mit den Katecholaminen bzw. Katecholaminrezeptorblockern bzw. Stimulatoren sahen wir eine sehr unterschiedliche Antwort, ob wir Fundus, Corpus oder Cervix uteri untersucht haben. Vor allem, und das ist das Entscheidende, sahen wir absolut unterschiedliche Reaktionen, je nach dem, ob wir in der 1. Zyklushälfte, periovulatorisch oder in der 2. Zyklushälfte, oder ob wir postmenopausales Gewebe untersucht haben. Dies ist übrigens in „Prostaglandins", Vol. 29 von 1985 erschienen in einer Übersichtsarbeit. Da decken sich die meisten Ergebnisse mit denen anderer Arbeitsgruppen, die den äußeren, den inneren und mittleren

Anteil des Myometriums untersucht haben und dann vom Fundus zur Zervix gegangen sind. Topographische Unterschiede sind immer wieder da. Wie das zu erklären ist, bleibt im Moment noch Spekulation, ich weiß es jedenfalls auch nicht.

**Wiqvist:** We have also completed a systematic study where prostaglandins were tested on myometrial strips. Specimens were excised from the upper and lower uterine segment of term pregnant women before the beginning of spontaneous labor and during active labor. The response to $PGE_2$ and $PGI_2$ differed depending upon the concentration used, segment of the uterus and whether or not spontaneous labor had started. The contractile response was often of biphasic character, i. e. initial stimulation followed by a period of relaxation. Irrespective of concentration of $PGE_2$ there was always an initial stimulatory response with strips from the fundal area collected during active labor whereas the lower uterine segment always reacted with inhibition only. The response to $PGI_2$ had also a biphasic character but differed from $PGE_2$ in the sense that the character of the response did not change much in quality neither between the uterine segments nor between strips collected before and during labor. If a new dose of $PGE_2$ or $PGI_2$ was added to the medium during the inhibitory phase of the biphasic response the stimulatory effect constantly failed to appear. This phenomenon is of course difficult to explain. It may have something to do with „receptor" function but it may also be speculated that this is a mechanism by which the individual uterine contraction waves are interspaced by periods of relaxation.

**Zahradnik:** Wir haben seit Jahren die Wirkung von Prostaglandinen in vitro geprüft. Es wird generell angenommen, nur über Rezeptoren könne eine Wirkung vermittelt werden. Viele Arbeitsgruppen haben versucht, Rezeptoren zu messen. Einer der ersten war Schillinger, der dann auch $PGF_{2\alpha}$- und $PGE_2$-Rezeptoren gefunden hat. Es ist aber sehr schwer, der Rezeptorkonzentration dann entsprechende Reaktionen des Myometriums zuzuordnen. Wir fanden kaum nachweisbare, überall gleiche PGF-Rezeptoren im Myometrium. Wir fanden $PGE_2$-Rezeptoren in verschiedenen Größenordnungen im Fundus-, Korpus- und Zervixbereich (Bauknecht et al., Acta Endocrinol., 98. 1981). Wenn man die Rezeptorkonzentrationen und Rezeptorbindungsparameter auf die physiologischen uterinen Reaktionen bezieht, dann kommt man nur schwer zu einem Konsens. In besondere Schwierigkeiten kommt man, wenn man pharmakologische Reaktionen damit in Verbindung bringen will. Es funktioniert nur bedingt. In der Zwischenzeit glaube ich nicht mehr an die alleinige Vermittlung durch Prostaglandinrezeptoren; ich glaube eher, daß die Prostaglandine auch direkt an der Zellmembran und/oder -intrazellulär Reaktionen auslösen, die dann physiologische oder pathologische Abläufe, z. B. die Kalziummobilisierung, beeinflussen. Mir geht es wie Ihnen, ich habe Reaktionen, und ich kann sie nicht mit den klassischen Rezeptortheorien erklären. Bei den Sexualsteroiden ist es leicht; wenn Rezeptoren da sind, dann wirken die Hormone auch spezifisch. Wenn man diese blockiert, dann wirken sie nicht. Aber bei diesen Gewebshormonen wie den Prostaglandinen oder den Eicosanoiden allgemein stimmt dies nicht immer. Bei den Lipoxygenasestoffwechselprodukten scheint es anders zu sein. Da ist am Uterus zumindest eine strenge Rezeptorkorrelation da; bei den Prostaglandinen ist dies nicht immer der Fall. Ich kann auch keine endgültige Antwort auf Ihre Frage geben, aber vielleicht sollte man diese Überlegungen künftig mehr bei der Interpretation unserer Ergebnisse mit einbeziehen.

**Lippert:** Zur Dysmenorrhö: Wenn man das Problem etwas vereinfacht darstellt, ist es doch so, daß die kontrahierend wirkenden PG, die sonst in einem Gleichgewicht sind mit relaxiert wirkendem PG, in diesem Fall erhöht sind. Frage: Könnte man dieses Gleichgewicht wieder herstellen, indem man PG-Antagonisten gibt, die dann vorwiegend auf die kontrahierend wirkenden reduziert werden, z. B. $F_{2\alpha}$? Aber es wäre ja noch ein anderer Weg möglich, und zwar mit PG-Vorstufe, also rein diätetisch: In Frage kommt die Einerreihe oder auch die Dreierreihe (Fischöle). Ist schon mal der Versuch unternommen worden, auf diese Weise die Dysmenorrhö zu behandeln?

**Zahradnik:** Ja, dies ist mit Erfolg gemacht worden.

**Husslein:** Wenn man mit PG-Synthesehemmern die kontraktiven Prostaglandine reduzieren würde und dadurch die Dysmenorrhö beseitigt, müßte eigentlich der Blutverlust stärker werden; dies ist nicht der Fall, warum?

**Zahradnik:** Das hängt damit zusammen, daß man mit diesen Medikamenten die Zyklooxygenase insgesamt blockiert, die Ansprechbarkeit unterschiedlicher Gewebe auf das gleiche Medikament aber sehr unterschiedlich sein kann.

Es gibt die schönen Untersuchungen von Smith und Kelly aus der Arbeitsgruppe von Baird, die eine Hypermenorrhö mit Zyklooxygenasehemmern behandelt haben (z. B. Naproxen). Man erreicht damit natürlich einen Abfall der Prostaglandinbildung im Endometrium aber gleichzeitig wird auch das vasodilatatorisch und für die verstärkte Blutung mitverantwortliche Prostazyklin im basalen Bereich des Endometriums reduziert. Dieser letztgenannte Vorgang wird als entscheidend für die Behandlung der Hypermenorrhö angesehen. Der erstgenannte Vorgang ist das therapeutische Prinzip bei der Dysmenorrhö. Inwieweit die Prostazyklinsynthese des Myometriums durch die hier angegebenen Dosen an Zyklooxygenasehemmern beeinträchtigt wird, ist nicht bekannt.

Ich habe selbst mit Zyklooxygenasehemmern noch keine analytischen Untersuchungen bei der Dysmenorrhö bzw. der Hypermenorrhö gemacht.

# Biochemical Aspects of Cervical Maturation

N. WIQVIST, A. LINDE, I. WIQVIST

## Introduction

The functional demands made of the connective tissue component of the myometrium are that it adapt to the conceptus by progressive growth during pregnancy and respond by involution of the uterus after delivery. The corresponding demands made of the uterine cervix are that it serve as a fibrous barrier to keep the fetus inside the uterus during pregnancy and that it soften shortly before term to allow extensive and rapid dilatation at delivery. These alterations are regulated partially by mechanical and partially by endogenous hormonal influences. In addition, it is by now a well-established fact that cervical priming to facilitate induction of labor may be accomplished within a few hours following local administration of, for example, prostaglandin $E_2$ ($PGE_2$).

It would be surprising if these widely differing morphological and biophysical alterations of uterine connective tissue were regulated by one mechanism or by a few simple ones. The biochemical changes are difficult to interpret and the experimental results are in many respects confusing and contradictory. This brief survey will concentrate on certain short-term effects of reproductive hormones with special reference to prostaglandins and extracellular substance. However, as an introduction some general aspects of uterine connective tissue will also be dealt with.

## Basic Aspects of Uterine and Cervical Connective Tissue Biochemistry

Cervical connective tissue contains cellular elements accounting for approximately 20% of the total volume (Strauss 1969). Fibroblasts are typical representatives of the cell population. They are important in that they synthesize more or less all constituents present in the extracellular matrix including collagen and proteoglycans as well as enzymes such as collagenase. Their microscopic appearance varies from small inactive fibroblasts to larger "alerted" cells with secretory vesicles near the cell membrane and long dendritic arms, as is the case during delivery. There are also a variety of other cells, such as leukocytes and macrophages (Parry and Ellwood 1981).

The collagen molecule, which is an integral part of the collagen fibers within the extracellular matrix, consists of three coiled strands, each of which is built up of a sequence of approximately 1000 amino acids. The terminal ends of the collagen molecule consist of nonhelical telopeptides. The chains are stabilized by covalent intra-and intermolecular cross links (Miller 1984). The cervix and uterine corpus both during and outside pregnancy contain tightly woven bundles of collagen fibers, separated by a sparse amount of the gel-like ground substance. The fibers are reduced in size and separated after delivery and the bundles replaced by large areas containing ground substance and other amorphous material (Danforth et al. 1974).

During pregnancy there is a gradual decrease in the amount of collagen, as measured by determination of hydroxyproline, an amino acid that is almost unique to collagen. The hydroxyproline concentration in terms of milligrams tissue wet weight or dry weight near term is less than 50% of the concentration in the cervix outside pregnancy (Cretius et al. 1966; Strauss 1969). There is a relation between cervical maturity and hydroxyproline concentration. Interestingly, there is also a relation between the duration of spontaneous labor and cervical concentration of hydroxyproline (Uldbjerg et al. 1983a).

The percentage of cervical collagen that can be extracted in acetic acid or in pepsin increases in early pregnancy (Uldbjerg et al. 1983a). Whether this phenomenon is the result of an increased collagen degradation or break down of cross linked collagen, or whether it represents the appearance of newly synthesized collagen is not quite clear.

During degradation of collagen, collagenase represents the enzyme responsible for the initial attack on the collagen molecule. Once this specific process has

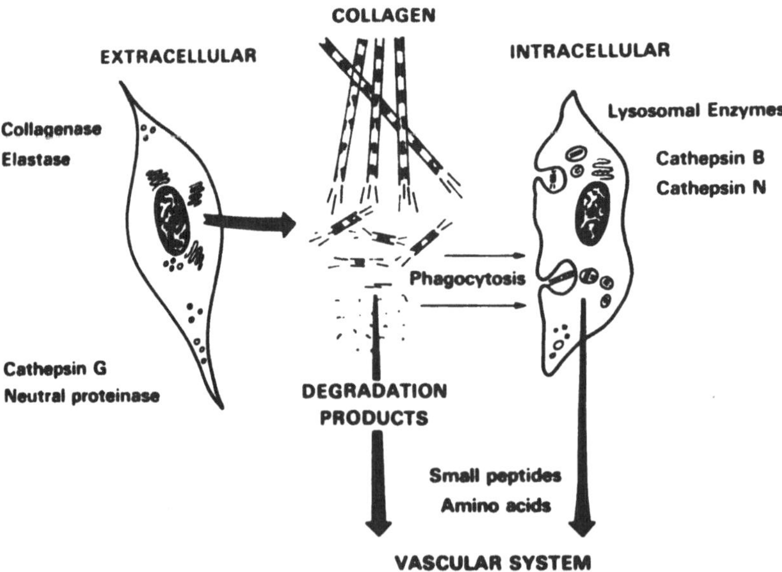


**Fig. 1.** Pathways of collagen degradation (From Woolley 1984)

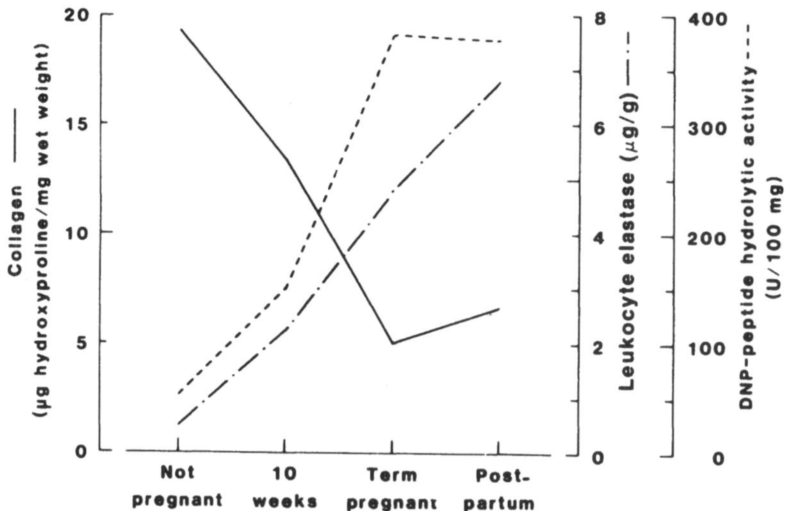


**Fig. 2.** Hydroxyproline (collagen) DNP-peptide hydrolytic activity and elastase in the lower part of the human uterine cervix in nonpregnant women of fertile age, in women during pregnancy, and immediately post partum (From Uldbjerg et al. 1983c)

occurred, the collagen fragments may be destroyed by proteolytic enzymes from, for example, lysosomes and cellular phagocytosis (Fig. 1). Collagenase activity has been shown to increase during pregnancy, reaching a maximum at term but not increasing further during labor (Fig. 2). However, on this point as well there seem to be discordant findings (Kleissl et al. 1978).

The proteoglycans represent the other major component of the extracellular matrix. These are large molecules made up of number of sulfated glycosaminoglycans (GAG) on a protein core. A GAG is a long chain of repeating disaccharides consisting of one hexosamine and one uronic acid. GAGs form chains that radiate out from the protein core due to their high negative charge density. The GAG side chains also contain a large number of sulfate groups.

The GAGs identified in cervical or uterine tissue are dermatan and heparan sulfate as well as hyaluronate. The latter is not attached to any protein core and is unsulfated. It is known that dermatan sulfate may interact with collagen molecules and it has been postulated that this GAG plays a role in the extracellular organization of the collagen fibrils (Oegema et al. 1975; Lindahl and Höök 1978; von Maillot et al. 1979; Golichowski 1980; Uldbjerg et al. 1983a). Some investigators maintain that the concentration of dermatan sulfate decreases during pregnancy, and others have found the concentration unaltered. Somewhat conflicting results have been reported as to changes in the concentration of hyaluronate during pregnancy, from no change to an increase (von Maillot 1979; Cabrol et al. 1980; Kitamura et al. 1980; Uldbjerg et al. 1983a). Taken together, the data on changes in the concentration of different GAGs during pregnancy and labor do not seem to be fully understood and are difficult to interpret.

## Biochemical Alterations Following Intracervical Administration of $PGE_2$

Intracervical application of a small dose of prostaglandin $E_2$ ($PGE_2$) in gel ripens the cervix both in early pregnancy and at term. The collagenous fibers become more or less separated, split up, or dissolved, whereas the amount of ground substance seems to be considerably increased. Moreover, the fibroblasts are enriched in vesicles localized close to the plasma membrane (Uldbjerg et al. 1981).

There is a limited number of publications on changes in the biochemical composition of the uterine cervix before and after $PGE_2$; these changes are summarizd in Table 1. In studies on women admitted for legal abortion in the first trimester of pregnancy, Uldbjerg et al. (1983b) found that intracervical administration containing of $PGE_2$-gel did not alter the collagen concentration within a period of 15 h but decreased the proportion of pepsin-extractable collagen. There was a slight increase in the concentration of sulfated GAGs. Surprisingly, there was a significant decrease in the "collagenase activity" assayed as 2,4-dinitrophenyl-peptide hydrolytic activity. Corresponding studies on collagenase activity post partum, following administration of containing $PGE_2$-gel at term and carried out by the same group of investigators (Ekman et al. 1983), showed the opposite effect compared to that of spontaneously delivered women. The collagenase activity increased by 48%. An earlier study by Szalay et al. (1981), using a biological method of analysis of cervical collagenase activity, also showed an increase in activity corresponding to 45% following $PGE_2$-induced delivery at term.

The discrepancy in $PGE_2$-induced changes in collagenase activity between first trimester abortions and term deliveries is difficult to explain, particularly considering the similarity in morphological alterations and clinical effects. At the present time it is also difficult to interpret the subtle alterations in GAG concentrations following administration of $PGE_2$. However, instead of measuring actual concentrations of GAGs, this can also be studied by measuring the rate of synthesis. This can be accomplished by incubating the tissues with for example, radiosulfate and [$^{14}$C]glucosamine in vitro in the presence of different reproduc-

**Table 1.** Changes in composition of the uterine cervix before and after $PGE_2$

| | | |
|---|---|---|
| First trimester (Uldbjerg et al. 1983b) | | |
| Collagen concentration | -12% | |
| Pepsin-extractable collagen | -26% | ($p < 0.02$) |
| Sulfated GAGs | +18% | |
| Hyaluronic acid | - 9% | |
| Collagenase | -32% | ($p < 0.02$) |
| Postpartum | | |
| Collagenase (Ekman et al. 1983) | +48% | ($p < 0.05$) |
| Collagenase (Szalay et al. 1981) | +45% | ($p < 0.005$) |

tive hormones. We have recently completed a study (Wiqvist and Lindé 1987) in which tissue was collected at term but before the onset of spontaneous labor. For ethical reasons it was impossible to excise large enough tissue pieces from the cervix. Material was therefore collected from the lower uterine segment in women undergoing elective cesarean section. It is possible that uterine connective tissue responds differently from cervical connective tissue. However, Cabrol et al. (1985) have recently analyzed the distribution of GAGs in different segments of the human uterus. They found that significant concentrations of, for example, dermatan sulfate are present in the corpus uteri and that these concentrations (nonpregnant vs term pregnant subjects) change in a similar manner to those in the cervix.

## Influence of Different Reproductive Hormones In Vitro

Disregarding details in chemical procedures, fresh tissue was minced, preincubated, and subsequently incubated for 2 h in Hepes buffer in the presence of $Na_2{}^{35}SO_4$ or [$^{14}$C]glucosamine, with and without the hormonal substance to be tested. After dissolution, the radioactivity was counted in a liquid scintillation counter. The advantages of using $^{35}$S-labeled sulfate in the study of synthesis of sulfated GAGs are its specificity due to its very limited incorporation into compounds other than sulfated esters and its high sensitivity due to the high activity of the isotope (Linde 1972). Glucosamine is easily metabolized into a variety of components and is thus a rather nonspecific precursor. Its advantage lies in the fact that more than just sulfated GAGs can be investigated.

It was found that estradiol-17$\beta$ and $PGE_2$ stimulated the synthesis of sulfated GAGs but inhibited the incorporation of glucosamine. $PGF_{2\alpha}$, relaxin, and oxytocin did not significantly influence the incorporation of $^{35}SO_4$ or of [$^{14}$C]glucosamine (Fig. 3). These results are in accordance with those of Uldbjerg et al. (1983c), who showed that the concentration of sulfated GAGs tended to increase in the cervix at term pregnancy following intracervical administration of $PGE_2$. Another point refers to the difference in the effects of $PGE_2$ and $PGF_{2\alpha}$, in that the former compound interfered with GAG synthesis, whereas the latter did not influence the system. This may have some relation to the clinical situation, where $PGE_2$ seems to be superior to $PGF_{2\alpha}$ at pharmacological priming of the cervix.

The fact that $PGE_2$ stimulated the synthesis of sulfated GAGs but inhibited the incorporation of glucosamine indicated a differential action by the prostaglandin compound, requiring a more detailed analysis. Specimens were incubated with [$^{14}$C]glucosamine with and without $PGE_2$. They were dehydrated, delipidized and digested with papain to liberate synthezised GAGs, followed by chromatography on cetylpyridinium chloride (CPC) cellulose micro columns. Three fractions were separated. The first eluate (1% CPC) presumably contained glycoproteins and possibly minor GAG fragments, the second (0.3 *M* NaCl) hyaluronate, and the third (0.7 *M* $MgCl_2$) sulfated GAGs, as evidenced by running standard solutions. The proportions of the total radioactivity in these fractions

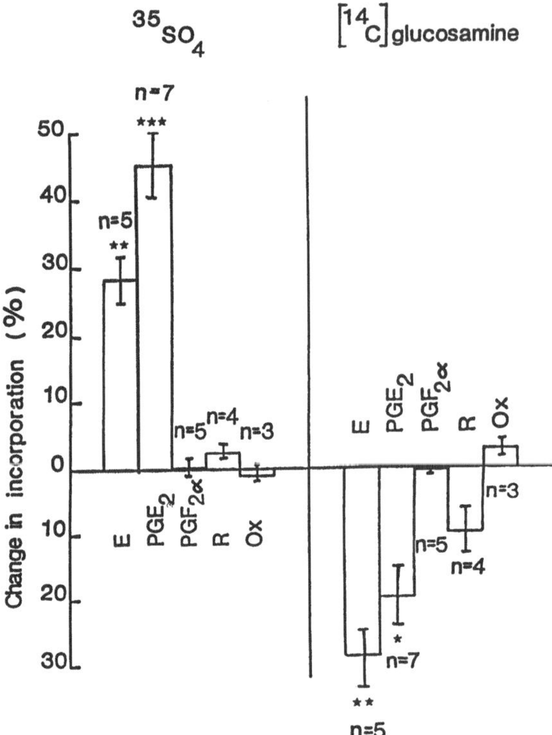


**Fig. 3.** The effect of single hormones on the synthesis of proteoglycans as measured by incorporation of $^{35}SO_4$ and [$^{14}$C]glucosamine during an incubation period of 2 h. Material from each subject was distributed into four to seven vials for the control and similarly for the hormone experiments. Tissue from the same patient was used both in the $^{35}SO_4$ and [$^{14}$C]glucosamine series. Each value (±SEM) in the bar diagram is based on data from three to seven women. The total number of subjects was 24. *E*, Estradiol (10 μg/ml), *PGE₂*, prostaglandin $E_2$ *(0.5 μg/ml)*, *$PGF_{2\alpha}$*, prostaglandin $F_{2\alpha}$ (0.5 μg/ml), *R*, relaxin (5 μg/ml, 3000 GPU/mg), *O*, oxytocin (100 mU/ml). The *horizontal zero line* represents the mean values of the controls. A hormonal response above the zero line indicates increased synthesis and below, decreased synthesis. *n*, number of women in each experiment. Statistical significances: * = $p < 0.05$, ** = $p < 0.01$, *** = $p < 0.001$ (From Wiqvist and Linde 1987)

were 65%, 25%, and 10%, respectively. Incubation with $PGE_2$ induced a significant decrease in the incorporation of [$^{14}$C]glucosamine in the first eluate ($p < 0.05$) and also in the hyaluronate fraction ($p < 0.01$), but increased the incorporation into sulfated GAGs ($p < 0.01$) (Fig. 4).

Integration of the present in vitro results on GAG synthesis into the complex mechanisms and events that regulate uterine and cervical connective tissue function is difficult, both from a theoretical and a clinical point of view. There are several weak points in our study. First, the validity of in vitro results can always be questioned. Second, prostaglandin effects are concentration dependent. For example, low concentration of $PGE_2$ may stimulate the contractility of myometrial strips, whereas a high concentration may inhibit the contractions.

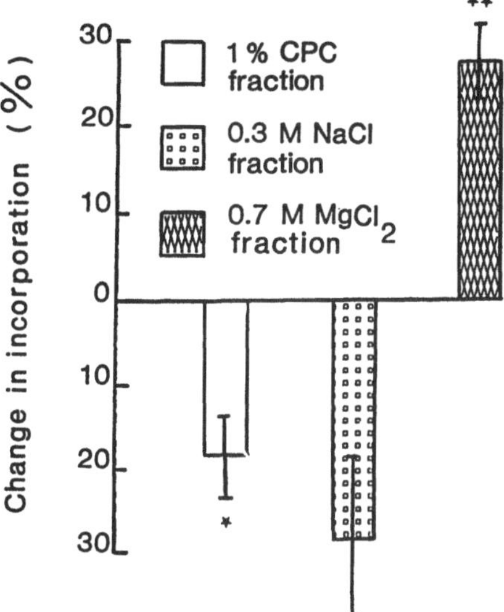


**Fig. 4.** Effects of $PGE_2$ (0.5 μg/ml) on the incorporation of [$^{14}C$]glucosamine into different components of the ground substance of uterine connective tissue. Following treatment with papain, the digested material was fractionated on CPC-cellulose microcolums. The mean values (±SEM) represent incorporated radioactivity expressed as percentage change of radioactivity eluted compared to the respective control values. 1% CPC fraction probably glucoproteins; 0.3 M NaCl fraction, hyaluronic acid; 0.7 *M* $MgCl_2$ fraction, sulfated GAGs. The data are based on separate experiments on tissue specimens from four women. Statistical significances: * = $p < 0.05$, ** = $p < 0.01$ (Student-Neuman-Keul's multiple test) (From Wiqvist and Linde 1987)

Concentration-response curves would have been desirable in the present study. However, the time-consuming experimental procedures and the desire to test a variety of different reproductive hormones on tissue from the same patient did not allow for such an extension of the experiments. Moreover, the rate of degradation of different GAGs is unknown and the actual concentration of a certain GAG is therefore not necessarily related to the rate of synthesis. However, it may be concluded that estradiol-17β and $PGE_2$ were the only hormones tested that significantly stimulated synthesis of sulfated GAGs, and that $PGE_2$ under our experimental conditions apparently inhibited the synthesis of hyaluronic acid.

It is evident that the whole problem of hormonal regulation of connective tissue metabolism is still poorly understood. However, the synthesis, organization, interaction, and degradation of the different connective tissue components within the uterus, the vagina, the pelvic ligaments, and the urinary tract represent an important field of research that requires further attention.

## References

Cabrol D, Breton M, Berrou E, Visser A, Sureau C, Pickard J (1980) Variations in the distribution of glycosaminoglycans in the uterine cervix of the pregnant woman. Eur J Obstet Gynecol Reprod Biol 10:281–287

Cabrol D, Dallot E, Cedard L, Sureau C (1985) Pregnancy-related changes in the distribution of glycosaminoglycans in the cervix and corpus of the human uterus. Eur J Obstet Gynecol Reprod Biol 20:289–295

Cretius K, Hannig K, Beier G (1966) Untersuchungen zur Löslichkeit und zum Verhalten des Kollagens im nichtschwangeren menschlichen Uterus. Arch Gynäkol 203:329–353

Danforth DN, Veis A, Breen M, Weinstein HG, Buckingham JC, Manalo P (1974) The effect of pregnancy and labor on the human cervix: changes in collagen, glycoproteins and glycosaminoglycans. Am J Obstet Gynecol 120:641–649

Ekman G, Uldbjerg N, Malmström A, Ulmsten U (1983) Increased post-partum collagenolytic activity in cervical connective tissue from women treated with prostaglandin $E_2$. Gynecol Obstet Invest 16:292–298

Golichowski A (1980) Cervical stromal interstitial polysaccaride metabolism in pregnancy. In: Naftolin F, Stubblefield PG (eds) Dilatation of the uterine cervix. Raven Press, New York, pp 99–112

Kitamura K, Ito A, Mori Y, Hirakawa S (1980) Glycosaminoglycans of human cervix: heparan sulfate increase with reference to cervical ripening. Biochem Med 23:159–166

Kleissl HP, Rest M van der, Naftolin F, Glorieux FH, Leon A de (1978) Collagen changes in the human uterine cervix at parturition. Am J Obstet Gynecol 130:748–753

Lindahl U, Höök M (1978) Glycosaminoglycans and their binding to biological macromolecules. Annu Rev Biochem 47:385–417

Linde A (1972) Glycosaminoglycans of the rat incisor pulp. Biochim Biophys Acta 279:446–455

Miller EJ (1984) Chemistry of the collagens and their distribution. In: Piez KA, Reddi AH (eds) Extracellular matrix biochemistry. Elsevier, New York, pp 41–81

Oegma TR, Laidlaw J, Hascall VC, Dziewiatkowski DD (1975) The effect or proteoglycans on the formation of fibrils from collagen solutions. Arch Biochem Biophys 170:698–709

Parry DM, Ellwood DA (1981) Ultrastructural aspects of cervical softening in the sheep. In: Ellwood DA, Andersson ABM (eds) The cervix in pregnancy and labour. Churchill Livingstone, Edinburgh, pp 74–84

Strauss G (1969) Histoplanimetrische Untersuchungen am menschlichen Uterus. Arch Gynäkol 207:572–600

Szalay S, Husslein P, Grundberger W (1981) Local application of prostaglandin $E_2$ ($PGE_2$) and its influence on collagenolytic activity of cervical tissue. Singapore J Obstet Gynecol 12:15–19

Uldbjerg N, Ekman G, Malmström A, Sporrong B, Ulmsten U, Wingerup L (1981) Biochemical and morphological changes of human cervix after local application of prostaglandin $E_2$ in pregnancy. Lancet/267

Uldbjerg N, Klunstem U, Ekman G (1983c) The ripening of the human uterine cervix in terms of connective tissue biochemistry. In: Ulmsten U, Ueland K (eds) Clinical obstetrics and gynecology. The forces of labor: uterine contractions and the resistance of the cervix. Harpes and Row, Philadelphia, pp 14–26

Uldbjerg N, Ekman G, Malmström A, Olsson K, Ulmsten U (1983a) Ripening of the human uterine cervix related to changes in collagen, glycosaminoglycans and collagenolytic activity. Am J Obstet Gynecol 147:662–666

Uldbjerg N, Ekman G, Malmström A, Ulmsten U, Wingerup L (1983b) Biochemical changes in human cervical connective tissue after local administration of prostaglandin $E_2$. Gynecol Obstet Invest 15:291–299

von Maillot K, Stuhlsatz HW, Geutsch (1979) Connective tissue changes in the human cervix in pregnancy and labour. In: Ellwood DA, Andersson AGM (eds) The cervix in pregnancy and labour. Churchill Livingstone, Edinburgh, pp 121–135

Wiqvist I, Linde A (1987) Hormonal influence on glucosaminoglycan synthesis in uterine connective tissue of term pregnant women. Hum Reprod 2:177–182

Woolley DE (1984) Mammalian collagenases. In: Extracellular matrix biochemistry. Piez KA, Reddi AH (eds) Elsevier, New York, pp 117–157

## Discussion

**Kubli:** My very simple question concerns the breakdown of collagenase in the first trimester. I think you mentioned that Dr. Husslein had an absolutely different method, so the question is: Might differences in the results just be due to the different methods or do you feel that it is a real difference?

**Wiqvist:** I should not of course comment on Dr. Husslein's results but I do not think that Dr. Husslein studied early pregnant patients but term pregnant women that were induced and delivered following local $PGE_2$ administration. Biopsies were taken after delivery and compared with the corresponding data from spontaneously delivered women. This was also what the group in Malmö did and both groups of investigators had the same results, namely a stimulation of collagenase activity following $PGE_2$ induced delivery. In addition, the Malmö-group completed a study on patients in the first trimester of pregnancy and collected cervical biopsies 3 and 15 h after $PGE_2$ but before expulsion of the conceptus. Under these circumstances they found an inhibition of collagenase activity. The discrepancy between the effects of $PGE_2$ in the first trimester and at term may either reflect a difference in reaction depending upon stage of gestation or some technical difficulty related to the method of determining collagenase activity.

**Kubli:** Normally and physiologically at term we have mature and immature cervices. What chemical data can be used to differentiate these two conditions? What are the findings in the naturally mature and immature cervix?

**Wiqvist:** It has been shown that hydroxyproline concentration in terms of $\mu g/mg$ dry weight is higher in the immature cervix than in the mature cervix. It has been suggested that this could be an objective method for evaluating cervical maturity, but of course it is then a very complicated way of doing it.

**Kubli:** But there are different pregnancies: I mean, some pregnancies lead to mature cervices, others do not. So these data show what happens to collagenase in the two different conditions. You showed a beautiful model of normal pregnancies.

**Wiqvist:** Yes.

**Lippert:** I noticed the drugs you tested, the ones with the vasodilatatory action, were the ones which were active on the collagen content and had an effect on softening of the cervix. Question: Did you test prostacyclin as well, because prostacyclin actually has the vasodilatatory action. Some investigators found that better perfusion or a better blood flow in the cervix is necessary for the softening of the cervix. And they even gave figures, stating that it must be over 130% increase. This again makes me think of the action of prostacyclin. I noticed that in all cases in which we give $PGE_2$, the patients initially feel a warming effect.

Would you think that this vasodilatation has any effect on softening and perhaps another substance is released - I am thinking of relaxin for instance - because there is a relation between prostaglandins? Relaxin could have such an action on the contents.

**Wiqvist:** We did not test prostacyclin in our system. We did not test progesterone either, which would have been of interest. There is no doubt that vascularity increases when the cervix matures. There is also the phenomenon of the invasion of inflammatory cells in the cervix. You probably know that Liggins has drawn attention to the similarity between an inflammatory reaction in general and maturation of the cervix. Eosinophils are invariably found in the cervix of various species in late pregnancy.

# Die intrazervikale Applikation prostaglandin- und kalziumchloridhaltiger Gele zur Zervixerweichung bei nichtschwangeren Patientinnen - Vergleichende Untersuchungen im Tonometriemodell

W. Rath, G. Hüther, R. Hilgers, W. Kuhn

## Einleitung

Die medikamentöse Zervixerweichung gewinnt zur Dilatationserleichterung auch bei Eingriffen am nichtgraviden Uterus zunehmend an Bedeutung (Nuss et al. 1985).

Als effizientes Verfahren zum präoperativen Zervixpriming im 1. Trimenon hat sich die intrazervikale Applikation prostaglandinhaltiger Gele in zahlreichen klinischen Studien bewährt (Übersicht bei Rath et al. 1984).

Trotz Einführung uterusselektiver PG-Analoga ist die Gabe von PG nach wie vor mit einem unkalkulierbaren substanzspezifischen Risiko belastet, so daß die Suche nach alternativen Primingverfahren nicht abgeschlossen ist. Umfangreiche tierexperimentelle Untersuchungen (Rath 1985b) und erste klinische Studien (Rath et al. 1985b) wiesen auf eine zervixerweichende Wirkung lokal applizierten Kalziumchloridgels an der nichtgraviden Cervix uteri hin. Es lag daher nahe, den Primingeffekt intrazervikal verabreichten Sulprostongels mit dem von Kalziumchloridgel anhand objektiver Meßparameter vergleichend zu untersuchen.

## Patientinnen und Methodik

Im Rahmen einer prospektiven, randomisierten Studie wurden 50 nichtgravide Frauen vor Durchführung der Abrasio wegen Blutungsstörungen 5 verschiedenen Behandlungsgruppen zugeordnet. Je 10 Patientinnen erhielten 12–14 h vor dem Eingriff eine intrazervikale Applikation von 3 ml 5 %iger Tylose, 50 $\mu$g Sulproston-, 100 $\mu$g Sulprostongel oder 3 ml 2,5 mM bzw. 9,0 mM Kalziumchloridtylosegel; bei weiteren 20 Patientinnen wurde auf die Gelgabe verzichtet.

Frauen mit regel- bzw. überregelstarken Blutungen oder fingereingängigem Zervikalkanal wurden von der Studie ausgeschlossen, ebenso Patientinnen mit vorangegangenen Operationen an der Zervix.

Als objektives Kriterium für die Effizienz des zervikalen Primings wurde mit einem mechanischen Tonometer nach der von Rath et al. (1982, 1985) angegebenen Methode die zur Überwindung des Zervikalkanals erforderliche Kraft mit dem Hegar-Stift in Newton (N) gemessen.

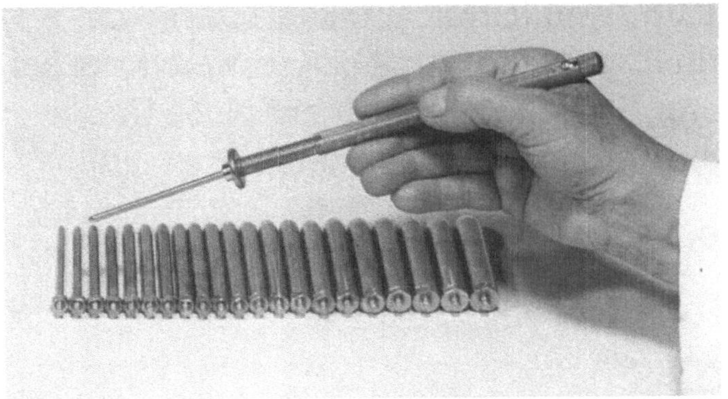

**Abb. 1.** Gebrauchsfertiges Tonometer mit Satz aufschraubbarer Hegar-Stifte

Das technisch einfach zu handhabende Tonometer, dessen Meßbereich zwischen 1 und 11 N liegt, besteht neben einem Satz aufschraubbarer Hegar-Stifte aus einer Zahnstange mit Skala, einer Führungshülse mit Blattfeder sowie einer zylindrischen Druckfeder mit definiertem Widerstand (Abb. 1). Durch Druck auf den Hegar-Stift während des Dilatationsvorganges entsteht eine Kompression der Druckfeder in axialer Richtung, wobei die Blattfeder an einer Stelle der Zahnstange einrastet und die maximale Kraft auf der Skala ablesbar ist.

Die tonometrischen Untersuchungen - zur besseren Reproduzierbarkeit der Ergebnisse stets von demselben Operateur durchgeführt - erfolgten vor der Gelapplikation mit einem Hegar-Stift der Größe 4 sowie unmittelbar vor der Abrasio ab Hegar 4 in 0,5-mm-Abstufungen bis zu einer Maximalkraft von 11 N.

Ermittelt wurden:

1. die maximale Zervixweite (mm), die mit einer Kraft $\leqq$ 1 N erreicht wurde (freie Durchgängigkeit),
2. die maximale Zervixweite (mm), die mit einer Kraft von 11 N erzielt wurde (maximale Dehnbarkeit),
3. der Dehnungszuwachs (mm), der sich aus der Differenz der Zervixweiten vor Gelapplikation und vor dem operativen Eingriff für die gleiche Kraft ergab.

Tabelle 1 gibt die klinischen Daten der Patientinnen sowie die für Hegar 4 vor Behandlungsbeginn erforderlichen Dilatationskräfte wieder.

Zur statistischen Analyse bei paarweisem Vergleich der Untersuchungsgruppen diente der Wilcoxon-Mann-Whitney-Test sowie bei zensorisierten Beobachtungen (freie Durchgängigkeit) die Gehan-Statistik.

**Tabelle 1.** Klinische Daten der Patientinnen (diagnostische Abrasio)

| Patientengruppen | N | Alter | | | Parität | | | Kraft (N) für Hegar 4 vor Gelapplikation | | |
|---|---|---|---|---|---|---|---|---|---|---|
| | | min | $\bar{x}$ | max | min | $\bar{x}$ | max | min | x | max |
| Kontrolle | 20 | 30 | 41 | 46 | 0 | 2 | 3 | 1,0 | 2,5 | 6,8 |
| 5 % Tylose | 10 | 28 | 41 | 49 | 0 | 2 | 5 | 1,0 | 2,5 | 5,4 |
| 50 μg Sulprostongel | 10 | 33 | 43 | 49 | 1 | 2 | 4 | 1,0 | 3,5 | 6,8 |
| 100 μg Sulprostongel | 10 | 35 | 45 | 50 | 0 | 1 | 2 | 1,0 | 3,5 | 6,8 |
| 2,5 mM $CaCl_2$-Gel | 10 | 27 | 40 | 50 | 0 | 2 | 4 | 1,0 | 3,0 | 8,0 |
| 9,0 mM $CaCl_2$-Gel | 10 | 28 | 39 | 49 | 0 | 1 | 3 | 1,0 | 3,0 | 6,8 |

## Ergebnisse

Vor der intrazervikalen Gelapplikation lagen die für Hegar 4 ermittelten Dilatationskräfte zwischen 1,0 und 8,0 N (Tabelle 1). Bereits die 12- bis 14stündige Einwirkung des Trägermediums (Tylose) führte zu einer meßbaren Dilatationserleichterung, der mediane Dehnungszuwachs betrug 1,2 mm (Tabelle 2). Signifikant besser war die zervixerweichende Wirkung intrazervikal applizierten Sulprostongels mit Medianwerten für die freie Durchgängigkeit von 7,0 mm (50 μg Sulproston) bzw. 7,1 mm (100 μg Sulproston); nur geringfügig niedrigere, statistisch aber nicht signifikant unterschiedliche Werte für die freie Durchgängigkeit wurden nach Verabreichung von 2,5 mM Kalziumchloridgel ($\bar{x} = 6,9$ mm) gemessen (Tabelle 2).

**Tabelle 2.** Tonometrische Ergebnisse (Abrasio)

| Patientengruppen | Freie Durchgängigkeit (mm) | | | Maximale Dehnbarkeit (mm) | | | Dehnungszuwachs (mm) | | |
|---|---|---|---|---|---|---|---|---|---|
| | min | $\bar{x}$ | max | min | $\bar{x}$ | max | min | $\bar{x}$ | max |
| Kontrolle | < 4 | < 4 | < 4 | 4,5 | 6,3 | 10,0 | - | - | - |
| 5 % Tylose | 4,0 | 5,0 | 7,0 | 6,0 | 7,7 | 9,5 | 0 | 1,2 | 3,0 |
| 50 μg Sulprostongel | 4,5 | 7,0 | 10,0 | 7,0 | 8,8 | 11,0 | 0,5 | 3,5 | 6,0 |
| 100 μg Sulprostongel | 5,0 | 7,1 | 9,0 | 7,0 | 8,8 | 11,0 | 2,0 | 3,5 | 6,0 |
| 2,5 mM $CaCl_2$-Gel | 5,5 | 6,9 | 8,0 | 8,0 | 9,3 | 11,0 | 2,5 | 3,5 | 6,0 |
| 9,0 mM $CaCl_2$-Gel | 5,5 | 6,3 | 9,0 | 7,0 | 9,0 | 12,0 | 2,0 | 3,1 | 5,0 |

**Tabelle 3.** Überschreitungswahrscheinlichkeiten (p) der paarweisen Vergleiche zwischen den Behandlungsgruppen für die freie Durchgängigkeit und die maximale Dehnbarkeit (Wilcoxon - Mann - Whitney-Test)

| | K | TY | 50 µg S | 100 µg S | 9,0 mM Ca | 2,5 mM Ca |
|---|---|---|---|---|---|---|
| K | | 0,04 | 0,002 | 0,002 | 0,0007 | 0,0002 |
| TY | 0,02 | | 0,09 | 0,07 | 0,02 | 0,02 |
| 50 µg S | 0,0001 | 0,001 | | 0,88 | 0,47 | 0,17 |
| 100 µg S | < 0,0001 | 0,003 | 0,82 | | 0,42 | 0,16 |
| 9,0 mM Ca | < 0,0001 | 0,007 | 0,59 | 0,59 | | 0,73 |
| 2,5 mM Ca | < 0,0001 | 0,004 | 0,67 | 0,50 | 0,85 | |

Maximale Dehnbarkeit (above diagonal)

Freie Durchgängigkeit (below diagonal)

In der Kontrollgruppe mußte für eine Zervixdilatation von 6,3 mm bereits eine Kraft von mindestens 11 N aufgebracht werden (Tabelle 2).

Durch die intrazervikale Applikation von 2,5 mM bzw. 9,0 mM Kalziumchloridgel wurde eine deutliche Erhöhung der maximalen Dehnbarkeit erreicht ($\bar{x} = 9,3$ mm bzw. 9,0 mm); die Unterschiede zur Anwendung von Sulprostongel ($\bar{x} = 8,8$ mm) waren statistisch nicht signifikant (Tabelle 3).

Auch bezüglich des medianen Dehnungszuwachses ergaben sich keine statistisch signifikanten Unterschiede zwischen den mit Sulproston- und Kalziumchloridgel behandelten Untersuchungsgruppen (Tabelle 2 und 3); die Medianwerte lagen zwischen 3,1 und 3,5 mm.

Unter Berücksichtigung der verschiedenen Dilatationsparameter zeigten sich keine relevanten Dosiswirkungsunterschiede zwischen 50 μg und 100 μg Sulprostongel. Bei den mit Kalziumchloridgel behandelten Patientinnen führte die Erhöhung der Kalziummolarität von 2,5 mM auf 9,0 mM zu keiner weiteren Wirkungsverbesserung.

Tabelle 3 gibt die Überschreitungswahrscheinlichkeiten (p) der paarweisen Vergleiche zwischen den Behandlungsgruppen für die freie Durchgängigkeit und die maximale Dehnbarkeit wieder.

## Nebenwirkungen

Die Gabe von 50 μg Sulproston führte bei einer Patientin, die von 100 μg Sulproston bei 2 Frauen zu krampfartigen Unterbauchschmerzen. Gastrointestinale Beschwerden wurden nicht beobachtet.

Ohne Nebenwirkungen war die Applikation von 2,5 mM bzw. 9,0 mM Kalziumchloridgel.

Bei der Dilatation des Zervikalkanals bis Hegar 9 kam es bei 2 Patientinnen der Kontrollgruppe zu Kugelzangenein- bzw. -abrissen, die nach Vorbehandlung der Zervix in keinem Fall auftraten.

## Diskussion

Mit der intrazervikalen Applikation von Sulprostongel steht eine effiziente Methode zum Zervixpriming auch am nichtgraviden Uterus zur Verfügung. Dabei erbrachte - tonometrisch objektiviert - die Dosiserhöhung von 50 μg auf 100 μg keine signifikante Wirkungsverbesserung. Diese Ergebnisse stehen in Übereinstimmung mit anderen klinischen Studien, die über eine klinisch relevante Dilatationserleichterung an der nichtgraviden Zervix nach intramuskulärer bzw. intramural-zervikaler Injektion von Sulproston (Zahradnik et al. 1979; Schüssler 1981) sowie nach Applikation PGE-haltiger Vaginalsuppositorien berichteten (Lauersen et al. 1982; Nuss et al. 1985). Im Vergleich zu diesen Verfahren zeichnet sich die intrazervikale Gabe von 50 μg Sulprostongel durch eine deutlich bessere Akzeptanz (niedrigere Rate unerwünschter Begleitwirkungen) aus.

Der Einsatz von Kalziumchlorid zum Zervixpriming resultierte aus bekannten Wechselwirkungen zwischen PG und intrazellulärem Kalziumhaushalt (Huszar u. Naftolin 1984). Danach bewirken PG eine Erhöhung des Kalziumeinstroms in Zellen (Reiner u. Marshall 1976), eine Freisetzung von Kalziumionen aus intrazellulären Speichern sowie eine Hemmung der intrazellulären ATP-abhängigen Kalziumbindung (Carsten 1973). Mit Erhöhung der intrazellulären Kalziumkonzentration und Bindung an das saure Protein Calmodulin entsteht ein aktiver Modulator, der u. a. eine stimulierende Wirkung auf die Phospholipase $A_2$ und damit auf die Bildung von Arachidonsäure ausübt (Cheung 1982).

Die in der Zervix aus Arachidonsäure entstehenden PG wären dann für das klinische Resultat der Zervixerweichung verantwortlich. Die Hypothese, daß durch eine selektive Erhöhung des extrazellulären Kalziumspiegels über einen vermehrten Kalziumeinstrom in zervikale Fibrozyten eine Erweichung des Gewebes induziert wird, wird z. Zt. anhand weiterer experimenteller Untersuchungen an unserer Klinik überprüft.

Unabhängig davon wurde klinisch mit der intrazervikalen Applikation von Kalziumchloridgel eine signifikante Verbesserung der zervikalen Dilatierbarkeit erreicht. Die Erhöhung der Kalziummolarität führte zu keiner weiteren Steigerung der zervixerweichenden Wirkung. Zu vergleichbaren Ergebnissen kamen wir auch in eigenen tierexperimentellen Studien (Rath 1985) und ersten klinischen Untersuchungen an der nichtgraviden humanen Cervix uteri (Rath et al. 1985b). Die Anwendung von Kalziumchloridgel erwies sich als nebenwirkungsfreie, mit substanzspezifischem Risiko nicht belastete und zugleich kostensparende Methode, die hinsichtlich des Primingeffekts der lokalen Sulprostonapplikation vergleichbare Ergebnisse erbrachte.

An der graviden Zervix ist allerdings die zervixerweichende Wirkung des PG-Gels der von Kalziumchloridgel signifikant überlegen (Rath 1985; Rath et al. 1985a).

Unter klinischen Gesichtspunkten empfiehlt sich die präoperative Zervixerweichung auch bei instrumentellen Eingriffen (z. B. Abrasio, Radiumeinlage, Hysteroskopie) am nichtgraviden Uterus zur Vermeidung traumatischer Zervixläsionen und zur Verminderung des Risikos von Uterusperforationen.

## Literatur


Carsten ME (1973) Prostaglandins and cellular calcium transport in the pregnant human uterus. Am J Obstet Gynecol 117:824–831

Cheung WY (1982) Calmodulin plays a pivotal role in cellular regulation. Science 207:19–27

Huszar G, Naftolin F (1984) The myometrium and uterine cervix in normal and preterm labor. N Engl J Med 311:571–581

Lauersen NH, Kurkulos M, Graves ZR, Leeds L (1982) A new IUD-insertion technique utilizing priming with prostaglandin. Contraception 26:58–63

Nuss RC, Baird T, Benrubi G, Thompson RJ (1985) Cervical dilatation in the nonpregnant patient with vaginal 16-dimethyl prostaglandin $E_2$. J Med Assoc 72:426–427

Rath W (1985) Medikamentös induzierte Zervixreifung im Tiermodell und beim Menschen. Habilitationsschrift, Göttingen

Rath W, Kühnle H, Theobald P, Kuhn W (1982) Objective demonstration of cervical softening with a prostaglandin $F_{2\alpha}$ gel during first trimester abortion. Int J Gynecol Obstet 20:195–199

Rath W, Theobald P, Kühnle H, Kuhn W (1984) Prostaglandin-induced changes in the pregnant human cervix. In: Toppozada M, Bygdeman M, Hafez ESE (eds) Prostaglandins and fertility regulation. MTP Press, Lancaster, pp 59–73

Rath W, Meyer D, Harder D, Hilgers R, Kuhn W (1985a) Zervixpriming beim Schwangerschaftsabbruch im I. Trimenon mittels intrazervikaler Applikation von Sulproston-Gel. Geburtshilfe Frauenheilkd 45:51–56

Rath W, Hüther G, Hilgers R, Schwab E (1985b) Beeinflussung der nichtgraviden und graviden Cervix uteri durch lokale Applikation eines Calcium-Tylose-Gels. Arch Gynecol 238:740–741

Reiner O, Marshall JM (1976) Action of prostaglandin, $PGF_{2\alpha}$ on the uterus of the pregnant rat. Naunyn-Schmiedebergs Arch Pharmacol 292:243–250

Schüssler B (1981) Intramural-zervikale Applikation von Sulproston zur Zervixerweichung am nichtschwangeren Uterus. In: Hepp H, Schüssler B (Hrsg) Prostaglandine in Gynäkologie und Geburtshilfe. Springer, Berlin Heidelberg New York, S 179-181
Zahradnik HP, Beyer J, Schillfahrt R, Wimhöfer G, Petersen EE, Offermann J, Breckwoldt M (1979) Sind Hegarstifte entbehrlich? Geburtshilfe Frauenheilkd 39:43-45

## Diskussion

**Frage:** In welchem Alter waren die Patientinnen, die Sie untersucht haben?

**Rath:** Die Patientinnen befanden sich im geschlechtsfähigen Alter zwischen 30 bis 48 Jahren.

**Frage:** Gibt es klinische Studien, die bezüglich der Spätkomplikationen Unterschiede zwischen einem Prostaglandinpriming mit anschließender Kürettage und der rein mechanischen Dilatation vor der Abrasio nachgewiesen haben?

**Rath:** Es liegen französische Studien von Maria und Mitarbeitern vor, allerdings an einem kleinen Patientinnengut. Diese zeigten, daß nach PG-Priming die Rate von Spätkomplikationen in nachfolgenden Schwangerschaften, also vor allem Früh- und Spätaborte, Frühgeburten bei Zervixinsuffizienz, deutlich niedriger waren als nach einer forcierten mechanischen Dilatation des Zervikalkanals. Entsprechende Untersuchungen liegen auch von Severenyi aus der Arbeitsgruppe von Lampe, Debrecen, Ungarn, vor; hier wurden allerdings nicht Prostaglandine, sondern Rivanol extraamnial zur Zervixerweichung vor Durchführung der Abruptio verwendet.

**Frage:** Kalziumchlorid ist ein sehr hygrophiles Salz, könnte es sein, daß eine Zunahme des Wassergehaltes des Gels eine Rolle spielt?

**Rath:** Natürlich haben wir uns zu Beginn skeptisch gefragt, welcher Wirkungsmechanismus hinter der Anwendung von Kalziumchlorid steht. Trotz kritischer Einstellung sind wir zu dem Schluß gekommen, daß dieses Kalziumchloridgel einen deutlich zervixerweichenden Effekt besitzt.

Nun zu Ihrer Frage: Wir haben biochemische Untersuchungen an der Meerschweinchenzervix nach intrazervikaler Kalziumchloridgelapplikation durchgeführt. Dabei fanden wir, daß es nach der Kalziumchloridgabe zu einer deutlichen Zunahme des Gesamtproteingehaltes der Zervix und zu einer Erhöhung des Feuchtgewichtes kommt. Nach Kalziumchloridgelapplikation haben wir den Einbau radioaktiv markierten Tryptophans und C14-Prolins in der Meerschweinchenzervix gemessen. Dabei ergab sich eine preferenzielle Stimulierung tryptophanhaltiger Proteine, d. h. membranständiger, pufferunlöslicher Proteine im Vergleich zu C14-Prolin-enthaltenden Proteinen als Ausdruck für kollagene Proteine. Nach unserer Auffassung führt die Kalziumchlorid- wie auch die Prostaglandingabe zu einer deutlichen Proteinsynthesesteigerung; dies gilt vor allem für nichtkollagene Proteine. Des weitern dürfte eine zusätzliche Wassereinlagerung eine Rolle spielen.

**Lippert:** Ich möchte kurz von eigenen Untersuchungen berichten. Wir haben im Tierversuch die PG-Wirkung auf die Zervix untersucht mit der Methode von Harkness und fanden klare Dosis-Wechsel-Beziehungen. Die Prostaglandine haben allgemein eine zervixdilatierende Wirkung mit Ausnahme von Prostazyklin. Was uns zusätzlich auffiel war, daß es auch nach lokaler Gabe von Kochsalzlösung zu einer erheblichen Dilatation kam. Sowohl bei Ratten als auch bei Meerschweinchen führte die Gabe von Kochsalzlösung zu einer Dilatation. Uns ist das nicht erklärlich. Ich habe gesehen, daß mit Tylose auch eine Verbesserung der Zervixdilatierbarkeit erreicht wurde.

**Rath:** Der Unterschied zwischen Tylose und Kalziumtylose ist ganz erheblich. Zu Beginn unserer tierexperimentellen Untersuchungen an Meerschweinchen haben wir mit physiologischer Kochsalzlösung getränkte Tupfer vor die Zervix gelegt als Kontrollgruppe und haben diesen Effekt mit NaCl nicht erzielen können. Später applizierten wir Gele mit Vollelektrolyten intrazervikal, davon ausgehend, daß möglicherweise auch andere zweiwertige Ionen außer Kalzium eine zervixerweichende Wirkung auslösen. Dabei war allerdings nur bei Zusatz von Kalzium ein lokaler Effekt an der Zervix zu sehen; dies weist auf die selektive Wirkung von Kalzium in diesem Zusammenhang hin.

Noch eine kurze Schlußbemerkung zur Methodik: Bisher haben alle Untersucher die Streß-Strain-Untersuchungen von Harkness an Cervices in begasten Krebs-Ringer-Bädern unter In-vitro-Bedingungen durchgeführt. Im Gegensatz dazu wurden unsere tierexperimentiellen Studien in vivo am narkotisierten Meerschweinchen bei intaktem Gefäßsystem der Zervix vorgenommen; insofern bestehen zusätzlich noch erhebliche methodische Unterschiede.

# Bedeutung der Prostaglandine für Physiologie und Pathophysiologie der Schwangerschaft

T. H. LIPPERT

Bereits in den frühen 70er Jahren wurde die Bedeutung der Rolle der Prostaglandine (PG) für Physiologie und Pathophysiologie der Schwangerschaft erkannt. Insbesondere die Adaptation der Hämodynamik an die erhöhten Schwangerschaftsbedürfnisse, durch Zunahme der uteroplazentaren und renalen Durchblutung, fand vermehrt Aufmerksamkeit. Die physiologische Blutvolumenzunahme, die mit einem Abfall des Gefäßwiderstandes und ohne Blutdruckanstieg einhergeht, wurde mit der Zunahme vasodilatatorisch wirkender PG in Zusammenhang gebracht. Im peripheren Blut von Schwangeren wurden etwa 4,5mal höhere Werte des vasodilatatorischen $PGE_2$ gegenüber den Werten bei Nichtschwangeren gefunden (Ferris et al. 1976). In Uterus und fetoplazentaren Gewebeproben konnte im Gegensatz zu dem vasokonstriktorisch wirkenden $PGF_{2\alpha}$ wesentlich höhere $PGE_2$-Werte nachgewiesen werden (Willman u. Collins 1976). Das uteroplazentare Gebiet wurde als Hauptquelle der vermehrten PG-Synthese in der Schwangerschaft erkannt.

Mit der erhöhten Produktion von $PGE_2$ ließ sich auch die schwangerschaftsbedingte Abschwächung der Angiotensinwirkung erklären (Abdul-Karim u. Assali 1961; Chesley et al. 1965; Gant et al. 1974, Lumbers 1970). Die Wechselwirkung Angiotensin-Prostaglandin hat schließlich erstmals einen Einblick in Zusammenhänge der vaskulären Regulation der Durchblutung erlaubt.

Zahlreiche Tierversuche, so beim Kaninchen (Ferris et al. 1976; O'Brien u. Broughton Pipkin 1979; O'Brien et al. 1977; Sheehan et al. 1983; Symonds u. Broughton Pipkin 1980; Venuto et al. 1975), Hunden (Terragno et al. 1974, 1976), bei Schafen (McLaughlin et al. 1978; Naden et al. 1984; Rankin et al. 1979) und bei Affen (Franklin et al. 1974; Speroff et al. 1976, 1977) konnten zeigen, daß auf Gabe von PG-Synthesehemmern der mütterliche Blutdruck anstieg, der Gehalt an $PGE_2$ im Blut der Vena uterina abfiel und die Uterusdurchblutung reduziert wurde. Die Angiotensinwirkung ließ sich durch $PGE_2$ abschwächen. Die Hemmung der PG-Gewebeproduktion entweder durch Gabe von PG-Synthesehemmern oder durch eine Diät arm an PG-Vorstufen führte zu einer verstärkten Angiotensinwirkung, d. h. zu einem verstärkten Blutdruckanstieg.

Dem Tierexperiment folgten Untersuchungen beim Menschen, die ähnliche Ergebnisse brachten (Broughton Pipkin et al. 1982; Everett et al. 1978; Jaspers et al. 1981; O'Brien u. Broughton Pipkin 1983; Symonds u. Broughton Pipkin 1980). Durch Gabe von PG-Synthesehemmern konnte der durch Angiotensininfusion induzierte Blutdruckanstieg wesentlich verstärkt werden. Die Blutdruckreaktion auf Angiotensin ließ sich andererseits durch $PGE_2$-Infusionen sowie durch diätetische Gabe von PG-Vorstufen eindeutig abschwächen. Die Untersuchungen beim Menschen deuteten somit ebenfalls daraufhin, daß das vasodilatatorisch wirkende $PGE_2$ bei der Durchblutungsregulation in der Schwangerschaft eine wichtige Rolle spielt.

Schon früh wurde von Speroff (1973) ein Zusammenhang zwischen Schwangerschaftsgestose und defektem Prostaglandinsystem gesehen. Diese Ansicht wurde durch die Tatsache unterstützt, daß bei Gestose die Angiotensinempfindlichkeit gegenüber normaler Schwangerschaft erhöht ist (Chesley 1966; Gant et al. 1973; Talledo 1966). Dieser Empfindlichkeitsanstieg soll sogar dem Ausbruch der Gestose vorausgehen, d. h. eine verstärkte Angiotensinwirkung wurde bei Frauen beobachtet, die noch normotensiv waren, später aber eine Gestose entwickelten (Gant et al. 1973). Wie zahlreiche Untersuchungsergebnisse zeigten, liegen bei der Schwangerschaftsgestose veränderte Verhältnisse der PG-Produktion vor. So wurde Gewebe aus dem uteroplazentaren Bereich von Gestosepatientinnen auf ihren PG-Gehalt hin untersucht und mit den Ergebnissen bei normalen Schwangeren verglichen (Deimers u. Gabbe 1976; Hillier u. Smith 1981; Robinson et al. 1979; Ryan et al. 1969). Es wurden in Plazenta und Eihäuten in fast allen Fällen erniedrigte PGE-Werte gefunden. Interessant sind auch die Untersuchungen an menschlichen Nabelschnurgefäßen. So wurde bei Gestosefällen eine herabgesetzte PGE-Produktion registriert, verglichen mit normaler Schwangerschaft. Ebenso wie in Tierversuchen ließ sich mit PG-Synthesehemmern die PG-Produktion der Nabelschnurgefäße drosseln, mit Angiotensin wurde die PG-Produktion stimuliert (Terragno et al. 1980). Keine einheitlichen Ergebnisse liegen bei Messungen der PG-Urinausscheidung vor. Während Übereinstimmung darüber herrscht, daß die PGE-Ausscheidung bei Schwangeren höher ist als bei Nichtschwangeren, wurde in 2 Studien, bei Gestosefällen eine Reduktion der PGE-Ausscheidung vorgefunden (Moutquin u. Leblanc 1982; Pedersen et al. 1983), in einer anderen Studie ein Anstieg beobachtet (Kovatz et al. 1982). Im letzteren Falle ließ sich jedoch eine Reduktion des $PGE_2$ zu $PGF_{2\alpha}$-Quotienten bei Gestosefällen gegenüber Normalschwangeren errechnen.

Ende der 70er Jahre erhielt die Forschung über die Ursache kardiovaskulärer Veränderungen in der Schwangerschaft mit den Entdeckungen von Prostazyklin ($PGI_2$) und Thromboxan $A_2$ ($TxA_2$) neuen Auftrieb. $PGI_2$, das vorwiegend in der Gefäßwand gebildet wird, hat eine starke vasodilatatorische blutdrucksenkende Wirkung sowie eine Hemmfunktion auf die Blutplättchenaggregation. Das vorwiegend in Blutplättchen gebildete $TxA_2$ fungiert durch vasokonstriktive und aggregationsauslösende Wirkungen als Gegenspieler (Lippert 1984). Beide auch als Prostanoide bezeichnete Substanzen sind ebenso wie $PGE_2$ und $PGF_{2\alpha}$ Produkte der Arachidonsäurekaskade und werden, wie in Abb. 1 zu sehen, durch das Ferment Zyklooxygenase aus Arachidonsäure gebildet. Vor wenigen Jahren wurde eine weitere Substanzgruppe, die aus der Arachidonsäure über das Ferment Lipoxygenase gebildet wird, entdeckt. Bisher wurde vorwiegend über Funktionen bei Entzündungsreaktionen berichtet (Lippert 1984). Es wird vermutet, daß diese mit Prostaglandinen und Prostanoiden im Oberbegriff als Eicosanoide bezeichneten Stoffe ebenfalls eine Rolle bei der Gestoseentstehung spielen.

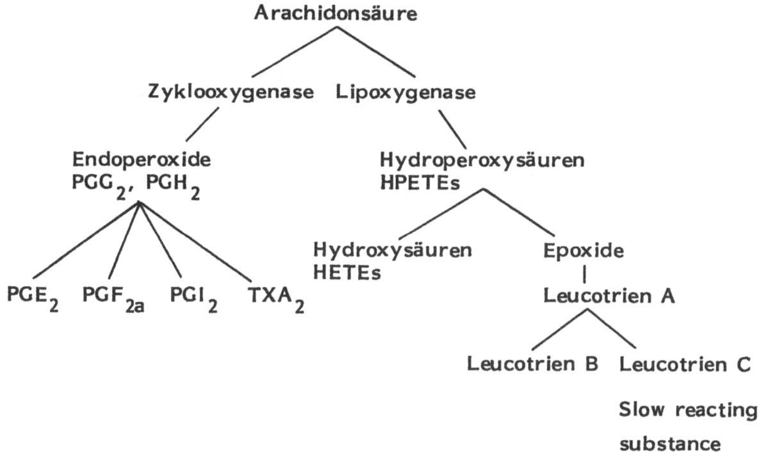


**Abb. 1.** Zyklooxygenase- und Lipoxygenaseprodukte der Arachidonsäure

## Prostazyklin und Schwangerschaft

Die Untersuchungen über $PGI_2$ zeigten, daß diese Substanz in vieler Hinsicht ähnliche Eigenschaften wie $PGE_2$ besitzt. So wird $PGI_2$ ebenso vermehrt in der Schwangerschaft gebildet (MacKenzie et al. 1980; Omini et al. 1979; Rankin u. McLaughlin 1979; Remuzzi et al. 1979; Strickland u. Mitchell 1983; Terragno et al. 1980). Zusätzlich zur vasodilatatorischen Wirkung entwickelt auch $PGI_2$ eine Wechselwirkung mit Renin-Angiotensin, wie zuerst in Tierexperimenten nachgewiesen werden konnte (Gerber et al. 1978; Mullane u. Moncada 1980; Omini et al. 1983; Terragno et al. 1980). Es wird angenommen, daß Angiotensin ein physiologischer Stimulator der $PGI_2$-Sekretion ist und daß durch Aktivierung des Renin-Angiotensin-Systems die Sekretion von $PGI_2$ in die Zirkulation kontrolliert wird (Gryglewski 1979). Beide, $PGI_2$ wie auch $PGE_2$, können die Reninsekretion dosisabhängig stimulieren (Gerber et al. 1978) und $PGI_2$ ebenso wie $PGE_2$ führen zu einer Reduktion des Pressoreffektes von Angiotensin (Mullane u. Moncada 1980). $PGI_2$ hat, wie in anderen Organsystemen, auch im uteroplazentaren Bereich, eine durchblutungserhöhende Wirkung (Clark et al. 1982). Da PG-synthesehemmende Substanzen ihre Wirkung über die Hemmung des Enzyms Zyklooxygenase entfalten, wird damit nicht nur die $PGE_2$, sondern auch die $PGI_2$-Produktion beeinflußt und so durchblutungshemmende und blutdrucksteigernde Wirkungen erzeugt. $PGI_2$ besitzt ebenso wie $PGE_2$ eine sehr kurze Halbwertszeit. Die Messungen der $PGI_2$-Werte erfolgen deshalb über den stabilen Metaboliten 6-Keto-$PGF_{1\alpha}$. Ein wesentlicher Unterschied zu $PGE_2$ besteht darin, daß $PGI_2$ keine uteruskontrahierende Wirkung besitzt. Die vasodilatatierende $PGE_2$-Wirkung ist insofern eingeschränkt, als es in höheren Konzentrationen (sehr wahrscheinlich nur durch exogene Gabe erreichbar) den Uterustonus erhöht und dadurch eine Durchblutungseinschränkung bewirken kann. Als weiterer Unterschied ist anzuführen, daß $PGI_2$ im Gegensatz zu $PGE_2$, die Lunge ohne wesentlichen Abbau passieren kann (Gerkens et al. 1978). Ob $PGI_2$ nur als eine lokal wirkende Substanz oder als ein zirkulierendes Hormon zu bezeichnen ist, wird noch unterschiedlich beurteilt (Blair et al. 1982; Christ-Hazelhof u. Nugteren 1981; Gryglewski 1979) unterschiedlich beurteilt.

Über das Verhalten der mütterlichen Blutspiegel von $PGI_2$ bei normaler Schwangerschaft liegen bisher noch keine eindeutigen Aussagen vor. Es wurden sowohl erhöhte (Lewis et al. 1980) als auch niedrige Werte (Bolton et al. 1981; Spitz et al. 1983) gefunden; sehr wahrscheinlich ist der Blutspiegel größeren Fluktuationen unterworfen. Die Urinausscheidung ist bei Schwangeren erhöht (Goodman et al. 1982). Die $PGI_2$-Produktion ist im Feten wesentlich höher als bei der Mutter (MacKenzie et al. 1980; Remuzzi et al. 1979). Es liegen bereits zahlreiche Untersuchungsergebnisse vor, die einen Zusammenhang zwischen Schwangerschaftsgestose und insuffizienter $PGI_2$-Produktion wahrscheinlich erscheinen lassen. In den Nabelschnur- und Plazentagefäßen wurden so bei Gestosefällen, verglichen mit Normalschwangerschaften, signifikant niedrigere Werte vorgefunden (Bussolino et al. 1980; Carreras et al. 1981; Dadak et al. 1982; Downing et al. 1980; Mäkilä et al. 1983a; Remuzzi et al. 1980; Ritter et al. 1983; Stuart 1983; Stuart et al. 1981). Aufschlußreich sind Untersuchungen von Mäkilä et al. (1983a), die nachweisen konnten, daß der umbilikale Blutfluß mit den Werten der $PGI_2$-Produktion korrelierte. Während in den Eihäuten keine Veränderungen bei Gestose zu registrieren waren, wurden in der Plazenta niedrigere Werte vorgefunden (Walsh 1985; Walsh et al. 1985). Auch das Fruchtwasser wies erniedrigte Werte auf (Bodzenta et al. 1980, 1981; Wilcox et al. 1983; Ylikorkala et al. 1981b). In den mütterlichen Gefäßen war die $PGI_2$-Produktion bei Gestose herabgesetzt (Bussolino et al. 1980). Im Blutplasma wurden jedoch unterschiedliche Ergebnisse erzielt (Benedetto et al. 1983; Lewis et al. 1981; Wallenburg 1982; Yamaguchi u. Mori 1985a; Ylikorkala et al. 1981a); der Bestimmung von $PGI_2$ im Blut wird deshalb auch kein diagnostischer Wert beigemessen. Die Bestimmung von $PGI_2$ im Urin, obwohl nicht sehr häufig durchgeführt, zeigte bei Gestose erniedrigte Werte (Goodman et al. 1982; Yamaguchi u. Mori 1985b).

## Thromboxan und Schwangerschaft

$TxA_2$ kann wegen seiner kurzen Halbwertszeit nur über sein stabileres Abbauprodukt $TxB_2$ nachgewiesen werden. Es wurde im Plasma von normalen Schwangeren in höheren Konzentrationen als bei Nichtschwangeren vorgefunden (Ylikorkala u. Viinikka 1980). Auch auf fetaler Seite, im Blutplasma der Umbilikalgefäße waren hohe Werte, d. h. höhere Konzentrationen als im mütterlichen Blut vorzufinden (Mitchell et al. 1978).

Die Thromboxanverhältnisse wurden bei der Schwangerschaftsgestose ebenfalls näher untersucht. Dabei zeigte sich der Tx-Gehalt in Amnion, Chorion, Dezidua und Plazenta (Robinson et al. 1979) ebenso wie im Umbilikalblut und Fruchtwasser (Moodley et al. 1984; Yamaguchi u. Mori 1985a; Ylikorkala et al. 1981b) unverändert zur Normalschwangerschaft. Auch die Tx-Produktion in der Umbilikalarterie erwies sich unbeeinflußt durch Gestose (Mäkilä et al.

1983a). Im Gegensatz dazu wurde die Tx-Produktion in der Plazenta bei Gestose wesentlich erhöht gefunden (Mäkilä et al. 1984; Walsh 1985). Die Werte lagen um das 5- bis 7fache höher als diejenigen von $PGI_2$. Während einer normalen Schwangerschaft soll die Plazenta äquivalente Mengen von $PGI_2$ und Tx produzieren. Untersuchungen über Tx im Blutplasma bei Gestosepatientinnen ergaben keine einheitlichen Resultate (Benedetto 1983; Koullapis et al. 1982; Mitchell et al. 1978; Yamaguchi u. Mori 1985a). Signifikant höhere Werte wurden in mütterlichen Thrombozyten bei Gestosepatientinnen gesehen (Wallenburg 1982).

## Lipoxygenaseprodukte und Schwangerschaft

Es gibt Hinweise, daß diese Produkte die uteroplazentare Durchblutung beeinflussen können. So sollen die Leukotriene durchblutungshemmend wirken, wie Versuche mit einem Leukotrienantagonisten im Tierexperiment gezeigt haben (Parisi et al. 1984). Weitere Lipoxygenaseprodukte, wie z. B. 12 HETE und 5 HETE wurden im menschlichen uterinen und intrauterinen Gewebe nachgewiesen. Da eine Vorstufe dieser Produkte das 12 HEPTE ein starker Hemmer der $PGI_2$-Produktion ist, ist anzunehmen, daß eine vermehrte Lipoxygenaseaktivität zu den Komplikationen der Schwangerschaftsgestose beitragen kann (Saeed u. Mitchell 1983).

Zusammenfassend ergeben sich aus den vorliegenden Untersuchungsergebnissen, die Physiologie und Pathophysiologie der Schwangerschaft betreffend, eine Reihe neuer Erkenntnisse. So dürften sowohl $PGE_2$ als auch $PGI_2$ eine wichtige Rolle bei den adaptiven vaskulären Schwangerschaftsveränderungen spielen. Speziell im uteroplazentaren Bereich sind Produktion und Aktivität von $PGE_2$ und $PGI_2$ sehr hoch. Als wichtiger Mechanismus bei der Durchblutungsregulation ist das Zusammenspiel vom vasopressorischen Angiotensin und den Prostaglandinen $E_2$ und $I_2$ anzusehen. Bisher ist es noch nicht geklärt, weshalb die Renin-Angiotensin-Produktion bei der Schwangerschaftsgestose erniedrigt ist (Weir et al. 1973). Möglicherweise handelt es sich um eine adaptive Reaktion auf die verminderte Produktion von $PGE_2$ und $PGI_2$ (Pedersen et al. 1983). Auf einer nicht völligen Ausbalanzierung mit Überwiegen des pressorischen Faktors lassen sich die Symptome der Gestose, Bluthochdruck und Durchblutungseinschränkung von Uterus und Niere erklären. Von großer Bedeutung scheint auch das Prostazyklin-Thromboxan-System für die Entstehung einer Gestose zu sein. Wie in Abb. 2 graphisch dargestellt, wird heute angenommen, daß ein Gleichgewicht zwischen $PGI_2$ und Tx-Produktion Voraussetzung für einen normalen Verlauf der Schwangerschaft darstellt. Eine Störung des Gleichgewichtes zugunsten der Tx-Produktion kann ebenfalls für viele klinische Symptome der Gestose verantwortlich gemacht werden. Eine verminderte $PGI_2$-Produktion wurde bei Gestosefällen nicht nur auf der mütterlichen Seite, sondern auch in kindlichen Kompartimenten gefunden. Die mütterlichen Blutspiegel liefern, sehr wahrscheinlich wegen erhöhter Fluktuation der Werte, keinen verläßlichen Hinweis für die Gleichgewichtsstörung. Nach den vorliegenden Studien dürfte nur die Urinausscheidungsrate von $PGI_2$ eine diagnostische Hilfe zum Nachweis des defekten Systems bieten.

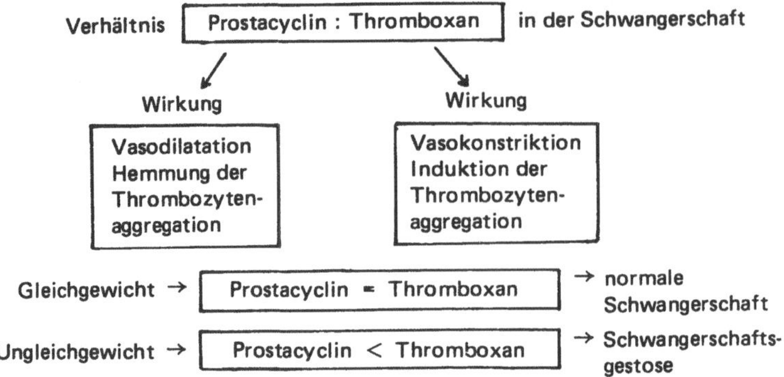


**Abb. 2.** Prostazyklin-Thromboxan-System in der Schwangerschaft

## Therapeutische Konsequenzen

Die Gabe von PG-Synthesehemmern führt, wie in zahlreichen Experimenten gezeigt werden konnte, zum Blutdruckanstieg und zur Verschlechterung der uteroplazentaren Durchblutung. Außerdem wurde bei PG-Mangel eine erhöhte Angiotensinempfindlichkeit registriert. Diese Ergebnisse führen zur Schlußfolgerung, daß die Gabe von PG-Synthesehemmern bei Gestosepatientinnen kontraindiziert ist. Zu berücksichtigen ist dabei, daß nicht nur die peripher wirkenden antiinflammatorisch-analgetischen Substanzen, sondern auch die Kortikoide eine PG-Synthesehemmung ausüben (Lippert 1984). Eine Lungenreifung mit Kortikoiden bei Präeklampsie dürfte somit ebenfalls kontraindiziert sein. Mäkilä (1984) konnte nachweisen, daß durch Kortikoide die Prostaglandinproduktion fetaler Gefäße herabgesetzt wird.

Als rationale Therapie zur Behebung des gestörten Gleichgewichtes zwischen entgegengesetzt wirkenden Prostanoiden bietet sich an, entweder die Produktion von $PGE_2$ und $PGI_2$ zu stimulieren bzw. eine Substitution durchzuführen oder die Tx-Produktion zu hemmen. Erste Untersuchungen wurden mit dem Tx-Synthesehemmer Dazoxiben bei Gestosepatientinnen durchgeführt (van Assche et al. 1984). Eine Aussage über den therapeutischen Wert dieser Maßnahme ist bisher noch nicht möglich. Eine Tx-Synthesehemmung soll auch mit Acetylsalicylsäure möglich sein. Unter den PG-Synthesehemmern nimmt Acetylsalicylsäure insofern eine Sonderstellung ein, als es durch Acetylierung der Zyklooxygenase dieses Ferment irreversibel hemmt. Leicht zugänglich ist die Zyklooxygenase der Thrombozyten. Untersuchungen von Mäkilä und Mitarb. (Mäkilä et al. 1983b) haben gezeigt, daß die Hemmdosis für die Prostazyklinsynthetase der fetalen Gefäße 18mal höher liegt als diejenige für die Thromboxansynthetase der fetalen Thrombozyten. Auch beim Erwachsenen soll eine ähnliche Diskrepanz bestehen (Masotti et al. 1979; Rosenkranz u. Frölich 1985). Dadurch ist es möglich, mit niederer Acetylsalicylsäuredosierung vorwiegend die Thromboxansynthese der Thrombozyten zu hemmen. Es gibt bereits einige Berichte über Erfolge einer Acetylsalicylsäuretherapie bei Gestose (Beaufils et al. 1985; Crandon u. Isherwood 1979; Goodlin et al. 1978; Jespersen 1980; Wallenburg et al. 1986). Wegen möglicher Nebenwirkungen (Collins u. Turner 1975; Rumack et al. 1981; Stuart et al. 1982; Turner u. Collins 1975), speziell auch wegen der Möglichkeit der Nierenfunktionseinschränkung (Prescott 1984), wird allerdings von anderer Seite vor einer Acetylsalicylsäuregabe in der Schwangerschaft gewarnt (Atallah u. Schinnar 1985; Forestier et al. 1985).

Ein weiteres Konzept der Gestosebehandlung wird mit der Gabe von PG-Vorstufen verfolgt (McCarty 1982). Obwohl die Steuerung der Produktion vasodilatatorischer PG bisher noch ein ungelöstes Problem darstellt, wurde bereits mit Diäten von hoch ungesättigten Fettsäuren Untersuchungen durchgeführt und gewisse Erfolge die Blutdrucksenkung betreffend erzielt (Morisson et al. 1984; O'Brien u. Broughton Pipkin 1983). Theoretisch dürfte auch eine Diät mit Omega-3-Fettsäuren (Makrelen, Lachsöl) das gestörte Prostazyklin-Thromboxan-Gleichgewicht günstig beeinflussen.

Eine therapeutische Möglichkeit der Gestosebehandlung stellt auch die Infusion von $PGI_2$ dar. Die Hauptsymptome der Gestose, nämlich Hochdruck, erhöhte Blutgerinnung und eingeschränkte Nierenfunktion, lassen sich damit günstig beeinflussen. Die vorliegenden Berichte, die sich auf die Behandlung weniger Patienten erstrecken (Belch et al. 1985; Dadak et al. 1985; Filder et al. 1980; Lewis et al. 1981), lassen erfolgversprechende Resultate erkennen, zeigen aber andererseits auch, daß diese Therapie eine intensivmedizinische Überwachung erfordert und deshalb nur bei schweren Gestosen indiziert ist. An Nebenwirkungen sind besonders hervorzuheben: lebensgefährliche Blutdruckabfälle bei Überdosierung, Reboundeffekte des Blutdruckes beim Absetzen, starke Kopfschmerzen, Übelkeit und Erbrechen sowie Blutungsgefahr bei erforderlicher operativer Entbindung. Neuere Untersuchungen von Jouppila et al. (1985) haben allerdings gezeigt, daß die uteroplazentare Durchblutung durch exogenes $PGI_2$ nicht positiv beeinflußt werden kann. Somit dürften erst umfangreichere Untersuchungen eine Aussage über den Wert einer $PGI_2$-Infusionstherapie aufzeigen.

Abschließend ist zu sagen, daß die derzeitigen Kenntnisse über die Rolle der PG bzw. Prostanoide in der Schwangerschaft zu rationalen Ansätzen einer Gestosetherapie geführt haben. Weitere Fortschritte sind möglicherweise dann zu erwarten, wenn die Bedeutung der Eicosanoide des Lipoxygenaseweges für vaskuläre Störungen der Schwangerschaft vorliegen.

## Literatur

Abdul-Karim R, Assali NS (1961) Pressor response to angiotonin in pregnant and non-pregnant women. Am J Obstet Gynec 82:246–251

Atallah A, Schinnar R (1985) Pre-eclampsia and prostaglandins. Lancet I:1268

Beaufils M, Donsimoni R, Uzan S, Colau JC (1985) Prevention of preeclampsia by early antiplatelet therapy. Lancet I:840–842

Belch JJF, Thornburn J, Greer IA, Sarfo S, Prentice CRM (1985) Intravenous prostacyclin in the management of pregnancies complicated by severe hypertension. Clin Exp Hyper [B] 4:75–86

Benedetto C, Massobrio M, Bertini E, Barbero M, Corrias M, Petitti E, Ardizzoja M (1983) Reduction of prostacyclin/thromboxane ratio in EPH gestosis. In: Janisch H, Reinold E (eds) Dilemmas in gestosis. Thieme, Stuttgart, pp 63-64
Blair IA, Barrow SE, Waddell KA, Lewis PJ, Dollery CT (1982) Prostacyclin is not a circulating hormone in man. Prostaglandine 23:579-589
Bodzenta A, Thomson JM, Poller L (1980) Prostacyclin activity in amniotic fluid in preeclampsia. Lancet II:650
Bodzenta A, Thomson JM, Poller L, Barslem RW, Wilcox FL (1981) Prostacyclin - like and Kallikrein activity of amniotic fluid in preeclampsia. Br J Obstet Gynaecol 88:1217-1222
Bolton PJ, Jogee M, Myatt L, Elder MG (1981) Maternal plasma 6-oxo-prostaglandin $F_{1\alpha}$ levels throughout pregnancy: a longitudinal study. Br J Obstet Gynaecol 88:1101-1103
Broughton Pipkin F, Hunter JC, Turner SR, O'Brien PMS (1982) Prostaglandin $E_2$ attenuates the pressor response to angiotensin II in pregnant subjects but not in nonpregnant subjects. Am J Obstet Gynecol 142:168-176
Bussolino F, Benedetto C, Massobrio M, Camussi G (1980) Maternal vascular prostacyclin activity in preeclampsia. Lancet II:702
Carreras LO, Defreyn G, van Houtte E, Vermylen J, van Assche A (1981) Prostacyclin and preeclampsia. Lancet I:442
Chesley LC (1966) Vascular activity in normal and toxemic pregnancy. Clin Obstet Gynecol 9:871
Chesley LC, Talledo E, Bohler CS, Zuspan FP (1965) Vascular reactivity to angiotensin II and norepinephrine in pregnant and non-pregnant women. Am J Obstet Gynecol 91:837-842
Christ-Hazelhof E, Nugteren DH (1981) Prostacyclin is not a circulating hormone. Prostaglandins 22:739-746
Clark KE, Austin JE, Seeds AE (1982) Effect of bisenoic prostaglandins and arachidonic acid on the uterine vasculature of pregnant sheep. Am J Obstet Gynecol 142:261-268
Collins E, Turner GC (1975) Maternal effects of regular salicylate ingestion in pregnancy. Lancet II:335-338
Crandon AJ, Isherwood DM (1979) Effect of aspirin on incidence of preeclampsia. Lancet I:1356
Dadak Ch, Kefalides A, Sinzinger H, Weber G (1982) Reduced umbilical artery prostacyclin formation in complicated pregnancies. Am J Obstet Gynecol 144:792-795
Dadak Ch, Bartl W, Riss P, Hammerle A, Neumark J, Sinzinger H, Janisch H (1985) Möglichkeiten der Prostacyclintherapie in der Schwangerschaft. In: Kaiser R (Hrsg) Klinische Forschung in der Gynäkologie und Geburtshilfe. 317-320
Demers LM, Gabbe SG (1976) Placental prostaglandin levels in pre-eclampsia. Am J Obstet Gynec 126:137-139
Downing I, Shepherd GL, Lewis PJ (1980) Reduced prostacyclin production in preeclampsia. Lancet II:1374
Everett RBE, Worley RJ, Mac Donald PC, Gant NF (1978) Effect of prostaglandin synthetase inhibitors on pressor response to angiotensin II in human pregnancy. J Clin Endocrinol Metabol 46:1007-1010
Ferris TF, Venuto RC, Bay WH (1976) Studies of the uterine circulation in the pregnant rabbit. In: Lindheimer MD, Katz AI, Zuspan FP (eds) Hypertension in pregnancy. John Wiley & Sons, New York, pp 351-361
Fidler J, Bennett MJ, De Swiet M, Ellis C, Lewis PJ (1980) Treatment of pregnancy hypertension with prostacyclin. Lancet II:31-32
Forestier F, Daffos F, Rainaut M (1985) Preeclampsia and prostaglandins. Lancet I:1268
Franklin GO, Dowd AJ, Caldwell BV, Speroff L (1974) The effect of angiotensin II intravenous infusion on plasma renin activity and prostaglandins A, E and F levels in the uterine vein of the pregnant monkey. Prostaglandins 6:271-280
Gant NF, Chand S, Whalley PJ, Mac Donald PC (1974) The nature of pressor responsiveness to angiotensin II in human pregnancy. Obstet Gynecol 43:854-860
Gant NF, Daley GL, Chaud S, Whalley PJ, Mac Donald PC (1973) A study of angiotensin II pressor response throughout primigravid pregnancy. J Clin Invest 52:2682
Gerber JG, Branch RA, Nies AS, Gerkens JF, Shand DG, Hollifield J, Oates JA (1978) Prostaglandins and renin release: II assessment of renin secretion following infusion of PG $I_2$, $E_2$ and $D_2$ into the renal artery of anesthetized dogs. Prostaglandins 15:81-88

Gerkens JF, Friesinger GC, Branch RA, Shand DG, Gerber JG (1978) A comparison of the pulmonary, renal and hepatic extractions of $PGE_2$ and $PGI_2$, a potential circulating hormone. Life Sci 11:1837

Goodlin RC, Haesslein HO, Fleming J (1978) Aspirin for the treatment of recurrent toxaemia. Lancet II:51

Goodman RP, Killam AP, Brash AR, Branch RA (1982) Prostacyclin production during pregnancy: comparison of production during normal pregnancy and pregnancy complicated by hypertension. Am J Obstet Gynecol 142:817–822

Gryglewski RJ (1979) Prostacyclin as a circulatory hormone. Biochem Pharmacol 28:3161–3166

Hillier K, Smith MD (1981) Prostaglandin E and F concentrations in placentae of normal hypertensive and preeclamptic patients. Br J Obstet Gynaecol 88:274–277

Jaspers WJM, De Jong PA, Mulder AW (1981) Angiotensin II sensitivity and prostaglandin - synthetase inhibition in pregnancy. Eur J Obstet Gynecol Reprod Biol 11:379–384

Jespersen J (1980) Disseminated intravascular coagulation in toxaemia of pregnancy. Correction of the decreased platelet counts and raised levels of serum uric acid and fibrin (ogen) degradation products by aspirin. Thromb Res 17:743–746

Jouppila P, Kirkinen P, Koivula A, Ylikorkala O (1985) Failure of exogenous prostacyclin to change placental and fetal blood flow in preeclampsia. Am J Obstet Gynecol 151:661–665

Koullapis EN, Nicolaides KH, Collins WP, Rodeck CH, Campbell S (1982) Plasma prostanoids in pregnancy-induced hypertension. Br J Obstet Gynaecol 89:617–621

Kovatz S, Rathaus M, Aderet NB, Bernheim J (1982) Increased renal prostaglandins in normal pregnancy and in pregnancy with hypertension. Nephron 32:239–243

Lewis PJ, Boylan P, Friedman LA, Hensby CN, Downing I (1980) Prostacyclin in pregnancy. Br Med J I:1581–1582

Lewis PJ, Shepherd GL, Ritter J, Chan SMT, Bolton PJ, Jogee M, Myatt L, Elder MG (1981) Prostacyclin and preeclampsia. Lancet I:559

Lippert TH (1984) Klinische Pharmakologie der Prostaglandine. In: Kuemmerle HP, Hitzenberger G, Spitzy KH (Hrsg) Klinische Pharmakologie. Ecomed, Landsberg, pp IV–3.2

Lumbers ER (1970) Peripheral vascular reactivity to angiotensin and noradrenaline in pregnant and non-pregnant women. Aust J Exp Biol Med Sci 48:493–500

Mac Kenzie IZ, Mac Lean DA, Mitchell MD (1980) Prostaglandins in the human fetal circulation in midtrimester and term pregnancy. Prostaglandins 20:649–654

Mäkilä UM (1984) The effects of betamimetic and glucocorticoids on fetal vascular prostacyclin and platelet thromboxane synthesis in humans. Prostaglandins Leucotrienes Med 16:11–17

Mäkilä UM, Kirkinen P, Jouppila P, Viinikka L, Ylikorkala O (1983a) Relation between umbilical prostacyclin production and blood flow in the fetus. Lancet I:728–729

Mäkilä UM, Kokkonen E, Viinikka L, Ylikorkala O (1983b) Differential inhibition of fetal vascular prostacyclin and platelet thromboxane synthesis by non - steroidal antiinflammatory drugs in humans. Prostaglandins 25:39–46

Mäkilä UM, Viinikka L, Ylikorkala O (1984) Increased thromboxane $A_2$ production but normal prostacyclin by the placenta in hypertensive pregnancies. Prostaglandins 27:87–95

Masotti G, Galanti G, Poggesi L, Abbate R, Neri Serneri GG (1979) Differential inhibition of prostacyclin production and platelet aggregation by aspirin. Lancet II:1213

Mc Carty MF (1982) Nutritional prevention of pre-eclampsia - a special role for 1 series prostaglandin precursors. Medical Hypotheses 9:283–291

Mc Laughlin MK, Brennan SC, Chez RA (1978) Effect of indomethacin on sheep uteroplacental circulations including angiotensin II sensitivity. Am J Obstet Gynecol 132:430–434

Mitchell MD, Bibby JG, Hicks BR, Redmann CWG, Anderson ABM, Turnbull AC (1978) Thromboxane $E_2$ and human parturition: Concentrations in the plasma and production in vitro. J Endocrinol 78:435–441

Moodley J, Reddi K, Normann R, Naidoo JK (1984) Amniotic fluid prostanoids in preeclampsia. Obstet Gynecol 64:69–71

Morrison RA, O'Brien PMS, Micklewright A (1984) The effect of dietary supplementation with linoleic acid on the development of pregnancy induced hypertension. Clin Exp Hyper [B] 3:163

Moutquin JM, Leblanc N (1982) A prospective study of urinary prostaglandins E in women with normal and hypertensive pregnancies. Clin Exp Hyper [B] 1:539–552

Mullane KM, Moncada S (1980) Prostacyclin relaease and the modulation of some vasoactive hormones. Prostaglandins 20:25–49

Naden RP, Gant NF, Rosenfeld CR (1984) The pressor response to angiotensin II: the roles of peripheral and cardiac responses in pregnant and nonpregnant sheep. Am J Obstet Gynecol 148:450–457

O'Brien PMS, Broughton Pipkin F (1979) The effect of deprivation of prostaglandin precursors on vascular sensitivity to angiotensin II and on the kidney in the pregnant rabbit. Br J Pharmacol 65:29–34

O'Brien PMS, Broughton Pipkin F (1983) The effect of essential fatty acid and specific vitamin supplements on vascular sensitivity in the mid-trimester of human pregnancy. Clin Exp Hyper [B] 2:247–254

O'Brien PMS, Filshie GM, Broughton Pipkin F (1977) The effect of prostaglandin $E_2$ on the cardiovascular response to angiotensin II in pregnant rabbits. Prostaglandins 13:171–181

Omini C, Folco GC, Pasargiklian R, Fano M, Berti F (1979) Prostacyclin ($PGI_2$) in pregnant human uterus. Prostaglandins 17:113–120

Omini C, Vigano T, Marini A, Pasargiklian R, Fano M, Maselli MA (1983) Angiotensin II: a releaser of $PGI_2$ from fetal and newborn rabbit lungs. Prostaglandins 25:901–910

Parisi VM, Rankin JHG, Phernetton TM, Makowski EL (1984) The effect of a leucotriene receptor antagonist; FPL 55712, on estrogen induced uterine hyperemia in the nonpregnant rabbit. Am J Obstet Gynecol 148:365

Pedersen EB, Christensen NJ, Christensen P, Hohannesen P, Kornerup HJ, Kristensen S, Lauritsen JG, Leyssac PP, Rasmussen AB, Wohlert M (1983) Prostaglandins, renin, aldosterone and catecholamines in preeclampsia. Acta Med Scand [Suppl] 677:40–43

Prescott LF (1984) Renal damage in man from ingestion of antiinflammatory and analgesic drugs. In: Rainsford KD, Velo GP (eds) Advances in Inflammatory Research, vol 6. Raven Press, New York, pp 109–117

Rankin JHG, Berssenbrugge A, Anderson D, Phernetton TM (1979) Ovine placental vascular responses to indomethacin. Am J Physiol 236:H 61

Rankin JH, Mc Laughlin MK (1979) The regulation of the placental blood flows. J Develop Physiol 1:3–30

Remuzzi G, Misiani R, Muratore D, Marchesi D, Livio M, Schieppati A, Mecca G, de Gaetano G, Donati MB (1979) Prostaglandins and human foetal circulation. Prostaglandins 18:341–348

Remuzzi G, Marchesi D, Zoja C, Muratore D, Mecca G, Misiani R, Rossi E, Barbato M, Capetta P, Donati MB, de Gaetano G (1980) Reduced umbilical and placental prostacyclin in severe preeclampsia. Prostaglandins 20:105–110

Ritter JM, Ongari MA, Gordon-Wright AP, Blair IA, Orchard MA, Lewis PJ (1983) Prostacyclin synthesis by human umbilical artery rings: stimulation of arteries from women with normal pregnancies and preeclampsia by a factor in human serum. In: Lewis PJ et al. (eds) Prostaglandin in pregnancy. Raven, New York, pp 159–163

Robinson JS, Redmann CWG, Clover L, Mitchell MD (1979) The concentrations of the prostaglandins E and F, 13, 14-dihydro-15-oxo-prostaglandin F and thromboxane $B_2$ in tissues obtained from women with and without preeclampsia. Prostaglandins Med 3:223–234

Rosenkranz B, Frölich JC (1985) Plasma concentrations and anti-platelet effects after low dose acetylsalicylic acid. Prostaglandins Leukotriens Med 19:289–300

Rumack CM, Guggenheim MA, Rumack BH, Peterson RG, Johnson ML, Braithwaite WR (1981) Neonatal intracranial hemorrhage and maternal use of aspirin. Obstet Gynecol 58 [Suppl]:525–555

Ryan WL, Coronel DM, Johnson RJ (1969) A vasodepressor substance of the human placenta. Am J Obstet Gynecol 105:1201–1206

Saeed SA, Mitchell MD (1983) Lipoxygenase activity in human uterine and intrauterine tissues: new prospects for control of prostacyclin production in preeclampsia. Clin Exp Hyper [B] 2:103–111

Sheehan TJ, Broughton Pipkin F, O'Brien PMS (1983) Prostaglandins, angiotensin and blood pressure in pregnant rabbits. Clin Exp Hyper [B] 2:307–315

Speroff L (1973) Toxemia of pregnancy, mechanism and therapeutic management. Am J Cardiol 32:582–591

Speroff L, Haning RV, Ewaschuk EJ, Alberino SL, Kieliszek FX (1976) Uterine artery blood flow studies in the pregnant monkey. In: Lindheimer MD, Katz AI, Zuspan FP (eds) Hypertension in pregnancy. Wiley & Sons, New York, pp 315–327
Speroff L, Haning RV, Levin RM (1977) The effect of angiotensin II and indomethacin on uterine artery blood flow in pregnant monkeys. Obstet Gynecol 50:611–614
Spitz B, Deckmyn H, van Assche FA, Vermylen J (1983) Prostacyclin production in whole blood throughout normal pregnancy. Clin Exp Hyper [B] 2:191–202
Strickland DM, Mitchell MD (1983) Biosynthesis of prostaglandins by tissues of the human fetus. Prostaglandins 26:983–989
Stuart MJ (1983) Umbilical vascular prostacyclin production in pathological states associated with abnormal maternal-fetal homeostasis. In: Lewis PJ et al (eds) Prostacyclin in pregnancy. Raven, New York, pp 47–54
Stuart MJ, Gross SJ, Elrad H, Graeber JE (1982) Effects acetylsalicylic-acid ingestion on maternal and neonatal hemostasis. N Engl J Med 307:909–912
Stuart MJ, Sunderji SG, Yambo T, Clark DA, Allen JB, Elrad H, Scott JH (1981) Decreased prostacyclin production: a characteristic of chronic placental insufficiency syndromes. Lancet I:1126
Symonds EM, Broughton Pipkin F (1980) The interaction of prostaglandins and the renin-angiotensin system in the regulation of blood pressure during pregnancy. In: Förster J. (ed) Prostaglandins and Thromboxanes in the cardiovascular system. Fischer, Jena, pp 409–413
Talledo OE (1966) Renin-angiotensin system in normal and toxemic pregnancies. Am J Obstet Gynecol 96:141
Terragno NA, Terragno DA, Mc Giff JC (1976) The role of prostaglandins in the control of uterine blood flow. In: Lindheimer MD, Katz AI, Zuspan FP (eds) Hypertension in pregnancy. Wiley & Sons, New York, pp 391–398
Terragno NA, Terragno DA, Mc Giff JC (1980) Role of Prostaglandins in Blood Vessels. Sem Perinatol 4:85–90
Terragno NA, Terragno DA, Pacholczyk D, Mc Giff JC (1974) Prostaglandins and the regulation of uterine blood flow in pregnancy. Nature 249:57–58
Turner C, Collins E (1975) Fetal effects of regular salicylate ingestion in pregnancy. Lancet II:338–339
Van Assche FA, Spitz B, Vermylen J, Deckmyn H (1984) Preliminary observations on treatment of pregnancy induced hypertension with a thromboxane synthetase inhibitor. Am J Obstet Gynecol 148:216–218
Venuto RC, O'Dorisio T, Stein JH, Ferris TF (1975) Uterine prostaglandin E secretion and uterine blood flow in the pregnant rabbit. J Clin Invest 55:193–197
Wallenburg HCS (1982) Enhanced reactivity of the platelet thromboxane pathway in normotensive and hypertensive pregnancies with insufficient fetal growth. Am J Obstet Gynecol 144:523–528
Wallenburg HC, Dekker GA, Makovitz JW, Rotmans P (1986) Low dose aspirin prevents pregnancy induced hypertension and preeclampsia in angiotensin sensitive primigravidae. Lancet I:1–3
Walsh SW (1985) Preeclampsia: an imbalance in placental prostacyclin and thromboxane production. Am J Obstet Gynecol 152:335–340
Walsh SW, Behr MJ, Allen NH (1985) Placental prostacyclin production in normal and toxemic pregnancies. Am J Obstet Gynecol 151:110–115
Weir RJ, Brown JJ, Fraser R, Kraszewski A, Lever AF, Mc Ilwaine GM, Morton JJ, Robertson JIS, Tree M (1973) Plasma renin, renin substrate, angiotensin II and aldosterone in hypertensive disease of pregnancy. Lancet I:291–294
Wilcox FL, Poller L, Thomson JM, Burslem RW (1983) Prostacyclin in amniotic fluid. In: Lewis PJ et al (eds) Prostacyclin in Pregnancy. Raven Press, New York, pp 65–70
Willman EA, Collins WP (1976) Distribution of prostaglandins $E_2$ and $F_{2\alpha}$ within the foetoplacental unit throughout human pregnancy. J Endocrinol 69:413–419
Yamaguchi M, Mori N (1985a) 6-keto prostaglandin $F_{1\alpha}$, thromboxane $B_2$ and 13, 14 dihydro- 15 keto prostaglandin F concentrations of normotensive and preeclamptic patients during pregnancy, delivery and the postpartum period. Am J Obstet Gynecol 151:121–127
Yamaguchi M, Mori N (1985b) Plasma prostaglandin concentration and urinary immunoreactive prostaglandin levels of normal and preeclampsia. Arch Gynecol 237:41

Ylikorkala O, Kirkinen P, Viinikka L (1981a) Maternal plasma prostacyclin concentration in preeclampsia and other pregnancy complications. Br J Obstet Gynaecol 88:968–972
Ylikorkala O, Mäkilä UM, Viinikka L (1981b) Amniotic fluid prostacyclin and thromboxane in normal, preeeclamptic and some other complicated pregnancies. Am J Obstet Gynecol 141:487–490
Ylikorkala O, Viinikka L (1980) Thromboxane $A_2$ in pregnancy and puerperium. Br Med J 281:1601–1602

## Diskussion

**Haller:** Über die Problematik des Gleichgewichtes zwischen Prostazyklin und Thromboxan könnte stundenlang diskutiert werden. Wenn dieses Konzept stimmt, dann gibt es klare klinische Konsequenzen. Andererseits bin ich nicht davon überzeugt, ob wir in unseren Berggegenden schon mit einer diätetischen Behandlung, mittels Makrelendiät beginnen sollten. An und für sich ist dies jedoch eine faszinierende Angelegenheit.

**Breckwoldt:** Ich wollte ebenfalls die diätetischen Probleme ansprechen. Mir fällt es sehr schwer, die Effektivität einer Diät zu begreifen. Obwohl die Eßgewohnheiten bei Eskimos und Bantus sehr unterschiedlich sind, bezweifle ich, daß die Gestoseraten der beiden stark voneinander variieren. Insofern möchte ich die Bedeutung einer Diät in Frage stellen. Vielleicht kann Prof. Zahradnik darüber etwas sagen.

**Zahradnik:** Es gibt in der Tat diesbezüglich große Unterschiede. Neuere Untersuchungen bei der Bevölkerung von Nordseeinseln haben gezeigt, daß die Gestoserate dort extrem niedrig liegt. Interessanterweise ist dort auch die Übertragungsrate wesentlich höher als in den Kontrollkollektiven; d. h. bei einer Verschiebung der Prostaglandinsynthese zugunsten der relaxierenden Prostaglandine sind dann am Termin auch die stimulierenden Prostaglandine niedriger. Solche Veränderungen sind sehr wohl möglich.

**Kubli:** Herr Gant in Dallas hat doch bereits eine Studie mit einer Linolendiät durchgeführt, die keine Veränderungen gebracht hat.

**Zahradnik:** Die Versuchsanordnung war in dieser Studie insofern falsch angesetzt, als das Linolen lediglich zusätzlich zur üblichen Nahrung verabreicht wurde.

Zur Ergänzung möchte ich noch kurz anführen, daß die meisten Studien über kardiovaskuläre Erkrankungen bei den Eskimos durchgeführt wurden. Wenn Eskimos sich in ihrer Heimat Grönland mit der einheimischen Kost ernährten, war die kardiovaskuläre Komplikationsrate gering, bei Nahrungsänderung, bedingt durch Aufenthalt außerhalb des Landes, stiegen die diesbezüglichen Erkrankungen, d. h. die Herzinfarktrate, erheblich.

**Lippert:** Untersuchungen über den Einfluß einer Diät sind sehr schwer durchzuführen. Sie sind sehr kostspielig, da die Patienten unter anderem auch gut überwacht werden müssen. Am geeignetsten dazu wäre eine stationäre Aufnahme.

**Hickel:** Die Thromboxanproduktion bei Gestosepatientinnen wurde in der fetoplazentaren Region erhöht gefunden. Was ist unter dieser Region zu verstehen?

**Lippert:** Untersucht wurden von den verschiedenen Autoren die Plazenta, Nabelschnurgefäße und fetales Blut, somit Bestandteile des fetalen Kompartiments.

**Kubli:** Kann Herr Lippert noch etwas zur Prostaglandinsynthesehemmung durch nichtsteroidale antiinflammatorische Substanzen sagen, im speziellen zu Aspirin, dessen Anwendung die Situation nicht nur verschlechtern, sondern, als Methode der Zukunft zur Prophylaxe der Gestose, auch verbessern kann.

**Lippert:** Aspirin unterscheidet sich von den anderen, nichtsteroidalen antiinflammatorisch wirkenden Substanzen dadurch, daß es das Enzym Zyklooxygenase durch Azetylierung permanent inaktiviert. Dadurch wird bei niederer Dosierung die nicht so leicht zugängliche Zyklooxygenase der Gefäßwand, die vorwiegend Prostazyklin produziert, wenig gehemmt, die leicht zugängliche Zyklooxygenase der Thrombozyten, die Thromboxan produziert, jedoch auf Lebenszeit der Thrombozyten inaktiviert.

**Kubli:** Inaktivierung auf Lebenszeit?

**Lippert:** Ja, Inaktivierung auf Lebenszeit der Thrombozyten, es werden jedoch kontinuierliche Thrombozyten mit aktiver Zyklooxygenase wieder neu gebildet.

Ich möchte hier auch die Frage der Analgetikagabe in der Schwangerschaft ansprechen. Bei behandlungsbedürftigen Schmerzen sollte man von den nichtsteroidalen peripherwirkenden analgetischen Substanzen nur solche mit schwacher Prostaglandinsynthesehemmung verwenden, wie z. B. Paracetamol, um so die Prostaglandinproduktion nicht zu beeinflussen. Bei stärkeren Schmerzen ist eine Kombination von Paracetamol mit Kodein, einem zentral wirkenden Analgetikum, zu empfehlen. Kodein kann in der Schwangerschaft ohne Bedenken verabreicht werden, man sollte allerdings die konstipierende Nebenwirkung des Präparates im Auge behalten.

**Kubli:** Noch etwas zum Aspirin. Was hilft es denn und was schadet es bei Gestose?

**Lippert:** Nach den derzeitigen Erkenntnissen soll es in niedriger Dosierung, 60–100 mg pro Tag, sowohl beim Feten als auch bei der Mutter nur die Thromboxanproduktion, nicht jedoch die übrige Prostaglandineproduktion wesentlich hemmen, d. h. die Hämodynamik wird verbessert. Bei höherer Dosierung wird auch die Produktion vasodilatatorischer Prostaglandine gehemmt, es kommt zu einer Verschlechterung der Hämodynamik.

**Baumgarten:** Meine Frage an Herrn Lippert: Was geschieht, wenn Sie bei einer Gestose mit Wehen diese mit 3mal 0,5 g Aspirin pro Tag hemmen wollen.

**Lippert:** Es ist ganz klar, die Gabe von Aspirin in dieser Höhe ist wegen der Störung des Prostazyklin-Thromboxan-Gleichgewichtes kontraindiziert; obwohl Sie die Wehen damit hemmen können, wird neben einer Verschlechterung der Gestose auch die Blutgerinnung stark gehemmt. Es kann so bei einer Geburt zu starken Nachblutungen kommen.

**Baumgarten:** Wir führen nach wie vor eine Wehenhemmung mit Aspirin durch, wenn wir auf andere Weise die Wehen nicht mehr hemmen können. Wir haben nie einen Ductus-Botalli-Verschluß und nie eine Gerinnungsstörung gesehen, auch wenn wir Aspirin längere Zeit gegeben hatten.

**Lippert:** Trotzdem scheint mir das gefährlich zu sein. Bei einer Geburt erfolgt die erste Blutstillung nach der Plazentaablösung durch die Uteruskontraktur, danach aber ist es erforderlich, das die Thrombozytenaggregabilität intakt ist.

**Kubli:** Was geschieht mit der Gerinnung?

**Lippert:** Für die Blutgerinnung ist eine intakte Thrombozytenaggregabilität erforderlich. Zwei Faktoren können die Aggregation verhindern, einmal eine massive Hemmung der Thromboxanproduktion der Thrombozyten, zum zweiten auch höhere Konzentrationen von Prostazyklin. Letzteres wirkt ebenfalls hemmend auf die Thrombozytenaggregation.

**Kubli:** Ich würde sagen, daß der gerinnungshemmende Einfluß von Aspirin auf das Kind von größerer Bedeutung ist als auf die Mutter.

**Lippert:** Wegen der gerinnungshemmenden Wirkung von Aspirin soll nach Firmenvorschrift 4 Wochen vor dem Geburtstermin (nach neuerer Anordnung 3 Monate vor dem Termin) Aspirin nicht mehr verabreicht werden.

**Baumgarten:** Ich stehe auf dem Standpunkt, daß das einzige unschädliche Grippemittel in der Schwangerschaft Aspirin ist. Es steht nirgendwo, daß es kontraindiziert ist, dies wäre auch vom juristischen Standpunkt aus wichtig.

**Husslein:** Ich würde dieselbe Diskrepanz zwischen Theorie und Klinik für die Prostazyklinanwendung sehen. Wir haben den Einfluß von Prostazyklin in einer doppelt randomisierten prospektiven Studie auf die Plazentaperfusion untersucht und ebenso wie Herr Ylikorkala keine Verbesserung nach Prostazyklininfusion gesehen.

**Lippert:** Diese Ineffektivität läßt sich relativ einfach erklären. Die Plazenta ist nicht, wie z. B. das Gehirn, ein Organ bevorzugter Durchblutung; die Plazenta liegt vielmehr im Nebenfluß. Bei Gabe einer vasodilatatorisch wirkenden Substanz, wie z. B. Prostazyklin, wird die periphere Strombahn eröffnet und das bei

Gestose bereits reduzierte Blutvolumen wandert vorwiegend in die Peripherie. Ein solches Verhalten wurde auch bei dem Antihypertensivum Dihydralazin beobachtet: die Peripherie wird eröffnet, der Blutdruck fällt ab. Die Blutverschiebung geht in Richtung der Peripherie und nicht in die Plazenta. Man kann die einseitige Verschiebung verhindern, indem man gleichzeitig das Blutvolumen mit Gabe von Plasmaexpander vergrößert.

**Zahradnik:** In einer Übersichtsarbeit über die Behandlung mit Zyklooxygenasehemmern in der Schwangerschaft wurden mehrere Arbeiten zitiert, die nach hoher Aspiringabe eine erhöhte Rate von frühzeitiger Ductus-Botalli-Verschlüsse und vorzeitiger Plazentalösungen mit toten Kindern, mit der Aspirineinnahme korrelierbar beobachteten. Es gibt somit sehr wohl Beweise, daß wir durch hohe Dosen Aspirin dem Kind schaden.

**Baumgarten:** Sie reden aber von 2 verschiedenen Dingen, von Ductus-Botalli-Verschlüssen und von Gerinnungsstörungen.

**Zahradnik:** Die pharmakologische Wirkung des Aspirins ist untrennbar sowohl mit der Prostaglandin-$E_2$-Hemmung im Bereich des Ductus-Botalli als auch mit der Prostazyklin bzw. Thromboxanhemmung verbunden.

**Kubli:** Die Frage der Dosierung ist meines Erachtens auch aus juristischen Gründen von Bedeutung, und zwar mit welcher Dosis soll ich eine Prophylaxe der Gestose durchführen und welche Dosis ist verboten.

**Haller:** Es ist offensichtlich eine Frage der Höhe der Dosierung, der Länge der Behandlung und auch der individuellen Ansprechbarkeit der Patientin und deshalb im Einzelfall schwierig festzustellen, was passiert. Das mag der Grund dafür sein, daß Herr Baumgarten keine Probleme sieht, während andere über derartige Komplikationen berichten.

**Baumgarten:** Die Schwierigkeit ist meines Erachtens die, zu sagen, bis zu 100 mg Aspirin pro Tag kann ich gehen, darüber hinaus ist es verboten.

**Haller:** Dem stimme ich zu, es ist wichtig, auf diese Problematik hinzuweisen.

**Hickel:** Gibt es Zahlen über Komplikationen bei Kaiserschnitten unter Aspiringabe?

**Haller:** Einzelfälle sind bestimmt bekannt, denn es ist ja nicht immer voraussehbar, wann eine Schwangerschaft zu Ende geht.

**Lippert:** Ich persönlich habe noch keinen Sectiofall gesehen, bei dem Aspirin bis zum Termin gegeben worden war. Ich muß aber nochmals betonen, daß Aspirin in üblicher Dosierung als pharmakologische Nebenwirkung Gerinnungsstörungen hervorrufen kann und dies speziell bei unaufhaltbarer Geburt zu Komplikationen führen kann. Dieses Risiko ist vorhanden, auch wenn in diesem Kreise noch keine Zwischenfälle beobachtet worden sind.

# Physikalische, morphologische und biochemische Untersuchungen zur prostaglandin-induzierten Zervixreifung im 1. Trimenon

W. Rath, B. C. Adelmann-Grill, A. Schauer, W. Kuhn

## Einleitung

Zum präoperativen Zervixpriming im 1. Trimenon wurde das uterusselektive $PGE_2$-Analogon Sulproston bisher fast ausschließlich intramural-zervikal sowie intramuskulär appliziert (Übersicht bei Schmidt-Gollwitzer u. Schmidt-Gollwitzer 1981); allerdings schränkt eine hohe Rate unerwünschter Begleitwirkungen die Akzeptanz dieser Methoden erheblich ein. Erste vielversprechende Ansätze für eine Verbesserung des Verfahrens ergaben sich mit der intrazervikalen Applikation von Sulproston, gelöst in einem viskösen Trägermedium (Rath et al. 1983, 1985).

Ziel der vorliegenden Untersuchungen war die Klärung folgender Fragen:

1. Mit welcher lokal applizierten Sulprostondosis ist ein effizientes Zervixpriming bei geringer Frequenz systemischer PG-Wirkungen zu erreichen (Wirkungsvergleich anhand objektiver Meßkriterien)?
2. Welche ultrastrukturellen Veränderungen spielen sich nach lokaler PG-Gabe am zervikalen Bindegewebe ab?
3. Liegt der PG-induzierten Zervixreifung eine Aktivierung von Kollagenasen/Proteasen und damit ein enzymatischer Kollagenabbau zugrunde?

## Physikalische Untersuchungen

### Patientinnen und Methodik

Im Rahmen einer prospektiven randomisierten Studie wurden je 20 Nulliparae mit Antrag auf Abruptio zwischen der 9.–12. Schwangerschaftswoche 6 h vor der Kürettage 25 $\mu$g, 50 $\mu$g oder 100 $\mu$g Sulproston-Tylose-Gel (Gelvolumen: 2 ml) intrazervikal appliziert.

Zur Objektivierung des Primingeffekts wurde die zur Überwindung des Zervikalkanals erforderliche Kraft vor der Gelgabe (Hegar 3) sowie unmittelbar vor dem operativen Eingriff ab Hegar 4 in 0,5-mm-Abstufungen mit einem elektronischen Zervixtonometer in Newton (N) gemessen.

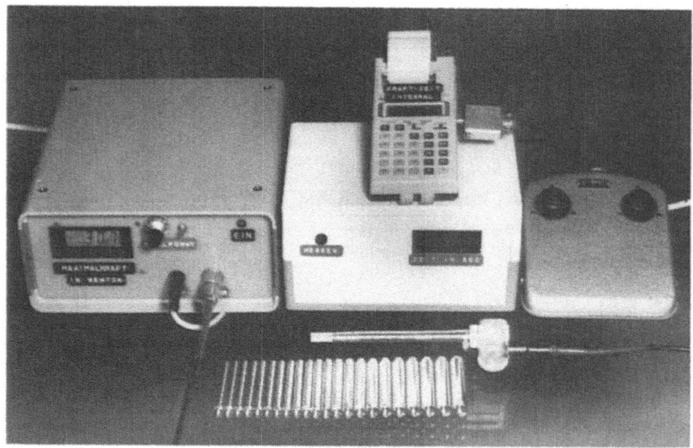


**Abb. 1.** Elektronisches Zervixtonometer

Die Abb. 1 zeigt das von uns entwickelte Tonometer (Meßbereich: 0,1 - 60 N), das eine stufenlose Registrierung der maximalen Kraft und des Kraft-Zeit-Integrals für jeden Dilatationsschritt ermöglicht.

Ermittelt wurden neben der freien Durchgängigkeit und dem Dehnungszuwachs die maximale Kraft und das Kraft-Zeit-Integral für das Erreichen einer „adäquaten" Zervixdilatation (Göretzlehner et al. 1983).

Tabelle 1 gibt die klinischen Daten der Patientinnen sowie die für Hegar 3 vor Behandlungsbeginn erforderlichen Dilatationskräfte wieder.

## Ergebnisse

Nach 25 bzw. 50 μg Sulproston kam es bei je einer Patientin, nach 100 μg Sulproston bei 7 Schwangeren zu einem inkompletten/kompletten Abort. Während mit 25 μg Sulprostongel der Primingeffekt nur unzureichend war, wurde mit der

**Tabelle 1.** Klinische Daten der Patientinnen (Abruptio 1. Trimenon)

| | 25 μg Sulproston i.c. | 50 μg Sulproston i.c. | 100 μg Sulproston i.c. |
|---|---|---|---|
| Zahl der Patientinnen | 20 | 20 | 20 |
| Alter (Jahre) $\bar{x}$ | 22,6 | 22,4 | 24,3 |
| Schwangerschaftswoche $\bar{x}$ | 9,6 | 9,8 | 9,6 |
| Hegar 3 vor PG-Applikation: | | | |
| Maximale Kraft [N] | | | |
| $\bar{x}$ | 2,8 | 3,5 | 3,0 |
| Bereich | 0,7–8,6 | 0,4–7,4 | 0,5–7,6 |
| Kraft-Zeit-Integral [N s] | | | |
| $\bar{x}$ | 6 | 10 | 7 |
| Bereich | 1–45 | 1–43 | 1–38 |

**Tabelle 2.** Ergebnisse der tonometrischen Untersuchungen (Abruptio 1. Trimenon)

| | 25 μg Sulproston<br>n = 20 | 50 μg Sulproston<br>n = 20 | 100 μg Sulproston<br>n = 20 |
|---|---|---|---|
| Freie Durchgängigkeit [mm] | | | |
| x̄ | 6,0 | 8,0 | 8,5 |
| Bereich | 4,0-9,0 | 6,0-12,0 | 6,5-11,5 |
| Maximale Kraft [N] | | | |
| x̄ | 19,3 | 5,5 | 5,2 |
| Bereich | 4,8-39,8 | < 0,1-16,6 | < 0,1-18,0 |
| Kraft-Zeit-Integral [N sec] | | | |
| x̄ | 52 | 14 | 13 |
| Bereich | 5-131 | 0-74 | 0-78 |
| Dehnungszuwachs [mm] | | | |
| x̄ | 3,2 | 5,8 | 6,0 |
| Bereich | 2,6-6,0 | 3,0-9,0 | 3,5-9,0 |

50 μg- bzw. 100 μg-Dosierung bei allen Patientinnen ein ausreichender Dilatationseffekt erzielt, der eine komplikationslose Durchführung der Abruptio ermöglichte. Bezüglich der zervixerweichenden Wirkung ergaben sich keine signifikanten Unterschiede zwischen 50 und 100 μg Sulprostongel (Tabelle 2).

Wie eigene intrauterine Druckmessungen zeigten (Abb. 2), war mit der intrazervikalen Gabe von 50 μg Sulprostongel ein effizientes Zervixpriming auch ohne wesentliche Beeinflussung der Uterusaktivität möglich.

Die Überprüfung der Akzeptanz der Methode bei weiteren 200 Patientinnen mit Abruptio im 1. Trimenon ergab nur eine Abortrate von 5 %; die Häufigkeit krampfartiger Unterbauchschmerzen und gastrointestinaler Beschwerden war mit 9 % bzw. 2 % im Vergleich zu anderen, derzeit gebräuchlichen Primingverfahren niedrig (Rath 1985).

## Morphologische Untersuchungen

### Patientinnen und Methodik

Nach einem standardisierten Verfahren wurden Gewebsproben bei 6 Uhr (Gewebstiefe: 8-15 mm) aus der hinteren Muttermundslippe entnommen:

1. bei 8 Patientinnen (9.-12. Schwangerschaftswoche) ohne vorheriges Priming,
2. bei je 8 Schwangeren, denen 8 h vor der Gewebsentnahme 50 μg Sulprostongel bzw. 12-14 h zuvor 2 ml 5 %ige Tylose intrazervikal appliziert worden war.

Die Gewebsproben wurden entsprechend für die Elektronenmikroskopie aufgearbeitet (Rath 1985; Rath et al. 1987b).

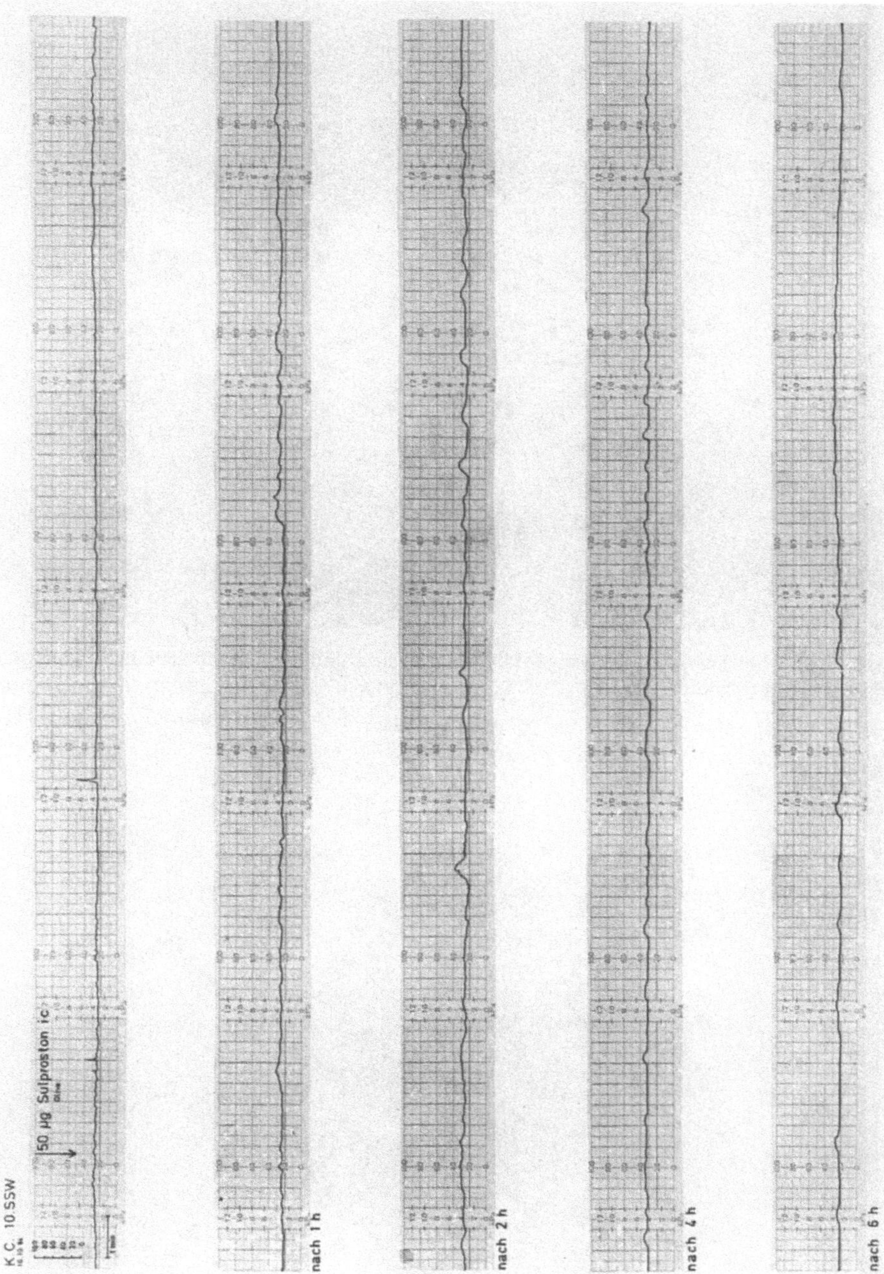


**Abb. 2.** Intrauteriner Druckverlauf nach intrazervikaler Applikation von 50 µg Sulprostongel bei Nullipara in der 10. Schwangerschaftswoche

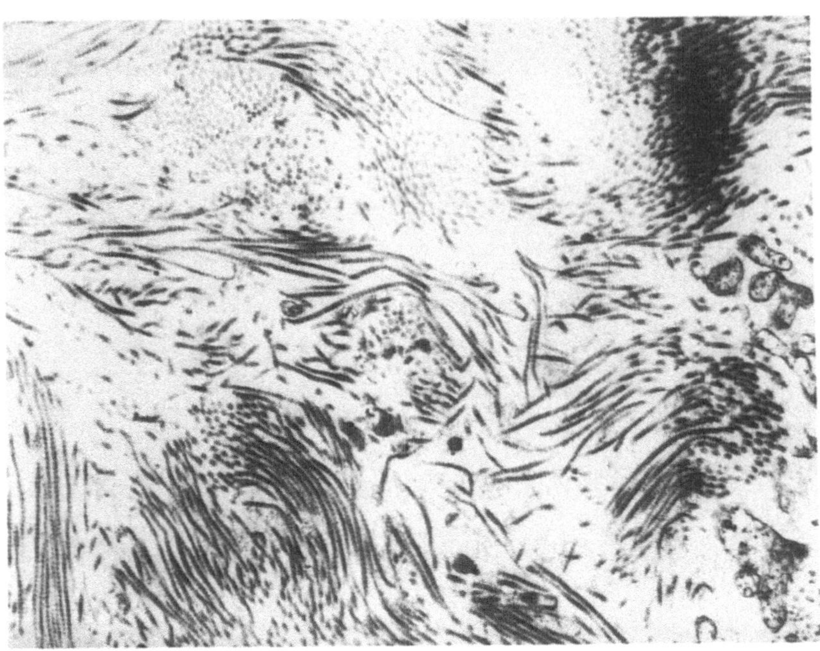

**Abb. 3.** Gravide Zervix 11. Schwangerschaftswoche nach Sulprostonvorbehandlung: kollagene Faserstruktur (Vergr. 16 200 :1)

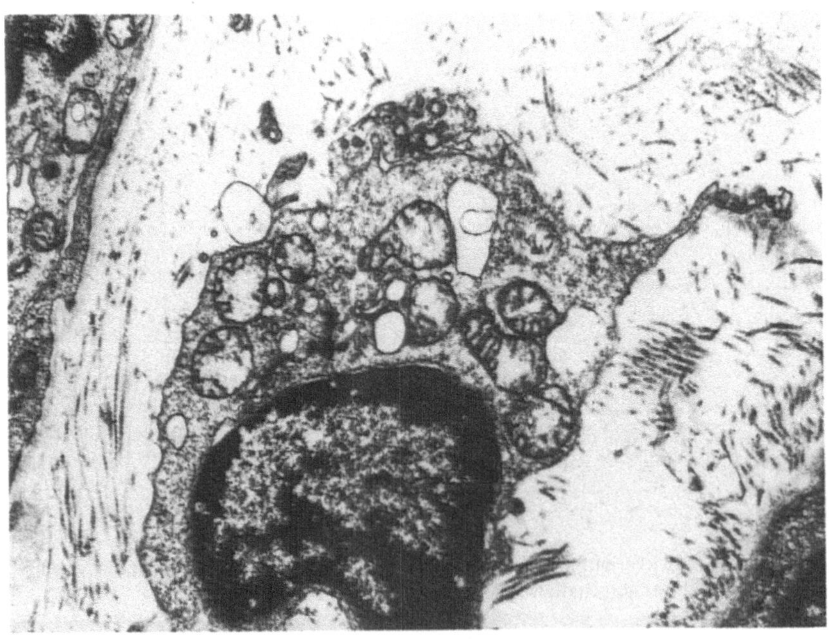

**Abb. 4.** Gravide Zervix 11. Schwangerschaftswoche nach Sulprostonvorbehandlung: Zytoplasma mit Zellorganellen und Teil des Zellkerns eines Fibrozyten (Vergr. 16 200 : 1)

### Ergebnisse

Die gravide Zervix des 1. Trimenons zeigte dichtliegende und kompakte Kollagenfaserzüge mit geordneten Faserverläufen und nur kleinen faserfreien Räumen.

Die Applikation des Trägermediums erbrachte keine wesentlichen Veränderungen im kollagenen Faserbild.

Nach Priming der Zervix mit Sulproston imponierten große herdförmige Gewebsauflockerungen mit weit auseinanderliegenden, dissoziiert erscheinenden Kollagenfasern und z. T. ungeordneten, wirbelartigen Faserverläufen (Abb. 3). Aus Messungen des Periodenabstandes ergab sich in allen Fällen die für kollagene Fibrillen typische Periodizität von 640 Å.

In den Auflockerungszonen fanden wir Fibrozyten mit feinkörniger Auflokkerung des Zytoplasmas, vergrößerten „vakuolisiert" erscheinenden Mitochondrien und erweiterten vesikulären Systemen in der Zellperipherie (Abb. 4). Bei stärkerer Vergrößerung zeigte sich eine deutliche Erweiterung des rauhen endoplasmatischen Retikulums.

Lichtmikroskopische Voruntersuchungen der mit Sulproston vorbehandelten Gewebsproben erbrachten keine Hinweise auf Nekrosen oder granulozytäre Infiltrationen bzw. Entzündungszeichen.

## Biochemische Untersuchungen

### Patientinnen und Methodik

Die Gewebeentnahmen wurden analog dem beschriebenen Verfahren vorgenommen:

1. Bei 10 Schwangeren (9.–12. Schwangerschaftswoche) ohne Vorbehandlung,
2. bei 6 Patientinnen (9.–12. Schwangerschaftswoche) mit intrazervikaler Applikation von 2 ml 5 %iger Tylose 12–14 h vor der Gewebsentnahme,
3. bei 10 Schwangeren (9.–12. Schwangerschaftswoche) mit intrazervikaler Applikation von 50 $\mu$g Sulprostongel 8 h vor dem Eingriff.

Nach Entfernung des Epithels wurden die Gewebsproben in eiskalter 0,9 %iger Kochsalzlösung gewaschen, innerhalb von 2 min in flüssigen Stickstoff überführt und dort bis zur Weiterverarbeitung aufbewahrt. Vor Durchführung der Enzymassays wurden die Proben einem speziellen Extraktionsverfahren unterzogen (Methode bei Rath 1985, Rath et al. 1987a).

Für den Kollagenaseassay wurde natives, tripelhelikales, mit $^{125}$J markiertes Kalbskollagen Typ I verwendet und damit die Innenwand von U-förmigen Polystyrenebechern beschichtet. Nach Inkubation und mehrmaligem Waschen der Becher mit dem Assaypuffer (pH 7,5) erfolgte die Messung der anhaftenden Radioaktivität im Gammaspektrometer. Aus ihr läßt sich die vorhandene Menge Kollagen in Nanogramm/Becher errechnen; diese betrug im Mittel 33 ng/Becher.

Die Messung der proteolytischen Aktivität erfolgte in einem modifizierten ANSON-Test unter Verwendung von kommerziell verfügbarem [$^{14}C$]-Methylmethämoglobin als Substrat (Methode bei Rath 1985; Rath et al. 1987a).

Zum Nachweis typischer Kollagenfragmente, die beweisend für einen Abbau von Kollagen durch Säugetierkollagenasen sind, wurde aus den essigsäurelöslichen Fraktionen eine SDS-Polyacrylamid-Gelelektrophorese (PAGE) nach Laemmli durchgeführt.

## Ergebnisse

In sämtlichen Gewebeextrakten der verschiedenen Untersuchungsgruppen wurden Enzymaktivitäten nachgewiesen (Tabelle 3). Die Applikation von 50 $\mu$g Sulprostongel führte im Vergleich zur unbehandelten Kontroll- und zur Tylosegruppe nur zu einer geringen, unter Berücksichtigung der Einzelwerte irrelevanten Erhöhung der Kollagenase- und Proteaseaktivitäten. Somit ergab sich keine Korrelation zwischen der klinisch eindeutigen und tonometrisch objektivierten zervixerweichenden Wirkung des Prostaglandins und den gemessenen Enzymaktivitäten in den Gewebeextrakten.

Die Fraktionierung der essigsäurelöslichen Extrakte durch die PAGE (Abb. 5) wies eindeutig auf das Vorhandensein von $\alpha_1$- und $\alpha_2$-Kollagenketten hin (positive Kontrolle für die Extrahierbarkeit und Nachweisbarkeit von Kollagen). Allerdings fanden wir auch nach PG-Applikation keine typischen, auf die Einwirkung von Kollagenasen hinweisenden Kollagenfragmente ($TC^A\alpha_1$, $TC^A\alpha_2$, $TC^B\alpha_1$, $TC^B\alpha_2$).

Bei der elektrophoretischen Auftrennung der Proben fiel auch keine Bande dadurch auf, daß sie in einer der Untersuchungsgruppen isoliert auftrat oder fehlte.

**Tabelle 3.** Kollagenase- und Proteaseaktivitäten in Gewebeextrakten der humanen Cervix uteri

| Patientengruppen | Zahl der Proben | Kollagenabbau [ng][a] | | | Protease [mU][a] | | |
|---|---|---|---|---|---|---|---|
| | | min. | $\bar{x}$ | max. | min. | $\bar{x}$ | max. |
| Gravide 1. Trimenon: | | | | | | | |
| unbehandelt | 10 | 9,2 | 10,7 | 16,5 | 2,5 | 3,8 | 11,0 |
| 5 % Tylose i. c. | 6 | 7,8 | 12,5 | 20,2 | 2,5 | 4,5 | 8,0 |
| 50 $\mu$g Sulprostongel, i.c. | 10 | 9,1 | 13,5 | 16,8 | 3,0 | 5,3 | 10,0 |

[a] Bezogen auf 100 mg Feuchtgewicht.

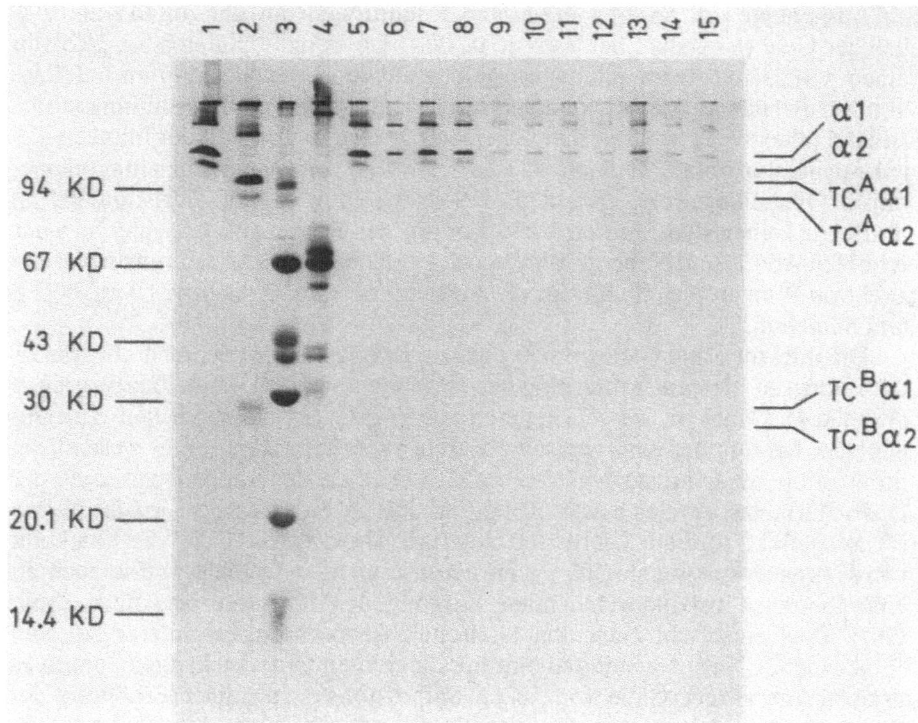


**Abb. 5.** SDS-Polyacrylamid-Gelelektrophorese: Auftrennung von 11 verschiedenen essigsäurelöslichen Extrakten aus humanem Zervixgewebe. *1* Kollagen Typ I; *2* durch Säugetierkollagenase abgebautes Kollagen Typ I ($TC^A\alpha_1$, $TC^A\alpha_2$, $TC^B\alpha_1$ sowie $TC^B\alpha_2$ nachweisbar); *3* Niedrigmolekularstandard; *4* Hochmolekularstandard; *5/6* nichtgravide Zervix; *7/8* Tylose 1. Trimenon; *9–15* 50 μg Sulproston 1. Trimenon

# Diskussion

Nach den Zulassungsrichtlinien des Bundesgesundheitsamtes ist in der Bundesrepublik zum Zervixpriming im 1. Trimenon nur die intramural-zervikale Injektion von Sulproston in wässeriger Lösung erlaubt (zitiert nach Hepp u. Schüßler 1981). Neben einer von der Patientin oft schmerzhaft empfundenen Applikation des PG und einer mangelnden Effizienz bei unzureichender Injektionstiefe ist dieses Verfahren durch eine unakzeptabel hohe Rate kontraktionsbedingter Unterbauchschmerzen (60–100 %) und gastrointestinaler Beschwerden (bis zu 25 %) belastet (Schulz et al. 1981, 1984; Wiechell 1979). Zudem wurde die Wirksamkeit der Methode in der Literatur unterschiedlich beurteilt (Jerve u. Fylling 1983; Wiechell 1979, 1981).

Auch die Akzeptanz der vielfach empfohlenen intramuskulären Gabe von 500 μg Sulproston zum Zervixpriming ist durch eine Schmerzinzidenz von 27,5–100 % und eine Frequenz gastrointestinaler Nebenwirkungen zwischen 17 und 20 % eingeschränkt (Heinzl et al. 1982; Karim et al. 1978; Schulz et al. 1984).

Ausgehend von unseren intensiven Erfahrungen mit der Applikation PG-haltiger Gele (Übersicht bei Rath et al. 1984) lag es nahe, Sulproston, gelöst in einem viskösen Trägermedium, zur präoperativen Zervixdilatation im 1. Trimenon anzuwenden. Wie im Rahmen einer randomisierten Dosisfindungsstudie anhand objektiver physikalischer Parameter gezeigt, wurde mit der intrazervikalen Applikation von 50 μg Sulprostongel innerhalb von 6 h ein effizienter präoperativer Dilatationseffekt erreicht. Die Verdoppelung der PG-Dosis auf 100 μg führte zu keiner signifikanten Verbesserung des Primingeffekts, aber zu einer erhöhten Abort- und Nebenwirkungsrate. Vergleichbare Beobachtungen wurden auch von Wingerup et al. 1979 für die Anwendung von 0,5 mg bzw. 1,0 mg $PGE_2$-Gel mitgeteilt.

Die intrazervikale Gabe von 50 μg Sulprostongel ist hinsichtlich der Akzeptanz anderen derzeit gebräuchlichen Primingverfahren eindeutig überlegen (Tabelle 4). Dabei ist, wie aus eigenen tokographisch-tonometrischen Untersuchungen hervorging, eine wirksame Zervixerweichung auch ohne wesentliche Stimulation der Uterusaktivität zu erzielen (Rath 1985). Andererseits ergab der Dosis-Wirkungs-Vergleich von 50 μg und 100 μg Sulprostongel an der Zervix (Primingeffekt) und am Uterus (intrauteriner Druckverlauf), daß die Induktion von Uteruskontraktionen (100 μg Dosierung) nicht notwendigerweise auch zu einer besseren zervixerweichenden Wirkung des Prostaglandins führt (Rath 1985). Dies entspricht auch den klinischen Beobachtungen anderer Autoren (Brabec 1982). Nach eigenen radioimmunologischen Untersuchungen kommt es nach intrazervikaler Gabe von 50 μg Sulprostongel zu keiner Erhöhung der Sulprostonspiegel im Serum (Sensitivität des Assays: 0,075 ng/ml) und zu keinem signifikanten Anstieg der Prostaglandinmetabolitspiegel (PGFM, PGEM) im peripheren Blut (Rath et al. 1986).

Die Gesamtheit unserer klinischen Studien weist eindeutig darauf hin, daß die PG-induzierte Zervixreifung vor allem Resultat einer primären Wirkung der Substanz auf die Zervix ist.

Trotz breiter klinischer Anwendung der Methode liegen bisher nur wenige Untersuchungen über strukturelle Veränderungen des zervikalen Bindegewebes

**Tabelle 4.** Akzeptanz verschiedener Methoden zur Zervixpriming im 1. Trimenon

| Methoden | Komplette/Inkomplette Aborte [%] | Krampfartige Unterbauchschmerzen [%] | Gastrointestinale Symptome [%] |
|---|---|---|---|
| 50 μg Sulprostongel i. c. (eigene u. bei 200 Patientinnen) | 5 | 9 | 2 |
| 25–50 μg Sulproston intramural-zervikal | 16–49[a] | 60–100[a] | 25[b] |
| 500 μg Sulproston intramuskulär | 34,6–42,1[b] | 27,5–100[b] | 17,0–19,3[b] |

[a] Wiechell 1979, 1981, Schulz et al. 1981, 1985
[b] Karim et al. 1978; Heinzl et al. 1982; Schulz et al. 1985

nach intrazervikaler PG-Applikation vor (Übersicht bei Rath et al. 1984). In Übereinstimmung mit Beobachtungen von Uldbjerg et al. 1981 fanden wir nach PG-Vorbehandlung ein typisches kollagenes Faserbild mit großen faserfreien Räumen, vermehrt inhomogener Interzellularsubstanz und weit auseinanderliegenden Kollagenfaserzügen mit z. T. ungeordneten Faserverläufen. Dabei bleibt die Struktur der kollagen Fibrille erhalten. Die morphologischen Befunde an den Zellorganellen der Fibrozyten sprechen für eine allgemeine Steigerung der Stoffwechselaktivität der Bindegewebszellen; diese beobachteten wir in stärkerer Ausprägung auch in Gewebsproben aus der physiologischen Reifungsphase der Zervix in der Spätgravidität (Rath 1985; Rath et al. 1987b).

Ob die PG-induzierte Stoffwechselaktivierung der Fibrozyten mit einer gesteigerten Fähigkeit der Bindegewebszellen zur Phagozytose von kollagenen Abbauprodukten und/oder einer Sekretion von Kollagenasen einhergeht (Norström 1984; Uldbjerg et al. 1983b) ist bisher unbewiesen. Unabhängig von der schwierigen Interpretation morphologischer Befunde im Hinblick auf den Wirkungsmodus der PG, kann unter klinischen Gesichtspunkten festgestellt werden, daß eine irreparable Schädigung der kollagenen Fasern und der Bindegewebszellen durch die lokale PG-Applikation nicht zu befürchten ist.

Nach bisheriger Auffassung soll die zervixerweichende Wirkung von PG vor allem auf eine substanzinduzierte Kollagenolyse bzw. Proteolyse zurückzuführen sein (Ellwood 1981). Die Bestimmung der kollagenolytischen Aktivität in Gewebeextrakten der Zervix unter Verwendung von synthetischen Peptiden (z. B. DNP-Peptid) als Kollagenasesubstrat (Uldbjerg et al. 1983a) eignet sich nach unserer Auffassung nicht zum Nachweis echter, aktiver Kollagenasen, da diese Peptide auch durch Gelatinasen und durch mit $\alpha_2$-Makroglobulin komplexierte Kollagenasen gespalten werden. In einem neuen sensitiven und spezifischen Assay konnten wir unter Verwendung nativen, tripelhelikalen Kollagens als Substrat in sämtlichen Gewebeextrakten der Zervix Kollagenaseaktivitäten nachweisen; allerdings ergab sich in Relation zu der tonometrisch objektivierten zervixerweichenden Wirkung nach lokaler PG-Applikation keine relevante Erhöhung der Kollagenase- und Proteaseaktivitäten im Vergleich zu unbehandelten Gewebsproben. Zusätzliche biochemische Studien zeigten, daß Kollagen aus mit PG vorbehandelten Gewebsproben nicht besser extrahierbar war als aus Gewebe unbehandelter Patientinnen (Rath 1985); ebenso fanden sich hinsichtlich des Kollagenanteils/Gesamtprotein keine signifikanten Unterschiede zwischen den Untersuchungsgruppen (Rath 1985).

Beweisend für die Spaltung von Kollagen durch echte Kollagenasen ist der Nachweis typischer Kollagenfragmente ($TC^A$, $TC^B$) in der SDS-Polyacrylamid-Gelelektrophorese. Die Auftrennung der essigsäurelöslichen Gewebeextrakte in der PAGE ergab allerdings auch nach PG-Vorbehandlung keine Hinweise auf das Vorhandensein typischer Kollagenabbauprodukte. Diese biochemischen Ergebnisse sprechen eindeutig gegen eine essentielle Beteiligung von Kollagenasen und Proteasen am Vorgang der PG-induzierten Zervixreifung. Daher gewinnen Untersuchungen an Bedeutung, die auf eine stimulierende Wirkung von PG auf die Proteoglykansynthese in der Zervix hinwiesen (Uldbjerg et al. 1981, 1983b).

Nach unserer Auffassung dürften vor allem Veränderungen des Glykosaminoglykangehaltes bzw. Veränderungen des Glykosaminoglykanverteilungsmusters in der Zervix und daraus resultierende physikochemische Wechselwirkungen mit Kollagen für die zervixerweichende Wirkung von PG verantwortlich sein.

## Literatur


Brabec W (1982) Priming der Portio mit Prostaglandinen im ersten und zweiten Trimenon. Wien Klin Wochenschr 94:554–558

Ellwood DA (1981) The hormonal control of connective-tissue changes in the uterine cervix in pregnancy and at parturition. Biochem Soc Trans 8:662–667

Göretzlehner G, Köhler G, Schuchardt A, Nikschik S (1983) Experiences with a new priming score for estimation of efficiency of $PGF_{2\alpha}$-gel for cervical maturation in the first trimester abortion. International Symposion on the pregnant uterus, 16.–18. 10. 1983, Debrecen, Ungarn Abstract Book III/3

Heinzl S, Winkler C, Allemann F (1982) Erfahrungen mit Sulproston zum Cervicalpriming beim Schwangerschaftsabbruch im 1. Trimenon. Gynäkol Rundschr 22:233–240

Hepp H, Schüßler B (1981) Prostaglandine in Gynäkologie und Geburtshilfe. Springer, Berlin Heidelberg New York

Jerve F, Fylling P (1983) Sulprostone for preoperative cervical dilatation in primigravidae. Arch Gynecol 233:199–203

Karim SMM, Ilancheran A, Wun W, Ho TH, Ratnam SS (1978) Intramuscular administration of 16-phenoxy-ω-17,18,19,20 tetranor $PGE_2$-methyl-sulfonylamide for preoperative cervical dilatation in first trimester nulliparae. Prostaglandins Med 1:71–75

Norström A (1984) Acute effects of prostaglandins on the biosynthesis of connective tissue constituents in the non-pregnant human cervix uteri. Acta Obstet Gynecol Scand 63:169–173

Rath W (1985) Medikamentös induzierte Zervixreifung im Tiermodell und beim Menschen. Habilitationschrift, Göttingen

Rath W, Meyer D, Hildebrandt J, Hilgers R, Kuhn W (1983) Comparative study of various intracervically administered PG gel preparations for termination of first trimester pregnancies. Contraception 28:209–222

Rath W, Theobald P, Kühnle H, Kuhn W (1984) Prostaglandin-induced changes in the pregnant human cervix. In: Toppozada M, Bygdeman M, Hafez ESE (eds) Prostaglandins and fertility regulation. MTP Press, Lancaster, pp 59–73

Rath W, Meyer D, Harder D, Hilgers R, Kuhn W (1985) Zervixpriming beim Schwangerschaftsabbruch im 1. Trimenon mittels intrazervikaler Applikation von Sulprostongel. Geburtshilfe Frauenheilkd 45:51–56

Rath W, Schwab E, Becker D, Kuhn W (1986) The intracervical application of sulprostone gel – a method for selective cervical ripening. In: Sinzinger H, Schrör K, Peskar B (eds) Eicosanoids and fatty acids. Facultas, Wien, p 70

Rath W, Adelmann-Grill BC, Pieper U, Kuhn W (1987a) Collagen degradation in the pregnant human cervix at term and after prostaglandin-induced cervical ripening. Arch Gynecol 240:177–184

Rath W, Adelmann-Grill BC, Schauer A, Kuhn W (1987b) Morphologische und biochemische Aspekte der Prostaglandin-induzierten Zervixreifung. Z Geburtshilfe Perinatol 91:21–28

Schmidt-Gollwitzer M, Schmidt-Gollwitzer K (1981) Abortinduktion mit Prostaglandinen. In: Hepp H, Schüßler B (Hrsg) Prostaglandine in Gynäkologie und Geburtshilfe. Springer, Berlin Heidelberg New York, S 182–191

Schulz BO, Gethmann U, Lehmann F (1981) Lokale und systemische Applikation von Sulproston zur präoperativen Cervixdilatation bei der Abruptio im 1. Trimenon. In: Hepp H, Schüßler B (Hrsg) Prostaglandine in Gynäkologie und Geburtshilfe. Springer, Berlin Heidelberg New York, S 213–216

Schulz BO, Gethmann U, Lehmann F (1984) Präoperative Zervixdilatation bei der Interruptio im 1. Trimenon durch Sulproston. Geburtshilfe Frauenheilkd 44:185–187

Uldbjerg N, Ekman G, Malmström A, Sporrung B, Ulmsten U (1981) Biochemical and morphological changes of human cervix after local application of prostaglandin $E_2$ in pregnancy. Lancet I:267–268

Uldbjerg N, Ekman G, Malmström A, Ulmsten U, Wingerup L (1983a) Biochemical changes in human cervical connective tissue after local application of prostaglandin $E_2$. Gynecol Obstet Invest 15:291–299

Uldbjerg N, Ulmsten U, Ekman G (1983b) The ripening of the human uterine cervix in terms of connective tissue biochemistry. Clin Obstet Gynecol 26:14–26

Wiechell H (1979) Ambulanter Schwangerschaftsabbruch durch einzeitige intramurale Applikation des Prostaglandin-Derivates SH B 286 (Sulproston). Geburtshilfe Frauenheilkd 39:401–403

Wiechell H (1981) Prostaglandinapplikation bei 328 Fällen von ambulantem Schwangerschaftsabbruch im 1. Trimenon. In: Hepp H, Schüßler B (Hrsg) Prostaglandine in Gynäkologie und Geburtshilfe. Springer, Berlin Heidelberg New York, S 209–212

Wingerup L, Ulmsten U, Andersson KE (1979) Ripening of the cervix by intracervical application of $PGE_2$-gel before termination of pregnancy with dilatation and evacuation. Acta Obstet Gynecol Scand [Suppl] 84:15–18

## Diskussion

**Haller:** Wie haben Sie die intrauterine Druckmessung durchgeführt?

**Rath:** Verwendet wurde ein Fogarty-Okklusionskatheter, der mittels einer skalierten Wassersäule geeicht wurde; d. h. für jeden Katheter wurde eine eigene Eichkurve erstellt, so daß wir den intrauterinen Druck absolut messen konnten.

**Hickl:** Welches waren die Hauptnebenwirkungen mit der 100-$\mu$g-Sulprostondosis?

**Rath:** Vor allem, ausgelöst durch starke Uteruskontraktionen, schmerzhafte Aborte. Darüber hinaus beobachteten wir signifikant häufiger gastrointestinale Beschwerden im Vergleich zur 50-$\mu$g-Dosierung.

**Hickl:** Warum haben Sie die Abortauslösung zu den unerwünschten Wirkungen gerechnet? Ist es die Tatsache, daß Sie die Abruptio nicht terminieren können?

**Rath:** Das trifft zu, spielt aber nur eine untergeordnete Rolle. Primär wollen wir der Patientin das physische und psychische Trauma des bewußterlebten Abortgeschehens ersparen. Unser Ziel ist die schonende und kontrollierte Erweichung des Zervikalkanals vor der Kürettage. Dabei ist allerdings auch bei der intrazervikalen Prostaglandingelapplikation die therapeutische Breite zwischen Zervixreifung und Kontraktionsauslösung gering, d. h. bei geringer Erhöhung des Gelvolumens oder der Prostaglandindosis können die Übergänge zwischen beiden Prostaglandinwirkungen fließend sein.

**Kubli:** Was ich besonders bemerkenswert finde, ist, daß Uteruskontraktionen offenbar für die Erweichung der Zervix nicht notwendig sind. Gibt es hierzu weitere Studien?

**Rath:** Ja, Forman u. Mitarb. (1982) wiesen nach intrazervikaler Applikation von 0,5 mg Prostaglandin-$E_2$-Gel im 1. Trimenon eine effiziente Zervixerweichung unabhängig von regelmäßigen Uteruskontraktionen nach. Immer wieder zitiert werden auch die Untersuchungen von Göschen u. Mitarb., die gezeigt haben, daß nach oraler Gabe von Betamimetika mit der intrazervikalen Gabe von Prostaglandin-$E_2$-Gel eine Zervixreifung zu erreichen war. Dies betraf allerdings Untersuchungen am Geburtstermin, die mit denen im 1. Trimenon allerdings schwer zu vergleichen sind.

**Baumgarten:** Möglicherweise liegt es an der Methode der intrauterinen Druckmessung. Die Ballonkathetermessung ist m. E. eine der Open-end-Kathetertechnik unterlegene Methode zur Feststellung niedriger Druckschwankungen im Uterus.

**Rath:** Meines Wissens liegen keine Untersuchungen mit der Open-end-Technik im 1. Trimenon vor, sondern nur am Geburtstermin. In bezug auf die Auslösung uteriner Kontraktionen dürfte neben dem Gelvolumen und der applizierten Prostaglandindosis auch die Erfahrung des Operateurs eine wesentliche Rolle spielen. Hinzu kommt, daß in unseren Untersuchungen das Prostaglandingel nicht mittels eines Katheters, sondern mit einer auf den äußeren Muttermund aufgesetzten Olive appliziert wurde. Mit dieser Methode ist der Übertritt der Wirksubstanz in den Extraamnialraum besser vermeidbar als mit der Kathetertechnik.

**Schüßler:** Sie hatten die Umverteilung des Glykosaminoglykanmusters angesprochen und diese für die prostaglandininduzierte Zervixreifung verantwortlich gemacht. Deckt sich dies nicht mit den Untersuchungen von v. Maillot u. Mitarb. über die Zunahme der Glykosaminoglykane im Rahmen der physiologischen Zervixreifung?

**Rath:** Das ist völlig richtig. Bisher liegen allerdings nur wenige Untersuchungen an kleinen Patientinnenzahlen über Veränderungen des Glykosaminoglykangehaltes in der Zervix nach Prostaglandinvorbehandlung vor. Wir führen z. Zt. Studien durch, die die Frage klären sollen, ob die physiologische Zervixreifung biochemisch der prostaglandininduzierten Zervixreifung entspricht. Unsere bisherigen tierexperimentellen und morphologischen Ergebnisse machen diese Hypothese wahrscheinlich.

**Haller:** Zurück zur intrauterinen Druckmessung: wie lang ist die Vorlaufstrecke, d. h. das Intervall zwischen Einlegen des Ballonkatheters und der Applikation des Prostaglandins? Ferner: Hat jemand Erfahrung mit Mikrotips?

**Rath:** Die Vorlaufzeit betrug 20 min. Wir selbst haben keine Erfahrungen mit Mikrotips.

**Wiqvist:** I belong to those, who react against the concept of microtransducer technique. It is the size of the device that matters, not if it is a microtip or a balloon, that is no difference. Forman et al. used microtips to study myometrial activity after intracervical application of 0,5 mg $PGE_2$ in 0,5 or 1,0 ml viscous gel. The cervix has the capacity to contain 1 ml without overflowing to the extraamniotic space or to the vagina. There were no substantially increased contractions provided that the right volume was used and provided that it was adequately instilled.

# Prostaglandine bei Nichtschwangeren

# Wirkung von Prostaglandinen auf die Zervix der nichtschwangeren Frau

M. LITSCHGI

Wie bei der Schwangerschaft kann auch am nichtgraviden Uterus mit Prostaglandinen eine Zervixdilation erreicht werden.

Die Ergebnisse zweier Studien, mit dem Ziel, die Wirkung von Prostaglandinen auf die Zervix nichtgravider Frauen zu überprüfen, sollen hier vorgestellt werden.

Die Gründe Prostaglandine auch für diese Indikation anzuwenden sind offensichtlich; gilt es doch, eine traumatische Schädigung der Zervix mit all ihren Folgen durch eine instrumentelle Dilatation bei der fraktionierten Kürettage möglichst zu verkleinern.

## Meteneproststudie

*Aufbau*
Doppelblindstudie, randomisiert, Meteneprost versus Plazebo.

*Teilnehmer*
Frauenklinik Kantonsspital St. Gallen, Frauenklinik Kantonsspital Schaffhausen.

*Meteneprost*
9-deoxo-16, 16-dimethyl-9-methylen Prostaglandin $E_2$ (Upjohn).

*Applikationsart*
Vaginalsuppositorium à 10 mg.

*Studienaufnahmekriterien*
- Nichtgravide Frauen bei denen eine fraktionierte Kürettage vorgesehen ist.
- Zervixeröffnung 4 mm, Prüfung mit Hegar-Stift vor der Operation.

*Einlagezeitpunkt*
3 h vor der Operation, Einführen eines Vaginalovulums tief in die Scheide (hinterer Fornix).

*Operation*
- Prüfung der Durchgängigkeit der Zervix.
- Resistenzprüfung der Zervix.
- Weitere Dilatation der Zervix für die Kürettage.

Alle 60 Patientinnen wurden in Maskennarkose fraktioniert kürettiert.

*Auswertung*

| Alter (in Jahren) | | |
|---|---|---|
| | Meteneprost | Plazebo |
| Schaffhausen | 43,1 | 46,6 |
| St. Gallen | 44,7 | 42,8 |
| Total | 43,9 (25–63) | 44,7 (27–60) |

| Zeitspanne zwischen Ovulumeinlage und Operation (in h) | | |
|---|---|---|
| | Meteneprost | Plazebo |
| Schaffhausen | 3,3 h | 3,6 h |
| St. Gallen | 2,57 h | 3,4 h |
| Total | 3 h 8 min | 3 h 20 min |

| Dilatation zum Zeitpunkt der Ovulumeinlage | | |
|---|---|---|
| | Meteneprost | Plazebo |
| Schaffhausen | 1,3 (0–3) | 1,4 (0–3) |
| St. Gallen | 2,49 (0–3) | 2,37 (0–3,5) |
| Total | 1,9 | 1,9 |

| Dilatation 3 h nach Ovulumeinlage | | |
|---|---|---|
| | Meteneprost | Plazebo |
| Schaffhausen | 5,7 (1,5–9,5) | 5,3 |
| St. Gallen | 5,53 (4–7,5) | 4,23 (2–6) |
| Total | 5,7 | 4,7 |

| Weitere Dilatation im Operationssaal bis Hegar | | |
|---|---|---|
| | Meteneprost | Plazebo |
| Schaffhausen | 8,1 (7–10) | 8,0 (6–10) |
| St. Gallen | 8,6 (8–9) | 8,6 (8–9) |
| Total | 8,4 | 8,3 |

| Dilatationszunahme präoperativ zu Operation vor weiterer Dilatation (Ovulumeffekt) | | |
|---|---|---|
| | Meteneprost | Plazebo |
| Schaffhausen | 3,4 | 2,9 |
| St. Gallen | 3,04 | 1,86 |
| Total | 3,8 | 2,8 |
| | | p 0,01 |

| Resistenz der Zervix bei der Operation | | |
|---|---|---|
| | Meteneprost | Plazebo |
| Schaffhausen | 2,1 (0–5) | 2,6 (1–5) |
| St.Gallen | 2,0 (0–4) | 2,53 (1–4) |
| Total | 2,1 (0–5) | 2,6 (1–5) |

0 keine, 1 sehr leicht, 2 leicht, 3 mittel, 4 stark, 5 sehr stark.

*Studienvorteile/Studiennachteile*
Bei der Meteneproststudie handelt es sich um eine randomisierte Doppelblindstudie mit einer Plazebogruppe. Die Studiennachteile sind eindeutig; es hatte eine Dilatationsprüfung vor der vaginalen Ovulaeinlage zu erfolgen. Damit erfolgte ein mechanischer Reiz für die Zervix, was zu einer endogenen Prostaglandinproduktion Anlaß geben konnte. Diese führte möglicherweise zu einem „Softening der Zervix" (durch die Prüfung mittels Hegar-Stift).

## Naladorprüfung (Sulproston)

*Aufbau*
Offene Studie, keine Kontrollgruppe.

*Teilnehmer*
Frauenklinik Kantonsspital Schaffhausen.

*Nalador*
Prostaglandin-$E_2$-Derivat (Schering) (Sulproston).

*Applikationsart*
500 $\mu$g Nalador i. m. = 1 Amp.

*Studienaufnahmekriterien*
- Nichtgravide Frauen, die für eine fraktionierte Kürettage vorgesehen sind.
- Zervixeröffnung in Millimeter, Prüfung mit Hegar-Stift.

*Applikationszeitpunkt*
Am Abend vor der Operation.

*Operation*
Prüfung der spontanen Durchgängigkeit der Zervix.

*Anzahl Fälle*
n = 55.

Bei allen 55 Patientinnen erfolgte in Maskennarkose die fraktionierte Kürettage.

*Auswertung*
Das durchschnittliche Alter der Patientinnen lag bei 47,3 Jahre.

*Parität*
0 Para (n = 10),
I Para (n = 7),
II Para (n = 22),
III Para (n = 16).

*Zervixdilatation*
Die Ausgangssituation vor Spritzen von Nalador am Vorabend der Operation zeigt die folgende Auswertung:

Spontane Zervixdilatation (vor Gabe von Nalador)

| | | |
|---|---|---|
| Hegar-Stift | 1 | n = 3 |
| | 2 | n = 4 |
| | 3 | n = 14 |
| | 4 | n = 22 |
| | 5 | n = 6 |
| | 6 | n = 4 |
| | 7 | n = 0 |
| | 8 | n = 1 |

*Ausgangssituation*

| | | |
|---|---|---|
| Hegar-Stift | 0–3 | n = 21 |
| | 0–4 | n = 43 |
| | 5–8 | n = 11 |

*Zervixdilatationseffekt*
Differenz der Hegar-Stifte prätherapeutisch (vor Gabe von Nalador) und der im Operationssaal gefundenen Zervixdurchgängigkeit zeigt die folgende Zusammenstellung:

| | | |
|---|---|---|
| Hegar-Stift | 0 | n = 4 |
| | 1 | n = 6 |
| | 2 | n = 9 |
| | 3 | n = 5 |
| | 4 | n = 19 |
| | 5 | n = 8 |
| | 6 | n = 2 |
| Zusammenfassung: | 0–2 | n = 19 |
| | 3–6 | n = 36 |

*Erfolg*
n = 55
Differenz Hegar-Stifte 5 und mehr n = 43 = 78 %
Differenz Hegar-Stifte 5 (Hegar) n = 123 = 22 %
Erfolgsrate: 78 %

*Studienvorteile*
Es hat nur eine Klinik daran teilgenommen. Die Beurteilungskriterien waren in allen Fällen annähernd dieselben.

*Nebenwirkungen (Studie 1)*

| | Meteneprost | Plazebo |
|---|---|---|
| SH | 3 | 0 |
| SG | 0 | 1 |
| Total | 4 | 1 |

*Nebenwirkungen (Studie 2)*

| | Nalador |
|---|---|
| keine | 22 |
| Nebenwirkungen (Übelkeit, Magen-Darm-Spasmen, Erbrechen, Durchfall usw.) | 33 |
| darin Dysphö | 3 |
| Zyanose | 1 |
| fragl. Schock | 1 |

*Studiennachteile*
Eine Dilatationsprüfung erfolgte vor der Applikation, d. h. es handelt sich auch hier um eine mechanische Irritation der Zervix. Ein weiterer Studiennachteil liegt in der fehlenden Kontrollgruppe. Es handelte sich zudem um eine offene Studie und nicht um eine Doppelblindstudie.

Beide Studien zeigen, daß Prostaglandine auch auf die Zervix im nichtgraviden Zustande wirken.

## Diskussion

Prostaglandine, insbesondere die Derivate, sind am graviden Uterus, bzw. an der Zervix wirksam. Die Indikationen dazu sind die Aborteinleitung, aber auch die Geburtseinleitung.

Durch eine mechanische Dilatation der Zervix, wie sie bei einer Abortinduktion nötig ist, kann es infolge traumatischer Schädigungen des Zervixverschlußmechanismus zur Zervixinsuffizienz mit all ihren Folgen kommen.

Aus diesen Überlegungen lag der Schluß nahe, auch am nichtgraviden Uterus/Zervix diesen therapeutischen Effekt der Prostaglandine zu prüfen.

Insbesondere bei rigiden Zervixverhältnissen bzw. verschlossenem Zervikalkanal wäre eine Zervixerweichung vor einer Kürettage von großem Vorteil für die Patientin. Dieser weichmachende Prostaglandineffekt auf die Zervix darf jedoch nicht von starken Nebenwirkungen oder Komplikationen begleitet sein.

Die Wirksamkeit der Prostaglandine, seien sie nun am nichtgraviden Uterus/Zervix intramuskulär oder lokal appliziert, wurde bereits durch andere Autoren (Karim u. Rao 1976; Heinzel 1978; Hepp u. Schüßler 1981) bewiesen. In allen bis heute unter dieser Indikation durchgeführten Studien – so auch in unseren beiden vorgelegten – läßt sich statistisch ein Dilatationseffekt bzw. eine

Zervixerweichung im Vergleich zu Plazebogruppen nachweisen. In allen Studien zeigten sich aber auffallend häufige, für die Patientin sehr unangenehme Nebenwirkungen wie Unterleibskrämpfe, Erbrechen usw.

Obwohl während der Studien keine ernsthaften Komplikationen auftraten, ein klinisch und statistisch signifikanter nachweisbarer Dilatationseffekt aber vorliegt, ist die Rate an unerwünschten Nebenwirkungen eminent. Wir sehen daher zum heutigen Zeitpunkt keine Indikation für die Prostaglandingabe am nichtgraviden Uterus.

## Literatur

Heinzel S (1978) Klinische Anwendung von Prostaglandine in Geburtshilfe und Gynäkologie. Schweiz Med Wochenschr 108:635

Hepp M, Schüßler B (1981) Prostaglandine in Gynäkologie und Geburtshilfe. Springer, Berlin Heidelberg New York

Karim SMM, Rao B (1976) Prostaglandius in human reproduction. Proc 6 Int Congr Phosmacol, Vol 5, p 1

Ostergard DR (1973) The cervical relaxant properties of Prostandin $E_2$ in non-pregnant subjects. Prostaglandins 4:701

## Diskussion

**Schüßler:** Die Frauen hier in der Schweiz scheinen etwas weniger empfindlich zu sein. Wir haben die gleiche Studie bei uns in München durchgeführt und die Nebenwirkungen waren zum Teil erheblich. Von 15 mit Meteneprost behandelten Frauen hatten 6 sehr starke Unterleibskrämpfe, 3 Erbrechen und nur 4 von diesen Patientinnen waren beschwerdefrei. Diese hohe Rate an Nebenwirkungen war für uns entscheidend, diese Studie nicht weiter durchzuführen.

Wir haben bereits in Homburg Ergebnisse mit der intrazervikalen Applikation von 50 $\mu$g Sulproston bei der nichtschwangeren Zervix vorgetragen: Dies hatte einen nachweislichen Effekt, aber ebenfalls mit erheblichen Beschwerden. Deshalb haben wir diese Applikationsform ganz verlassen.

**Litschgi:** Ich bin völlig mit Ihnen einverstanden: aufgrund der gezeigten Resultate werden auch wir die Prostaglandine für die Indikation zur Zervixreifung bei der nichtgraviden Frau nicht mehr verwenden.

# Die Bedeutung der Prostaglandine für die menschliche Corpus-luteum-Funktion

M. Dören, H. P. G. Schneider

Die Modulation der Corpus-luteum-Funktion durch Prostaglandine ist vorwiegend tierexperimentell untersucht worden. Es konnte eine artspezifisch unterschiedliche Regulation des Corpus luteum nachgewiesen werden. Diese Ergebnisse erlauben nur indirekte Schlüsse auf das menschliche Corpus luteum.

Die Funktion des menschlichen Corpus luteum wird durch die Follikulogenese bestimmt. Ein FSH-Defizit in der Follikelphase führt zu einer für das Feedbacksignal unzureichenden präovulatorischen Östradiolkonzentration und einer erniedrigten mittlutealen Progesteronproduktion als Folge einer Reduktion der funktionsfähigen Lutealzellmasse. Die Akkumulation von LH-Rezeptoren in den Granulosazellen während der Follikelphase legt das Ausmaß der Luteinisierung und somit die funktionelle Kapazität des Corpus luteum fest (Stouffer u. Hodgen 1980). Dessen Lebensdauer und Kapazität zur Steroidbiosynthese sind von der tonischen LH-Sekretion abhängig. Untersuchungen an hypophysektomierten Frauen zeigten, daß eine normale Corpus-luteum-Funktion ohne eine kontinuierliche Sekretion von LH nicht gewährleistet ist (Vande Wiele et al. 1970). Die Granulosazellen setzen die Progesteronproduktion nach der Ovulation zügig fort, die vor der Ovulation begonnen hat und 8 Tage nach dem LH-Gipfel ihren Höhepunkt erreicht. Die Regression des Corpus luteum beginnt 9–11 Tage nach der Ovulation. Wir kennen prinzipiell 2 Mechanismen, über die Prostaglandin $F_{2\alpha}$ die Funktion des Corpus luteum beeinflußt:

1. Eine schnelle LH-antagonistische Wirkung, die den Verlust von LH-Rezeptoren am Corpus luteum bedeutet (Behrman 1979).
2. Blockierung der Signalübertragung vom LH-Rezeptorkomplex auf die Adenylzyklase, somit sekundär Inhibition der Steroidbiosynthese (Sogn 1986).

Prostaglandin $E_2$ scheint ebenso wie LH das Signal für die Induktion einer Luteinisierung geben zu können; Prostaglandin $F_{2\alpha}$ bewirkt den entgegengesetzten Effekt.

McNatty et al. zeigten 1975, daß menschliche Granulosazellen in vitro durch $PGE_2$ zur Synthese von Progesteron stimuliert werden können, wohingegen $PGF_{2\alpha}$ diese Funktion der Granulosazellkultur inhibiert. Die Abb. 1 zeigt die Suppression der Progesteronsynthese von Granulosazellen aktiver Follikel durch $PGF_{2\alpha}$; Abb. 2 verdeutlicht die wesentlich reduzierte Ansprechbarkeit von Granulosazellen junger inaktiver Follikel für $PGF_{2\alpha}$, welche sich in einer weiteren Reduktion der Progesteronsynthese in vitro manifestiert. Prostaglandin $E_2$

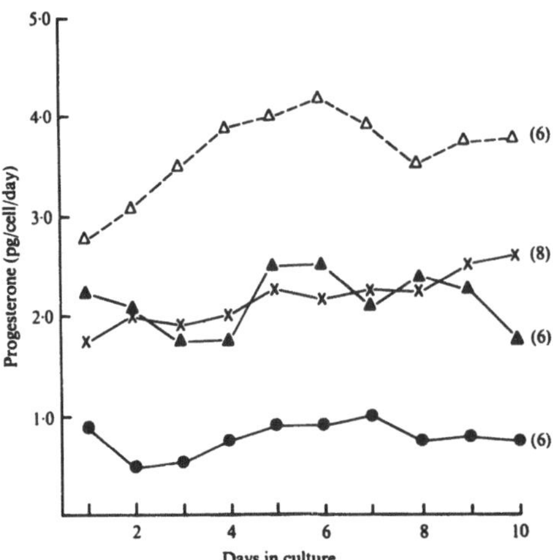


**Abb. 1.** Tägliche Produktion von Progesteron menschlicher Granulosazellen *in vitro* und nach Gabe von Prostaglandin $F_2$ ($PGF_{2\alpha}$) (50 ng/ml) mit oder ohne Zusatz von LH und FSH (je 30 $\mu$m/ml). Die Zellen wurden aus Follikeln mit FSH-Konzentration > 1,3 mU/ml und Östradiolkonzentrationen > 250 ng/ml isoliert. Die Zahlen in Klammern bezeichnen die Anzahl der Experimente. × Kontrollen, △ LH + FSH, ● $PGF_{2\alpha}$, ▲ LH + FSH + $PGF_{2\alpha}$, ×-*Achse:* Alter der Zellkultur (Tage) Abb. 1 und 2, y-*Achse:* Progesteron (pg/Zelle/Tag) Abb. 1 und 2). (Aus McNatty et al. 1975)

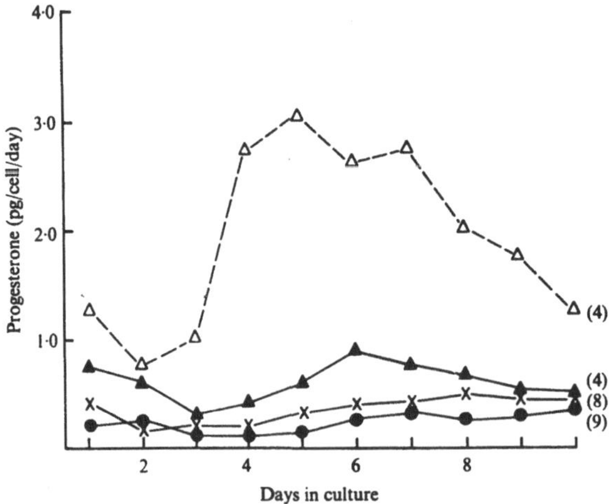


**Abb. 2.** Tägliche Produktion von Progestoren menschlicher Granulosazellen *in vitro* und nach Gabe von Prostaglandin $F_2$ ($PGF_{2\alpha}$) (50 ng/ml) mit oder ohne Zusatz von LH und FSH (je 30 $\mu$m/ml). Die Zellen wurden aus Follikeln mit niedrigen FSH- (< 1,3 mU/ml) und Östradiolkonzentrationen (< 250 ng/ml) isoliert. Die Zahlen in Klammern bezeichnen die Anzahl der Experimente. × Kontrollen, △ LH + FSH, ● $PGF_{2\alpha}$, ▲ LH + FSH + $PGF_{2\alpha}$. (Aus McNatty et al. 1975)

bewirkt die Induktion der Progesteronsynthese bei Granulosazellen junger inaktiver Follikel und deutlicher ausgeprägt bei älteren Granulosazellen aktiver Follikel (Abb. 3 und 4). Das menschliche Corpus luteum ist mit $PGF_{2\alpha}$-Rezeptoren ausgestattet (Powell et al. 1974) und synthetisiert in vitro $PGF_{2\alpha}$ (Challis et al. 1976). Beide Prostaglandine der Zweierreihe sind in der Follikelflüssigkeit nachgewiesen worden. Die endogene Funktion der Prostaglandine hinsichtlich Induktion und Regression des Corpus luteum bleibt jedoch weiterhin unklar. Die Regulation der Lebensdauer des Corpus luteum beim Menschen ist noch nicht geklärt.

Bei Schaf und Schwein scheint der Uterus über Gefäßverbindungen zum Ovar eine Kontrollfunktion über einen luteolytischen Faktor auszuüben. Bei Meerschweinchen und Schafen führt eine Hysterektomie zu einer verlängerten Lebensdauer des Corpus luteum (Loeb 1923; Rowlands 1961). Die Entfernung des Uterus bei der Frau kann die Lebensdauer des Corpus luteum nicht beeinflussen.

Neben $PGE_2$ und $PGF_{2\alpha}$ ist Noradrenalin an der lokalen Regulation des Corpus luteum beteiligt. Beim jungen Corpus luteum (1-3 Tage alte Corpora lutea in vitro) vermag $PGF_{2\alpha}$ die Stimulation von hCG auf die cAMP-Synthese nicht zu beeinflussen, jedoch bei älteren Corpora lutea (7-11 Tage) übt $PGF_{2\alpha}$ einen antigonadotropen Effekt aus (Hamberger et al. 1979). Die Abb. 5 zeigt, daß die Administration von $PGF_{2\alpha}$ zur deutlich reduzierten cAMP-Synthese 7-8 Tage alter Corpora lutea führt. Diese unterschiedliche Ansprechbarkeit auf

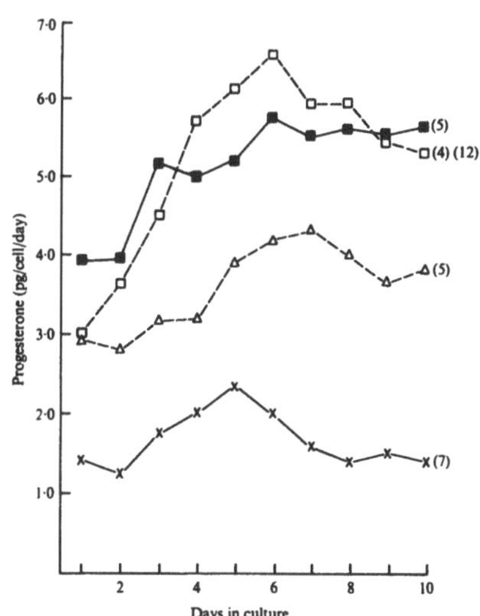


**Abb. 3.** Tägliche Produktion von Progesteron menschlicher Granulosazellen *in vitro* und nach Gabe von Prostaglandin $E_2$ ($PGE_2$) (50 ng/ml) mit oder ohne Zusatz von LH und FSH (je 30 $\mu$m/ml). Die Zellen wurden aus Follikeln mit relativ niedrigen FSH- (< 1,3 mU/ml) und Östradiolkonzentrationen (< 250 ng/ml) isoliert. Die Zahlen in Klammern bezeichnen die Anzahl der Experimente. × Kontrollen, △ LH + FSH, □ LH + FSH + $PGE_2$ (4) und $PGE_2$ allein (12), ■ $PGE_2$ + $PGF_{2\alpha}$ (50 ng/ml), *x-Achse:* Alter der Zellkultur (Tage) Abb. 3 und 4, *y-Achse:* Progesteron (pg/Zelle/Tag) Abb. 3 und 4. (Aus McNatty et al. 1975)

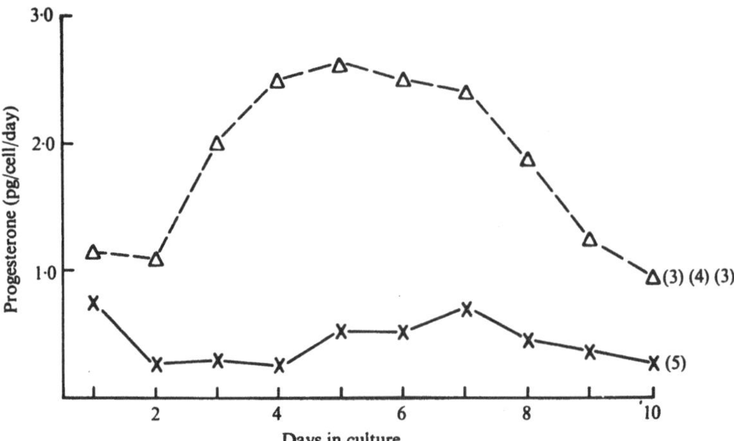


**Abb. 4.** Tägliche Produktion von Progesteron menschlicher Granulosazellen *in vitro* und nach Gabe von Prostaglandin $E_2$ ($PGE_2$) (50 ng/ml) mit oder ohne Zusatz von LH und FSH (je 30 mU/ml). Die Zellen wurden aus Follikeln mit relativ niedrigen FSH- und Östradiolkonzentrationen isoliert. Die Zahlen in Klammern bezeichnen die Anzahl der Experimente. × Kontrollen, △ LH + FSH + $PGE_2$ (3); $PGE_2$ allein (12); LH + FSH (3). (Aus McNatty et al. 1975)

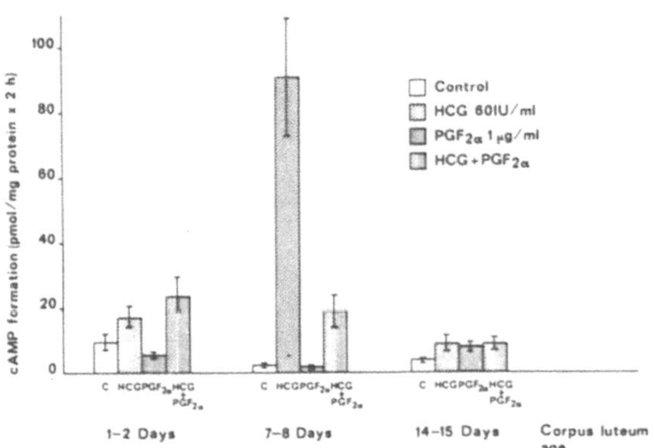


**Abb. 5.** Wirkungen von hCG und $PGF_{2\alpha}$ getrennt und in Kombination auf die cAMP-Produktion isolierter menschlicher Corpora lutea unterschiedlichen Alters. Alle 3 Gruppen des Säulendiagramms repräsentieren je 3–4 Patienten. Die Vertikalen geben Mittelwert ± 1 Standardabweichung an. *x-Achse:* 1–2 Tage, 7–8 Tage, 14–15 Tage Alter des Corpus luteum; *y-Achse:* cAMP-Synthese (pmol/mg Protein/2 h). *Erklärung der 4 Säulen:* Kontrollen - hcG 60IU/ml - $PGF_{2\alpha}$ 1 $\mu$g/ml - hCG + $PGF_{2\alpha}$. (Aus Hamberger et al. 1979)

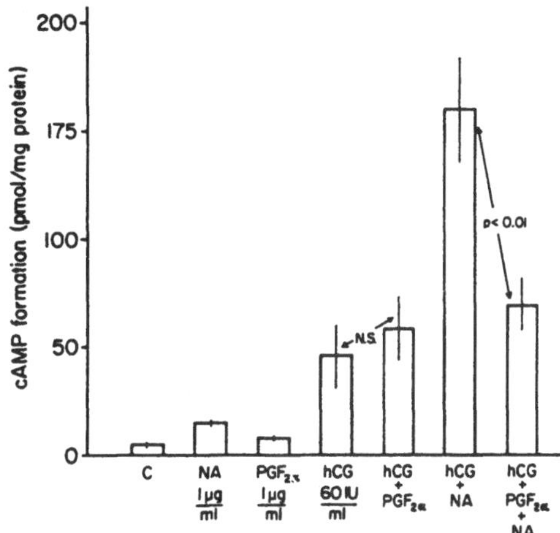


**Abb. 6.** Synthese von cAMP durch 1-3 Tage alte Corpora lutea nach Zusatz von Noradrenalin (NA), $PGF_{2\alpha}$ und hCG. Statistisch signifikante Suppression der cAMP-Synthese durch $PGF_{2\alpha}$ der mit hCG und Noradrenalin stimulierten Corpora lutea ($p < 0{,}01$). Jede Säule repräsentiert den Mittelwert aus 6-10 Messungen. *x-Achse:* Kontrollen - NA (1 μg/ml) - $PGF_{2\alpha}$ (1 μg/ml) - hCG 60 IU/ml - hCG + $PGF_{2\alpha}$ - hCG + NA - hCG + $PGF_{2\alpha}$ + NA; *y-Achse:* cAMP-Synthese (pmol/mg Protein). Aus Dennefors et al. 1983)

$PGF_{2\alpha}$ könnte abhängig sein von der Präsenz noradrenerger Rezeptoren in Blutgefäßen, die für die Perfusion des Corpus luteum verantwortlich sind (Hamberger et al. 1980). Die Steigerung der Progesteronsynthese unter Einfluß von hCG bei 1-3 Tage jungen Corpora lutea kann durch $PGF_{2\alpha}$ nur aufgehoben werden, wenn exogen Noradrenalin zugefügt wird; hCG bewirkt bei 1-3 Tage jungen Corpora lutea eine Stimulation der cAMP-Synthese, die Addition von Noradrenalin antagonisiert die Wirkung von $PGF_{2\alpha}$ und hCG, die jeweils für sich oder in Kombination die cAMP-Synthese steigern (Abb. 6). Die Regression des Corpus luteum beim Menschen wird jedoch offenbar nicht durch eine Reduktion der Perfusion initiiert; primär nimmt die Progesteronsynthese ab, die sekundär eine Abnahme der Perfusion zur Folge hat (Dennefors et al. 1983).

Inwieweit eine beim Rhesusaffen beschriebene östradiolinduzierte Luteolyse für den Menschen relevant ist, kann derzeit nicht beantwortet werden (Karsch et al. 1973). Es bleibt festzustellen, daß die Regulation des Corpus luteum beim Menschen die lokale Wirkung von Prostaglandin $F_{2\alpha}$ einschließt. Der genaue Mechanismus jedoch und dessen mögliche Steuerung durch andere beteiligte Faktoren bedürfen der Klärung.

## Literatur

Behrman HR (1979) Prostaglandins in hypothalamo-pituitary and ovarian function. Ann Rev Physiol 41:685-700

Challis JRG, Calder AA, Dilley S, et al (1976) Production of prostaglandin $F_{2\alpha}$ by corpora lutea, corpora albicantes and stroma from the human ovary. J Endocrinol 68:401

Dennefors B, Hamberger L, Hillensjo T, et al (1983) Aspects concerning the role of prostaglandins for ovarian function. Acta Obstet Gynecol Scand [Suppl] 113:31
Hamberger L, Dennefors B, Hamberger B, et al (1980) Is vascular innervation a prerequisite for PG induced luteolysis in the human corpus luteum? Adv Prostaglandin Thromboxane Res 8:1365
Hamberger L, Nillson L, Dennefors B, et al. (1979) Cyclic AMP formation of isolated human corpora lutea in response to HCG. Interference by $PGF_{2\alpha}$. Prostaglandins 17:615
Karsch JF, Krey LC, Weick RF, Dierschke DJ, Knobil E (1973) Functional luteolysis in the rhesus monkey: the role of estrogen. Endocrinology 92:1148
Loeb L (1923) The effects of extirpation of the uterus on the life and function of the corpus luteum in the guinea pig. Proc Soc Exp Biol Med 20:441
McNatty KP, Henderson KM, Sawers RS (1975) Effects of prostaglandin $F_{2\alpha}$ and $E_2$ on the production of progesterone by human granulosa cells in tissue culture. J Endocrinol 67:231
Powell S, Hammarstrom S, Samuelsson B, Sjoberg B (1974) Prostaglandin $F_{2\alpha}$ receptor in human corpus luteum. Lancet I:1120
Rowlands IW (1961) Effects of hysterectomy at different stages in the life cycle of the corpus luteum in the guinea pig. J Reprod Fertil 2:341
Sogn JH (1986) Mechanisms underleying ovulation and luteal function. Thesis. Departments of Obstetrics and Gynecology and of Physiology, University of Göteborg, Göteborg, Sweden
Stouffer RL, Hodgen GD (1980) Induction of luteal phase defects in rhesus monkeys by follicular fluid administration at the onset of the menstrual cycle: J Clin Endocrinol Metab 51:669
Vande Wiele RL, Bogumil J, Dyrenfurth I, Ferin M, Jewelewicz R, Warren M, Rizkallah R, Mikhail G (1970) Mechanisms regulating the menstrual cycle in women. Recent Prog Horm Res 26:63

## Diskussion

**Zahradnik:** Ob beim Menschen Prostaglandine für die Luteolyse relevant sind, läßt sich zur Zeit nicht definitiv beantworten. Wir wissen, daß z. B. bei Schafen die uterine PG-Sekretion entscheidend die Lebensdauer des Corpus luteum bestimmt. Man kann hier das Corpus luteum über 120 Tage funktionsfähig erhalten, wenn man das entsprechende Uterushorn entfernt.

Die pharmakologische Wirksamkeit von $PGF_{2\alpha}$ am Corpus luteum ist beim Menschen praktisch nicht nachweisbar, da keine solch hohen Konzentrationen an das Ovar herangebracht werden können. Ob die sexualsteroidabhängige PG-Synthese im Endometrium auf die Ovarialfunktion Einfluß nimmt, ist bisher weder bewiesen noch widerlegt worden.

Unter anderem hat eine japanische Arbeitsgruppe durch Hemmung der PG-Synthese direkt im reifenden Follikel eine Verhinderung der Ruptur des Follikels erreicht, ohne daß die Luteinisierung verhindert werden konnte. Ferner konnte wiederum durch nichtsteroidale Antiphlogistika eine Erhaltung des Corpus luteum erreicht werden. Also scheint insofern tatsächlich PGF für die Luteolyse auch beim Menschen verantwortlich zu sein. Dieses Geschehen ist lokal aber streng auf Follikel und Corpus luteum beschränkt.

**Bygdeman:** It's our opinion that the abortive effect of prostaglandins - even if they are given in the early pregnancy - mainly depends on the stimulatory effect of myometrial contractility and not on the luteolytic effect. We have measured plasma-progesterone levels which do not decrease until the patient has started to bleed.

**Wiqvist:** The corpus luteum has rather few vessels and in the old corpus luteum there is a proliferation of vessels and these vessels contain Noradrenalin. Would you perhaps comment on the pyhsiological significance of the combination of $PGF_{2\alpha}$ and Noradrenalin? In vitro experiments have shown a luteolytic effect of $PGF_{2\alpha}$ under the condition that Noradrenalin was also present.

**Dören:** Wir glauben, daß die jungen Follikel durch Noradrenalinzusatz vor einer Luteolyse geschützt werden. Das heißt, die älteren Follikel haben diesen Schutz nicht mehr, wenn Noradrenalin freigesetzt wird. Die Kombination von Noradrenalin und $PGF_{2\alpha}$ wirkt nur bei einem bestimmten Reifegrad der Follikel.

# Prostaglandinanwendung bei Blasenentleerungsstörungen in der Gynäkologie

B. Schüssler

## Miktionsverhalten und Pathophysiologie der Miktion

Zahlreiche urodynamische und röntgenvideographische Untersuchungen zeigen, daß die Miktion der Frau nach 3 Grundmustern ablaufen kann (Tanagho 1980). Allen 3 Formen gemeinsam ist als Initialzündung der Miktion eine Öffnung und Weitstellung des Blasenhalses im Sinne einer urethralen Relaxation. Bei dem überwiegenden Teil der Frauen folgt dieser Blasenhalseröffnung eine meßbare Detrusorkontraktion, die bei einer weiteren Gruppe von Frauen kombiniert ist mit einer intraabdominalen Druckerhöhung über die Bauchpresse. In einem kleinen Kollektiv ist die urethrale und perineale Relaxation so wirksam, daß während der Miktion eine echte Detrusorkontraktion manometrisch nicht nachgewiesen werden kann.

In der Gynäkologie kommt es nach vaginalplastischen Operationen bzw. Streßinkontinenzoperationen und auch nach radikalen Operationen im kleinen Becken immer wieder zu teilweise schweren Blasenentleerungsstörungen mit grundsätzlich unterschiedlichem pathophysiologischem Mechanismus. Nach vaginalplastischen Operationen und Streßinkontinenzoperationen ist die für die Miktion wichtige Blasenhalseröffnung durch Dislokation, mechanische Obstruktion, wie z. B. nach Schlingenoperationen, sowie Ödem erheblich eingeschränkt. Der Detrusor vesicae reagiert auf diese Engstellung des Blasenhalses mit einer Zunahme des Kontraktionsdruckes während der Miktion (Schüßler 1983) (Abb. 1a).

Nach radikaler Operation im kleinen Becken kommt es zu einer ausgeprägten Denervierung von Harnblase und Blasenhals. Resultierend ist eine sensible und motorische Detrusorläsion sowie darüber hinaus auch eine Koordinationsstörung zwischen Blasenhalseröffnung und Detrusorkontraktion (Manzl et al. 1981; Schüßler u. Allousi 1981) (Abb. 1b).

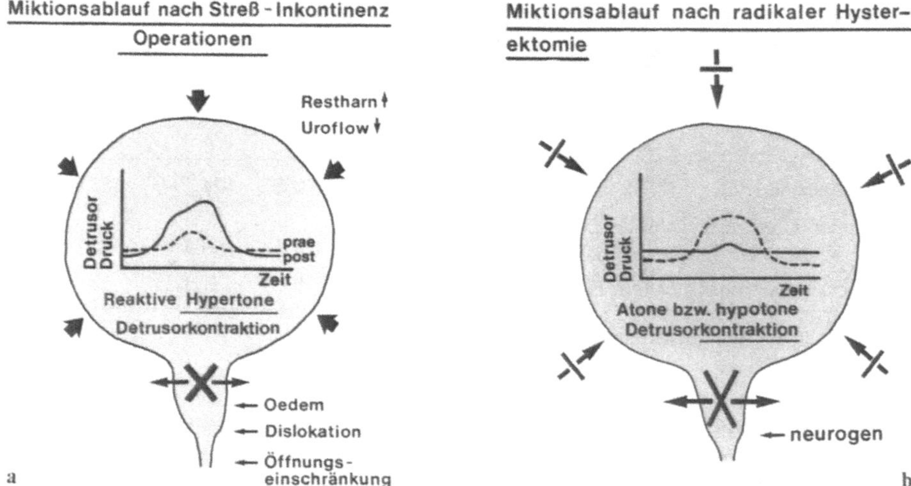


**Abb. 1a, b.** Schematische Darstellung pathophysiologischer Grundlagen der Blasenentleerungsstörung nach gynäkologischen Operationen. **a** Nach Streßinkontinenzoperationen kommt es, bedingt durch die intravesikale Obstruktion zu einem Anstieg des Detrusordrucks während der Miktion. **b** Nach radikalen Hysterektomie führt die Denervierung des unteren Harntrakts zu einer Abnahme des Detrusordrucks. Gleichzeitig bleibt auch die initiale Öffnung des Blasenhalses aus

## Experimentelle und klinische Untersuchungen zur Wirkung von Prostaglandinen am unteren Harntrakt

Eine Reihe von In-vivo- und In-vitro-Untersuchungen haben gezeigt, daß Prostaglandine, insbesondere Prostaglandin $E_2$, ($PGE_2$) anscheinend eine Bedeutung im Funktionsablauf des unteren Harntrakts haben. So konnte von Ghoneim et al. 1976 gezeigt werden, daß zunehmende Blasendehnung zu einem Anstieg von $PGE_2$ im venösen Blut führt. Untersuchungen am isolierten menschlichen Blasenstreifen identifizierten den Detrusor als Syntheseort für $PGE_2$ (Abrams et al. 1979). Zahlreiche Untersuchungen ergaben, daß die Wirkung von $PGE_2$ sich am Blasenhals im Sinne einer Relaxation und am Detrusor vesicae im Sinne einer Kontraktion nachweisen läßt (Abrams u. Feneley 1976). Der Detrusormuskel enthält spezifische Bindungsstellen für $PGE_2$ (Schüßler u. Schmidt-Gollwitzer 1983). Untersuchungen von Persson (Persson u. Anderson 1976), am isolierten Blasenhals führten zu einer Verminderung des Widerstands durch $PGE_2$. Die Gabe eines Prostaglandinsynthetasehemmers (Ketoprofen) führte zu einer Spannungszunahme am Blasenhals sowie einer Relaxation von Detrusorstreifen. Dieser Effekt war durch die Gabe von $PGE_2$ reversibel (Klarskov et al. 1982).

Die pharmakologische Wirkung der intravesikalen Gabe von $PGE_2$ (1500 $\mu$g) und dem $PGE_2$ Derivat Sulproston (1000 $\mu$g) mit Hilfe urodynamischer Untersuchungen ergab, daß beide Substanzen zu einer signifikanten Reduktion der maximalen Blasenkapazität wie auch des maximalen Urethraverschlußdrucks in

**Tabelle 1.** Alteration urodynamischer Parameter nach intravesikaler Gabe von $PGE_2$ (1500 $\mu g$) und Sulproston (1000 $\mu g$)

| | $PGE_2$ | | | Sulproston | |
|---|---|---|---|---|---|
| | prä | post | | prä | post |
| Blasenkapazität (ml) | 725,0 | 554,7[a] | n.S. | 734,7 | 557,8[a] |
| maximaler Urethraverschlußdruck (cm $H_2$ 0) | 96,6 | 85,8[a] | n.S. | 95,4 | 83,3[a] |
| Detrusorkontraktionsdruck (cm $H_2$ 0) | 15,2 | 23,3[a] | * | 21,3 | 13,5[a] |

[a] Nach 24 h: urodynamisch keine Wirkung mehr nachweisbar.

Ruhe führten. $PGE_2$ verursachte gleichzeitig einen signifikanten Anstieg des Detrusorkontraktionsdrucks, während Sulproston zu einem Abfall des Detrusorkontraktionsdruckes führte. Urodynamisch war nach 24 h bei einer Kontrolluntersuchung keine Wirkung mehr nachweisbar (Schüßler 1983) (Tabelle 1).

## Klinische Anwendung natürlicher und synthetischer Prostaglandine

Bultitude et al. konnten im Jahre 1976 zeigen, daß mit einer einmaligen intravesikal instillierten Dosis von 500 $\mu g$ $PGE_2$ exzellente Therapieerfolge auch als Langzeiteffekte unterschiedlicher Blasenentleerungsstörungen erzielt werden konnten. Seitdem sind eine Reihe offener klinischer, gelegentlich auch urodynamisch kontrollierter Studien mit unterschiedlichen Patientenkollektiven durchgeführt worden. Die Ergebnisse waren nicht eindeutig zu interpretieren (Tabelle 2). Doppelblindstudien liegen bisher lediglich von Wagner et al. 1985, sowie Schüßler 1983 vor. Wagner et al. konnten bei intravesikaler Instillation von $PGE_2$ in Dosierungen von 750 $\mu g$, 1500 $\mu g$ und 2250 $\mu g$ gegenüber Plazebo keinen Unterschied bezogen auf den 1. Tag ohne Restharn feststellen. Unsere Untersuchungen bestätigten urodynamisch für $PGE_2$ und Sulproston direkt nach Applikation eine gleichförmige Wirkung auf Blasenkapazität, maximalen Urethraverschlußdruck und Detrusorkontraktionskraft wie bei der Probandengruppe. Der Restharn wurde vorübergehend sowohl bei $PGE_2$ wie bei Sulproston erniedrigt. Es fand sich auch ein Rückgang der Restharnverhältnisse in den darauffolgenden Tagen, der für $PGE_2$ nur passager war, für Sulproston über längere Zeit anhaltend. Allerdings ergab die große Schwankungsbreite keinen statistisch zu sichernden klinischen Effekt auf die Restharnwerte.

In einer weiteren Untersuchung wurde Sulproston in einer Dosierung von 2000 $\mu g$, ebenfalls intravesikal instilliert, bei Patientinnen nach radikaler Hysterektomie ($n = 17$) angewandt. Dabei handelte es sich um eine offene Studie (Schüßler 1984). Die urodynamischen Parameter sind Tabelle 3 zu entnehmen. Klinisch zeigte sich bei 2 Patientinnen in diesem Kollektiv objektiv eine längerdauernde Verbesserung der Miktion, die auch subjektiv empfunden wurde. Dies

**Tabelle 2.** Zusammenstellung bisher durchgeführter klinischer Untersuchungen mit verschiedenen Prostaglandinen zur Wirkung auf die Blasenentleerungsstörung

| Autor | Jahr | Substanz | Dosierung | Indikation | Ergebnisse | | |
|---|---|---|---|---|---|---|---|
| | | | | | Urodynamik | Klinik | Langzeit |
| Bultitude et al. | 1976 | $PGE_2$ | 500 mg | BES: allgemein | + | + | + |
| Andersson et al. | 1978 | $PGE_2$ | 5-10 mg | BES: allgemein | + | – | – |
| Stanton et al. | 1979 | $PGE_2$ | 1-5 mg | BES: Inkontinenzoperationen | 0 | – | 0 |
| Desmond et al. | 1980 | $PGE_2$ | 1,5 mg | BES: allgemein | + | + | (+)[a] |
| Ratnam et al. | 1980 | $PGF_{2\alpha}$ | 1 mg | BES: postpartal und postoperativ | 0 | + | + |
| Delaere et al. | 1981 | $PGE_2$<br>$PGF_{2\alpha}$ | 0,5-10 mg<br>1-5 mg | BES: allgemein | 0 | – | – |
| Grünberger u. Tulzer | 1981 | $PGE_2$ | 0,75-1,5 mg | BES: radikale Mysterektomie und Inkontinenzoperation | 0 | 0 | + |
| Riss et al. | 1982 | $PGE_2$ | 1,5 mg | BES: Inkontinenzoperation | 0 | + | + |
| Vaidyquathan et al. | 1983 | 15 (S) 15 Methyl $PGE_2$ | 1,5 mg | BES: Reflexblase | + | + | + |
| Jaschevatzky et al. | 1985 | $PGF_{2\alpha}$ | 16 mg | BES: Inkontinenzoperation | 0 | + | 0 |

[a] Subvesikale Obstruktion, Sakralbogen intakt.
+ = Effekt nachweisbar; – = kein Effekt nachweisbar; 0 = nicht durchgeführt.

führte in beiden Fällen zur Entfernung der suprapubischen Harnableitung, ohne daß eine erneute Blasendrainage notwendig gewesen wäre. Daß aber auch in diesem Kollektiv eine urodynamisch nachweisbare Langzeitwirkung nicht vorhanden ist, soll anhand einer Kasuistik gezeigt werden.

Bei einer 34jährigen Patientin bestand am 17. postoperativen Tag nach radikaler Hysterektomie noch eine absolute Harnverhaltung (Abb. 2a). Urodynamisch war eine deutlich verminderte Compliance sowie lediglich eine Detrusor-

**Tabelle 3.** Alteration urodynamischer Parameter bei intravesikaler Gabe von Sulproston (2000 $\mu g$) nach radikaler Hysterektomie

| | prä | post |
|---|---|---|
| Blasenkapazität (ml) | 390,2 | 344,7[a] |
| maximaler Urethraverschlußdruck (cm $H_2O$) | 54,4 | 47,0[a] |
| Restharn (% der Blasenkapazität) | 49,3 | 33,6[a] |

[a] $p \leqq 0{,}05$.

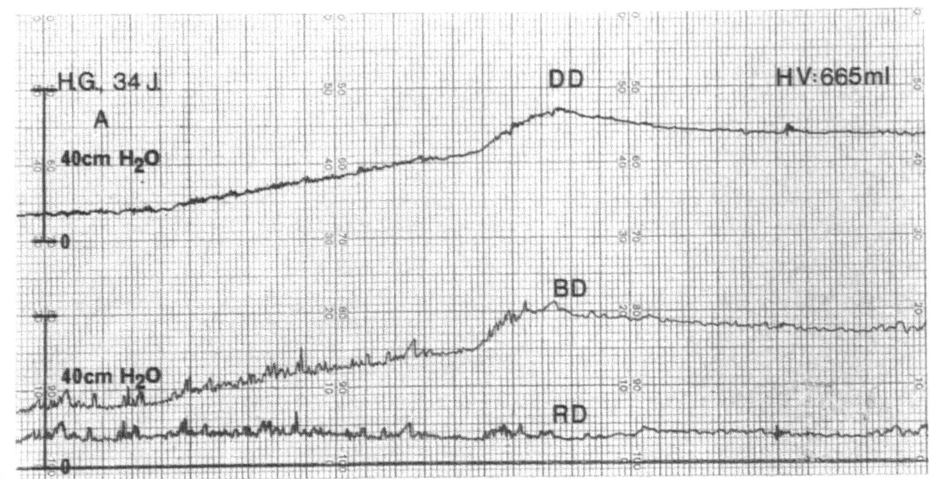


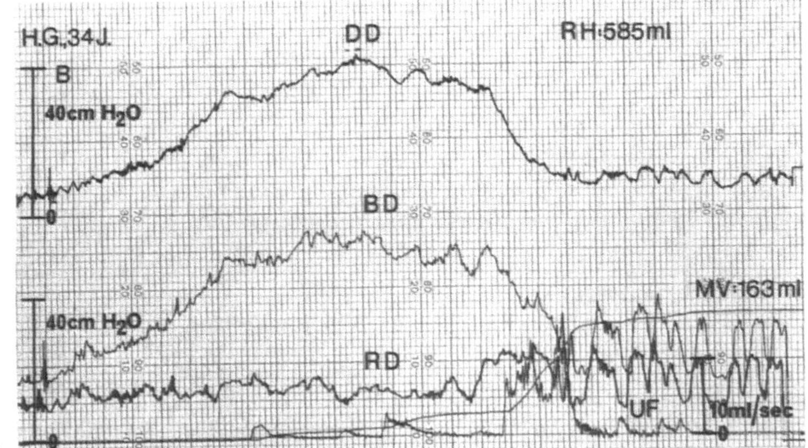


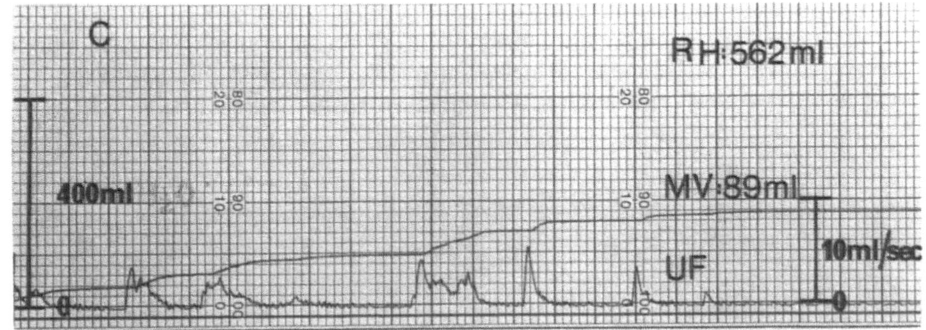


**Abb. 2a–c.** Zystometrie und Miktiometrie bei einer 34jährigen Patientin mit absoluter Harnverhaltung am 17. Tag nach radikaler Hysterektomie. *BD* Blasendruck, *RD* Rektaldruck, *DD* Detrusordruck, *UF* Uroflow, *MV* Miktionsvolumen, *RH* Restharn, *HV* Harnverhaltung. **a** Miktionsversuch vor Medikamentengabe. **b** Miktionsablauf 30 min nach intravenöser Sulprostongabe (500 μg). **c** Uroflow und Miktionsvolumen 90 min nach intravenöser Sulprostongabe (500 μg)

restaktivität vorhanden. Nach Gabe von 500 μg Sulproston als intravenöse Infusion über 1 h kann es über die infravesikale Relaxation zu einer unkoordinierten Miktion von 163 ml bei einem maximalen Harnfluß von 17 ml/s (Abb. 2b). Bereits 90 min später war das Miktionsvolumen auf 89 ml zurückgegangen, der maximale Harnfluß betrug lediglich noch 6 ml/s (Abb. 2c). Nach 6 h erneute Harnverhaltung. Die endgültige Entfernung der suprapubischen Harnableitung erfolgte nach weiteren 14 Tagen.

## Zusammenfassende Wertung

$PGE_2$ und Sulproston zeigen eine pharmakologische Wirkung am unteren Harntrakt sowohl bei gesunden Probandinnen wie auch bei Patientinnen nach Streßinkontinenzoperation und radikaler Hysterektomie. $PGE_2$ und Sulproston senken den Urethraverschlußdruck, $PGE_2$ führt darüber hinaus zu einer Erhöhung der Detrusorkontraktionskraft. Beide Substanzen führen bei blasenentleerungsgestörten Patientinnen kurzfristig zu einer Absenkung des Restharns. Ein längerfristig signifikanter Therapieeffekt gegenüber Plazebo ist weder für $PGE_2$ noch für Sulproston nach Streßinkontinenzoperationen nachweisbar (Schüßler 1983; Wagner et al. 1985). Bei der denervierten Harnblase nach radikaler Hysterektomie wurde in Einzelfällen ein Langzeiteffekt nachgewiesen, der zu einer permanenten Entfernung der suprapubischen Harnableitung führte. Als Ergebnis einer offenen Behandlungsstudie ist dies mit Vorbehalt zu werten. Der Nachteil jeder Prostaglandinanwendung bei Blasenentleerungsstörung ist der dem Medikament eigene Kurzzeiteffekt, der eine wiederholte intravesikale Applikation notwendig macht. Darin liegt auch die Gefahr einer solchen Behandlung. Da die Dosierungen für die einzelnen Prostaglandine sehr hoch liegen (Delaere et al. 1981: 10 000 μg $PGE_2$; Jaschevatzky et al. 1985: 16 000 μg $PGF_{2\alpha}$) scheint diese Behandlungsform auch nicht ungefährlich zu sein. Obwohl bisher keinerlei schweren systemischen Nebenwirkungen beschrieben wurden, sind bei versehentlichem intravasalem Übertritt solcher Konzentrationen, was bei einer gleichzeitig bestehenden Zystitis denkbar wäre, unkalkulierbare systemische Folgen möglich.

## Literatur


Abrams PH, Fenely RCL (1976) The actions of prostaglandins on the smooth muscle of the human urinary tract in vitro. Br J Urol 47:909

Abrams PH, Sykes JAC, Rose AJ, Rogers AF (1979) The synthesis and release of prostaglandins by human urinary bladder muscle in vitro. Invest Urol 16:346

Andersson UE, Henrikson L, Ulmsten U (1978) Effects of $PGE_2$ applied on intravesical and intraurethral pressures in women. Eur Urol 4:366

Bultitude MI, Hills NH, Shuttleworth KED (1976) Clinical and experimental studies on the action of prostaglandins and their synthesis inhibitors on detrusor muscle in vitro and in vivo. Br J Urol 48:631

Delaere KPJ, Thomas CMG, Moonen WA, Debruyne FMJ (1981) The value of intravesical prostaglandin $E_2$ and $F_{2\alpha}$ in women with abnormalities of bladder emptying. Br J Urol 53:306

Desmond D, Bultitude MI, Hills NH, Shuttleworth KED (1980) Clinical experience with intravesical prostaglandin $E_2$. A prospective study or 36 patients. Br J Urol 52:357
Ghoneim MA, Fretin JA, Gagnon DJ, Lebel E, Van Lier J, Arsenault A, Susset JG (1976) The influence of vesical distension on the urethral resistance to flow: a possible role for prostaglandins? J Urol 116:739
Grünberger W, Tulzer H (1981) Zur Therapie der postoperativen Harnverhaltung mit Prostaglandin. Geburtshilfe Frauenheilkd 41:20
Jaschevatzky O, Anderman S, Shalit S, Ellenbogen A, Grunstein S (1985) $PGF_{2\alpha}$ for prevention of urinary retention after vaginal hysterectomy. Obstet Gynecol 66:245
Klarskov P, Gerstenberg TC, Ramirez D, Hald T (1983) Prostaglandin type E activitay dominates in urinary tract smooth muscle in vitro. J Urol 129:1071
Manzl J, Marberger F, Hetzel H, Klammer J, Geir W (1981) Funktionelle Störungen des unteren Harntraktes nach Radikaloperation des Kollumkarzinoms. Geburtshilfe Frauenheilkd 41:145
Persson CGA, Anderson KE (1976) Adrenoceptor and cholinoceptor mediated effects in the isolated urethra of cat and guinea-pig. Exp Pharmacol Physiol 3:415
Ratnam SS, Prasad RNV, Karim SMM (1980) Management of post-surgical urinary retention with prostaglandin $F_{2\alpha}$. A preliminary report. Singapore J Obstet Gynaecol 10:23
Riss P, Spernol R, Gruber N (1982) Intravesicales Prostaglandin $E_2$ und Placebo bei Harnverhaltung nach gynäkologischen Operationen. Geburtshilfe Frauenheilkd 42:142
Schüßler B (1983) Therapie der Blasenentleerungsstörung in der Gynäkologie: Klinisch-urodynamische und tierexperimentelle Untersuchungen zur Wirkung von Prostaglandinen am unteren Harntrakt. Habilitationsschrift, Homburg/Saar
Schüßler B, Alloussi S (1981) Beeinflussung der Harn-Blasenfunktion durch Prostaglandine: Anwendungsmöglichkeiten in der Gynäkologie? In: Hepp H, Schüßler B (Hrsg) Prostaglandine in Gynäkologie und Geburtshilfe. Springer, Berlin Heidelberg New York
Schüßler B (1984) Einfluß der Prostaglandine auf die normale und entleerungsgestörte Blase. Prostaglandine 4:1
Schüßler B, Phillip R, Lentsch P (1985) Pathogenese und Therapie postoperativer Blasenentleerungsstörungen in der Gynäkologie. Gynäkol Rundsch 25, [Suppl] 2:178
Stanton SL, Cardozo LD, Kerr-Wilson R (1979) Treatment of delayed onset of spontaneous voiding after surgery for incontinence. Urology 13:494
Tanagho E (1980) Urodynamics: Uroflowmetrie and female voiding patterns. In: Ostergard DR (Hrsg) Gynecologic urology and urodynamics. Williams & Wilkens, Baltimore, p 103
Vaidynathan S, Rao H, Sharma P, Surya B (1983) Intravesical application of a 15 (S) 15 methyl Prostaglandin $F_{2\alpha}$-suppository in femals with chronic urinary retention. IRCS Med Sci 11:921
Wagner G, Husslein P, Enzelsberger H (1985) Is $PGE_2$ really of therapeutic value for postoperative urinary retention? Results of a prospectively randomized double-blind study. Am J Obstet Gynecol 151:375

## Diskussion

**Husslein:** Alle die Themen, die in unserer heutigen Sitzung diskutiert werden, sind dadurch charakterisiert, daß sie von physiologischem Interesse sind, sich aber ganz offensichtlich in der klinischen Praxis nicht sinnvoll umsetzen lassen. Wir haben ähnliche Untersuchungen gemacht und glauben auch, daß Prostaglandine an der Blase wirken; leider läßt sich dies klinisch aber nicht ausnutzen.

**Kubli:** Gibt es alternative Behandlungsmethoden bei Blasenentleerungsstörungen?

**Schüßler:** Es gibt eine sehr gute Studie von Stanton. Er hat Parasympatikomimetika mit $\alpha$-Rezeptorenblockern, $PGE_2$ und Diazepam für die Behandlung von

Blasenentleerungsstörungen nach Streßinkontinenzoperationen verglichen. Dabei schneidet die Diazepamgruppe bezogen auf Katheterliegezeit am besten ab.

Unser Vorgehen bei Patienten mit Blasenentleerungsstörungen nach Streßinkontinenzoperation ist, daß wir eine suprapubische Harndauerableitung für 7 Tage legen, die Blase für diese Zeit also ruhig stellen und abwarten können, bis die Restharnwerte soweit abnehmen, daß der Katheter entfernt werden kann.

Eine sichere medikamentöse Alternative gibt es derzeit nicht.

**Kubli:** Bei der radikalen Hysterektomie liegen die Dinge etwas anders: Hier besteht ein echtes Problem, das nicht reversibel ist, weil es chirurgisch zu einer Denervierung der Harnblase kommt.

**Schüßler:** Wir haben unsere radikalen Hysterektomien in bezug auf Blasenentleerungsstörungen zusammengestellt. Es waren knapp 90 Fälle in 1,5 Jahren. Diese Patienten sind Langzeitpatienten mit Blasenentleerungsstörung. Die Noxe durch die Operation ist endgültig. Wir bringen den Patienten bei, wie sie nach der Operation die Bauchpresse vernünftig einsetzen, das dauert natürlich, aber wir haben in diesem Kollektiv eine einzige Patientin dabei, die persistierend am intermittierenden Katheter hängengeblieben ist. Alle anderen können nach einer bestimmten Zeit (8–12 Wochen) dann wieder kompensiert ihre Blase entleeren. Da nach radikaler Hysterektomie im Gegensatz zu Streß-Inkontinenz-Operationen keine intravesicale Obstruktion vorliegt, erscheint uns eine passagere Therapie mit Alpharezeptoren sinnvoll.

**Lippert:** Zur PG-Dosierung: Diese Dosierungen sind so hoch, daß man den Schluß ziehen muß, daß die Blasenschleimhaut doch eine Schutzfunktion ausübt, denn wenn 10 mg $PGE_2$ resorbiert würden, dann müßte dies eigentlich zu einem lebensgefährlichen Kollaps führen, selbst schon bei 1000 $\mu$g Sulproston.

**Schüßler:** Wir sind dieser Frage auch nachgegangen und haben zusammen mit Herrn Schlegel Plasmaspiegel von $PGE_2$-Metaboliten bestimmt, nachdem wir unterschiedliche Konzentrationen von $PGE_2$ in die Blase instilliert hatten. Dabei zeigt sich kein wesentlicher Anstieg der $PGE_2$-Metaboliten gegenüber NaCl-Lösung, aber – und das ist wichtig – wenn die Urothelschranke gestört ist, z. B. bei der interstitiellen Zystitis, da kann das ein echtes Problem sein und für die Patientin gefährlich werden, obwohl ein solcher Zwischenfall bisher nicht beschrieben ist.

# Anwendung der Prostaglandine im 1. und 2. Trimenon

# Termination of Early Pregnancy – Menstrual Induction

M. Bygdeman

## Introduction

Suction curettage, the most prevalent technique for first trimester abortion, was developed to minimize complications of infection and blood loss encountered with dilatation and sharp curettage. Suction curettage, however, is not without immediate and future risks, including the hazards of anesthesia and the potential for cervical damage resulting from mechanical dilatation of the cervix. A desire to minimize these risks led to the development of the early suction abortion which has been variously termed menstrual regulation, menstrual extraction, and mini-abortion (Karman and Potts 1972). Later experience with this technique, however, demonstrated the routine need for local anesthesia to minimize vasovagal symptoms and in some patients mechanical cervical dilatation could not be avoided.

The development of the prostaglandins offered the hope of an effective pharmacological alternative to surgical interruption of first trimester pregnancy that would avoid the potential problems associated with anesthesia, mechanical dilatation of the cervix and uterine instrumentation. The aim of this short review is to summarize the results of some of the more recent studies illustrating the present status of the development of a nonsurgical method to terminate early pregnancy.

## Time of Treatment and Mode of Action of Prostaglandins

A prerequisite for a medical method for termination of early pregnancy is that the outcome of the treatment be a complete abortion. Spontaneous abortions occurring during the 4th to 7th week of pregnancy are in general complete and curettage is not necessary. Experience indicates that the same is true if prostaglandin analogues are used. Although prostaglandin treatment will results in an abortion in most cases, independent of gestational age, it is only possible to obtain a high proportion of complete abortions during early pregnancy (Bygdeman et al. 1976; Table 1).

The naturally occurring prostaglandins $PGF_{2\alpha}$ and $PGE_2$, as well as analogues to these compounds, have the ability to stimulate uterine activity, to interrupt

**Table 1.** Frequency of complete abortion in the first trimester of pregnancy following vaginal administration of 15-methyl-$PGF_2$ methyl ester (Bygdeman et al. 1976)

| | Weeks since last menstrual period | | | |
|---|---|---|---|---|
| | 4–7 | 8 | 9–11 | 12 |
| No. of patients | 31 | 20 | 38 | 23 |
| Complete abortion[a] (%) | 97 | 85 | 69 | 39 |

[a] The assessment of completeness was based upon microscopic examination of material obtained at curettage, or by the clinical course of the patient in cases where there was no operative intervention.

pregnancy, and to induce softening of the cervix and dilatation of the cervical canal in all stages of gestation. Although $PGF_{2\alpha}$ and different prostaglandin analogues have a luteolytic effect in many laboratory and farm animals, this effect does not seem to be of importance in humans.

## Efficacy and Safety of Prostaglandins in Termination of Early First Trimester Pregnancy

While prostaglandin therapy now has a recognized position in termination of second trimester pregnancy and for preoperative cervical dilatation in late first and early second trimester pregnancies, the use of prostaglandins for termination of very early pregnancies is still being explored (Lauersen 1985). The initial trials using classical prostaglandins were mainly discouraging. The only effective route of administration was intrauterine and premedication was necessary to reduce the frequency of side effects. The situation has changed, at least partly, with the availability of prostaglandin analogues. Intrauterine administration of various analogues has been shown to be highly effective in terminating early pregnancy (Karim et al. 1977; Tagaki et al. 1977).

Encouraging results have also been reported following vaginal administration of 9-deoxo-16,16-dimethyl-9-methylene $PGE_2$ (9-methylene $PGE_2$) and 16,16-dimethyl-trans-$\Delta^2$-$PGE_1$ methyl ester (16,16-dimethyl $PGE_1$) and intramuscular injections of 16-phenoxy-tetranor $PGE_1$ methyl sulfonylamide (16-phenoxy $PGE_2$). These three compounds were compared in one study and found to be equally effective. The frequency of complete abortion was 92%–94% if treatment was restricted to the first 3 weeks following the first missed menstrual period (Bygdeman et al. 1983). Approximately 50% of the patients experienced occasional gastrointestinal side effects. Strong uterine pain necessitating analgesic treatment occurred in 35% of women treated with the PGE analogues administered by the vaginal route and in 56% for intramuscular 16-phenoxy $PGE_2$ (Table 2).

One group of patients were allowed to treat themselves at home and the analogue used was 9-methylene $PGE_2$. The outcome of this study, which is the

**Table 2.** Comparison of surgical and nonsurgical methods for termination of early pregnancy

| Treatment | Reference | Percentage of patients | | | |
|---|---|---|---|---|---|
| | | Complete abortion | Gastrointestinal side effects | Uterine pain (analgesic injection) | Excessive bleeding |
| RU 486 alone | Kovacs et al. (1984) | 61 | 0 | 0 | 5.6 |
| 9-methylene $PGE_2$ | Bygdeman et al. (1983) | 94 | 40 | 34 | 0 |
| 16-phenoxy $PGE_2$ | Bygdeman et al. (1983) | 94 | 55 | 56 | 0 |
| RU 486 and 16-phenoxy $PGE_2$ | Swahn and Bygdeman (1987) | 96 | 0 | 13 | 0 |
| Vacuum aspiration | WHO (1987) | 94 | 2 | 0.5 | 0 |

first attempt at medical home abortion, was promising. The success rate was the same as that found in hospitalized patients, showing that self-administration is a possibility. The only problem was uterine pain. Four patients out of 100 experienced strong uterine pain necessitating a hospital visit and an analgesic injection for alleviation (Bygdeman et al. 1984).

The clinical events following treatment were very similar following both vaginal and intramuscular administration. All analogues induced an increase in uterine contractility followed by bleeding which generally started 3–6 h after initiation of therapy and lasted 1–2 weeks. The total blood loss varied in different studies between 61 and 131 ml (Hamberger et al. 1978; Bygdeman et al. 1983). Heavy blood loss and pelvic infection seem to occur rarely: in a large multicenter study the frequency was less than 2% (Who 1982).

In a number of studies prostaglandin treatment and the surgical procedure for termination of early pregnancy have been compared. All these studies have shown that administration of prostaglandin by different routes e.g. vaginal, intramuscular or into the uterine cavity was as effective as vacuum aspiration. However, vacuum aspiration required less hospital time, caused fewer gastrointestinal side effects, and resulted in a shorter period of bleeding (Ragab and Edelman 1976; Lundström et al. 1977; Rosén et al. 1984). The same results were also obtained in a large multicenter study in which 16-phenoxy $PGE_2$ was used (Who 1987).

The acceptability of vaginal prostaglandin treatment has been evaluated in two studies (Rosén et al. 1979, 1984). In the second study patients in early pregnancy were randomly allocated to either vaginal administration of 9-methylene $PGE_2$ in hospital or at home or to vacuum aspiration. The study showed that prostaglandin therapy was received positively; the patients who were treated with prostaglandin retained positive attitudes after the abortion; a majority of these patients intended to use the same procedure in case of a repeated abortion and would also recommend the treatment to a relative or friend.

## Combination of Prostaglandin and Antiprogestin

The antiprogestin RU 486 is a gestagen which competes with progesterone at the receptor site (Baulieu 1985). Administration of RU 486 to patients in early pregnancy caused vaginal bleeding in almost all patients but the frequency of complete abortion was not sufficiently high to compete with vacuum aspiration (Herrmann et al. 1982; Kovacs et al. 1984; Table 2). Gastrointestinal side effects and uterine pain were not problems, while excessive bleeding occurred in approximately 5% of the patients. Treatment with RU 486 resulted in an increase in spontaneous uterine contractility. The inactive early-pregnancy uterus changed into an active organ, probably due to the local withdrawal of progesterone. The treatment also resulted in an increased sensitivity to prostaglandin (Swahn et al. 1985; Bygdeman and Swahn 1985). In a recent study, patients in early pregnancy (up to 7th week of pregnancy) received 25 mg RU 486 twice daily for 4 days. On the 4th day a small dose (0.25 mg) of 16-phenoxy $PGE_2$ was given. The number of patients studied was 74 (Bygdeman and Swahn 1985). Of these, 71 (96%) aborted completely. The only side effect was uterine pain necessitating treatment in 13% of the cases. This study indicates that the combination of an antiprogestin and a prostaglandin may be developed into a nonsurgical procedure which is as effective as prostaglandin alone or vacuum aspiration, and which is associated with significantly lower frequencies of gastrointestinal side effects and uterine pain than are observed with the PGE analogues.

## Conclusions

It may be concluded that prostaglandins can be used as a nonsurgical procedure for termination of very early pregnancy. Both vaginal and intramuscular administration of the latest generation of prostaglandin analogues can be as effective as vacuum aspiration if the treatment is restricted to the first 3 weeks following the first missed menstrual period. Gastrointestinal side effects and uterine pain are still problems, although of significantly less importance than if natural prostaglandins are used. The development of new prostaglandin analogues, a more effective prostaglandin application method and combinations of antiprogestin and prostaglandins may further improve the treatment and make pharmacological alternatives to surgical methods of early first trimester abortion more widely acceptable.

*Acknowledgements*

Most studies referred to in this review were supported by the WHO Special Programme on Research, Development and Research Training in Human Reproduction, Geneva, Switzerland. I am grateful to Astrid Häggblad for skilful typing of the manuscript.

## References

Baulieu EE (1985) An antiprogestin steroid with contragestive activity in women. In: Baulieu EE, Segal SJ (eds) The Antiprogestin steroid RU 486 and human fertility control. Plenum, New York, pp 1-6

Bygdeman M, Swahn ML (1985) Progesterone receptor blockage. Effect on uterine contractility and early pregnancy. Contraception 32:45-51

Bygdeman M, Borell U, Leader A, Lundström V, Martin JN Jr, Eneroth P, Gréen K (1976) Induction of first and second trimester abortion by the vaginal administration of 15-methyl-$PGF_2$ methyl ester. In: Samuelsson B, Paoletti R (eds) Advances in prostaglandin and thromboxane research, vol 2. Raven, New York, pp 693-704

Bygdeman M, Christensen NJ, Gréen K, Zheng S, Lundström V (1983) Termination of early pregnancy - future development. Acta Obstet Gynecol Scand [suppl] 113:125-129

Bygdeman M, Christensen NJ, Gréen K, Vesterqvist O (1984) Self-administration at home of prostaglandin for termination of early pregnancy. In: Toppozada M, Bygdeman M, Hafez ESE (eds) Prostaglandins and fertility regulation. MTP Press, Lancaster, pp 83-90

Hamberger L, Nilsson B, Björn Rasmussen E, Atterfelt P, Wiqvist N (1978) Early abortion by vaginal prostaglandin suppositories. Contraception 17:183-194

Herrmann W, Wyss R, Riondel A, Philibert D, Teutsch G, Sekiz E, Baulieu EE (1982) Effet d'un steroid antiprogesterone chez la femme: interruption du cycle menstruel et de la grossesse au debut. CR Acad Sci [III] 294:933-938

Karim SMM, Rao B, Ratnam SS, Prasad RNW, Wong YM, Ilancheran A (1977) Termination of early pregnancy (menstrual induction) with 16-phenoxy-$\omega$-tetranor $PGE_2$ methyl sulfonylamide. Contraception 16:377-381

Karman H, Potts M (1972) Very early abortion using syringe as a vacuum source. Lancet i:1051-1052

Kovacs L, Sas M, Resch BA, Ugocsai G, Swahn ML, Bygdeman M, Rowe PJ (1984) Termination of very early pregnancy by RU 486, an antiprogestational compound. Contraception 29:399-410

Lauersen NH (1986) Induced abortion. In: Bygdeman M, Berger GS, Keith LG (eds) Prostaglandins and their inhibitors in clinical obstetrics and gynecology. MTP Press, Lancaster, pp 271-314

Lundström V, Bygdeman M, Fotiou S, Gréen K, Kinoshita K (1977) Abortion in early pregnancy by vaginal administration of 16,16-dimethyl-$PGE_2$ in comparison with vacuum aspiration. Contraception 16:167-173

Ragab MJ, Edelman D (1976) Early termination of pregnancy. A comparative study of intrauterine $PGF_{2\alpha}$ and vacuum aspiration. Prostaglandins 11:275-283

Rosén AS, Nysted I, Bygdeman M, Lundström V (1979) Acceptability of a non-surgical method to terminate very early pregnancy in comparison to vacuum aspiration. Contraception 19:107-117

Rosén AS, von Knorring K, Bygdeman M, Christensen N (1984) Randomized comparison of prostaglandin treatment in hospital or at home with vacuum aspiration for termination of early pregnancy. Contraception 29:423-435

Swahn ML, Bygdeman M (1987) Interruption of early gestation with prostaglandins and antiprogestin. In: Diczfalusy E, Bygdeman M (eds) Fertility regulation today and tomorrow. Raven, New York (in press) Serono Symposia 36:109-118

Swahn ML, Cekan S, Wang G, Lundström V, Bygdeman M (1985) Pharmacokinetic and clinical studies of RU 486 for fertility regulation. In: Baulieu EE, Segal SJ (eds) The antiprogestin steroid RU 486 and human fertility control. Plenum, New York, pp 249-258

Takagi S, Tomida Y, Itoh K, Matsukawa R, Sakata H, Yoshida T, Iwasa Y, Ninagawa T, Hiroshima T (1977) Termination of early pregnancy by ONO-802 (16,16-dimethyl-trans-$\Delta^2$-$PGE_1$ methyl ester). Prostaglandins 14:791-798

WHO Prostaglandin Task Force (1982) Termination of very early first trimester pregnancy by vaginal administration of 16,16-dimethyl-trans-$\Delta^2$-$PGE_1$ methyl ester. Asia Oceania J Obstet Gynecol 8:263-268

WHO Task Force on Post-Ovulatory Methods for Fertility Control (1987) Menstrual regulation by intramuscular injections of 16-phenocy-tetranor $PGE_2$ methyl sulfonylamide. Br J Obstet Gynaecol (in press)

## Discussion

**Kubli:** Up to what week of pregnancy is your final recommendation valid?

**Bygdeman:** If you aim at a nonsurgical alternative, you have to restrict your treatment to the first 3 weeks following the first missed menstrual period. That is, up to the 7th week if you calculate from the first day of the last menstrual period.

There are a number of animal studies performed at Roussel-Uclaf and Schering AG indicating that treatment with different antiprogestins will result in cervical softening and dilatation of the cervical canal. With regard to clinical studies I am only aware of one from France, in which second trimester abortion patients were treated with RU 486 prior to prostaglandins. In these patients the induction-to-abortion interval was significantly reduced. The World Health Organization is at present performing a multicenter study in which the effect of RU 486 prior to vacuum aspiration on the cervix is compared with placebo.

A further unknown factor so far is the duration of RU 486 treatment needed to achieve an effect on the cervix. The time it takes to change the "silent early pregnant uterus" in to an active contractile organ is, as I showed in my lecture, 24–36 h.

**Hermann:** The figure of 5% failures of incomplete aspiration seems to be very high. Is this true for your own clinic as well, or is it just one of these multicenteric studies where you have to take in to account the inexperience of some clinicians?

**Bygdeman:** We do not have a failure rate of 5% following vacuum aspiration in early pregnancy. The study I referred to was a multicenter one in which 11 centers from different parts of the world participated. Even if vacuum aspiration is a fairly simple procedure, skill and experience are needed both for vacuum aspiration and for prostaglandin treatment. Two centers had a lower success rate than the others, bringing down the overall frequency of complete abortion for both procedures.

**Hermann:** Have you noticed any luteolytic effect in tubal pregnancies with prostaglandins?

**Bygdeman:** There are several thousand terminations of early pregnancy reported in the literature where prostaglandin analogues are used, but no ectopic pregnancy has been reported. Since these patients are treated during the first 2–3 weeks following the first missed menstrual period it is very difficult, prior to treatment, to exclude ectopic pregnancies. These data indicate that prostaglandin treatment, for instance by stimulating tubal contractility, may cause tubal abortion and in that way may also be a nonsurgical treatment for ectopic pregnancies. With the antiprogestin there are already a couple of extrauterine pregnancies reported. So, maybe antiprogestins do not have the same effect on extrauterine pregnancy as prostaglandins. However, I would like to emphasize that the problem of extrauterine pregnancy is present also with vacuumaspiration.

**Hermann:** Do you know how high the frequency of "selftreated" ectopic pregnancy is?

**Bygdeman:** In textbooks it is generally stated that 30% of ectopic pregnancies end spontaneously.

# Erfahrungen mit Prostaglandingel ($F_{2\alpha}$) und Vaginalzäpfchen (9-Deoxo-16,16,-Dimethy-9-Methylene $E_2$) zum „Priming" der Zervix vor dem Schwangerschaftsabbruch im 1. Trimenon

P. De Grandi, F. Grütter

## Einführung

Die Aspirationskürettage, die die Technik der Wahl für den Schwangerschaftsabbruch im 1. Trimenon darstellt, benötigt eine Zervixdilatation.

Die instrumentelle Dilatation soll denjenigen Durchmesser eines Hegar-Stiftes erreichen, der im Millimeter ausgedrückt mindestens gleich oder besser größer sein sollte als die Anzahl Wochen der zu unterbrechenden Schwangerschaft (Ott 1977).

Eine solche Dilatation wird mit zunehmender Schwangerschaftsdauer schwerer zu erreichen sein, insbesondere zwischen 9 und 13 Wochen.

Im übrigen werden traumatische Zervixläsionen bei einer primigraviden Patientin eher zu erwarten sein, da der Zervixkanal noch nie dilatiert worden und die Zervix lang, eng, hart und geschlossen ist.

Die lokale Applikation der Prostaglandine wirkt einerseits auf die Uterusmuskulatur und es werden Wehen ausgelöst, andererseits wird ein „Softening" der bindegewebigen Anteile der Zervix verursacht.

Durch diese Vorbereitung des Muttermundes, das sog. Priming, soll die instrumentelle Dilatation erleichtert werden.

Die Erweichung des Muttermundes durch die Prostaglandine ermöglicht somit eine ausreichende Dilatation, damit die Aspirationskanüle im Zervixkanal völlig frei bewegt werden kann. Da die Bewegungen der Aspirationssonde durch den Zervixkanal nicht gebremst werden, kann der Operateur die Grenzen des Cavum uteri sehr gut wahrnehmen. Unter diesen Umständen sind die Risiken von Perforationen und unvollständigen Ausräumungen reduziert.

Mit der Erleichterung der Dilatation der Zervix durch das Priming sollen traumatische Läsionen der bindegewebigen Anteile des uterinen Verschlußapparates vermieden werden, die für die Entstehung einer Zervixinsuffizienz verantwortlich sein könnten.

Seit der Einführung des Primings der Zervix bei den primigraviden Patientinnen mit 9- bis 13wöchigen Schwangerschaften fiel uns auf, daß regelmäßig starke Nebenwirkungen in Form von uterinen krampfartigen Schmerzen auftraten. Eine Vorbereitung der Zervix mit Prostaglandinen sollte somit unseres Erachtens nur Frauen vorgeschlagen werden, die durch die Maßnahme in einem ohnehin traumatisierenden Umfeld nicht noch zusätzlich belastet werden.

Zuerst objektivierten wir die Wirkung des Primings, indem wir $PGF_{2\alpha}$ lokal anwandten. Gleichzeitig suchten wir nach der besten Anästhesiemethode.

Später, mit der Einführung der $PGE_2$-Analoga, war es interessant zu untersuchen, in welchem Ausmaß sich deren Haupteigenschaft, das Softening, vor allem auf die Zervix auswirkte, d. h. ohne daß allzu schmerzhafte Kontraktionen ausgelöst wurden. In der Hoffnung die bisherigen Anästhesiemethoden, die bei der Applikation von $PGF_{2\alpha}$ oder $PGE_2$ verwendet wurden zu vereinfachen, haben wir die Wirkung von 10 mg 9-Deoxo-16,16-Dimethyl-9-Methylen-Vaginalzäpfchen untersucht.

## Priming der Zervix mit retroamnialer Applikation von Prostaglandin-$F_{2\alpha}$-Gel

Die Wirkung der retroamnialen Applikation des Prostaglandin-$F_{2\alpha}$-Gels ist bei 113 Primigraviden mit 9- bis 13wöchiger Schwangerschaft untersucht worden.

Dieses Kollektiv wurde in 3 Gruppen aufgeteilt mit 33, 70 und 10 Patientinnen. Sie erhielten eine 3 ml Einzeldosis von entweder:

- Prostaglandin-$F_{2\alpha}$-Gel zusammen mit einer Dauertropfinfusion von 500 ml 5 %iger Glukose mit 100 mg Dolantin und 50 mg Phenergan (40 Topf./min), oder
- Prostaglandin-$F_{2\alpha}$-Gel unter Periduralanästhesie, oder
- einem Plazebogel.

Diese 3 Gruppen waren vergleichbar bezüglich Alter der Patientinnen und Schwangerschaftsdauer (Tabelle 1).

Beim verwendeten Gel handelt es sich um ein Tylosegel (Lippert u. Modly 1973), das 2,5 mg Prostaglandin-$F_{2\alpha}$ pro Milliliter enthält. Dieses Gel wird in der Spitalapotheke hergestellt und in Form von 3-ml-Injektionsspritzen abgegeben, die bei - 20 °C aufbewahrt werden. Der Produktionsrhythmus ist so geregelt, daß das Lager alle 10-12 Wochen erneuert wird.

Nach vaginaler Desinfektion wird das Gel retroamnial mit Hilfe eines intravenösen Katheters eingeführt (Bard I Cath - 14 G CR Bard International Sunderland, England), der vorsichtig 1-2 cm über den inneren Muttermund hinaus geschoben wird.

Die Anästhesie, sei es die systemische Analgesie oder die Periduralanästhesie, wurde immer vor der Gelapplikation eingerichtet.

**Tabelle 1.** Verteilung des Patientenalters und des Gestationsalters in den untersuchten Gruppen

| | [n] | Alter der Patientinnen [Jahre] | Gestationsalter [Wochen] |
|---|---|---|---|
| Gruppe A | 33 | 22,0 ± 4,0 | 10,5 ± 1,1 |
| Gruppe B | 70 | 21,0 ± 3,5 | 10,4 ± 1,4 |
| Gruppe C | 10 | 21,5 ± 3,5 | 10,2 ± 1,2 |

**Tabelle 2.** Verteilung der Wirkungen des Primings in den untersuchten Gruppen

| | Dilatation (in mm) | | | | | |
|---|---|---|---|---|---|---|
| | Ohne Ausstoßung der Frucht | | | Mit Ausstoßung der Frucht | | |
| | [n] | [%] | X ± SD | [n] | [%] | X ± SD |
| Gruppe A n = 33 | 26 | 80 | 9,8 ± 2,3 | 7 | 20 | 13,0 ± 1,5 |
| Gruppe B n = 70 | 63 | 90 | 10,2 ± 2,0 | 7 | 10 | 13,8 ± 1,0 |
| Gruppe C n = 10 | 10 | 100 | 4,5 ± 1,0 | 0 | - | - |

Die Auswertung des Ausmaßes der Zervixdilatation, sowie die Aspirationskürettage, wurden 4 h später vorgenommen. Bei den Patientinnen mit der systemischen Analgesie und dem Plazebogel wurde der Eingriff in Vollnarkose durchgeführt. Bei den anderen wurde die bereits eingerichtete Periduralanästhesie angewandt.

Das Ausmaß der erreichten Dilatation (Tabelle 2) wurde beurteilt durch den Durchmesser des größten Hegar-Stiftes, der noch ohne Widerstand eingeführt werden konnte.

Unter der Wirkung der $PGF_{2\alpha}$ wurde bei den Patientinnen mit der systemischen Analgesie, bzw. der Periduralanästhesie, eine Dilatation von 9,8 ± 2,3 mm bzw. 10,2 ± 3,0 mm erreicht. Unabhängig von der durchgeführten Anästhesiemethode waren die Resultate von denjenigen der Plazebogruppe signifikant verschieden ($p = 0{,}001$), bei der eine durchschnittliche Dilatation von 4,5 ± 1,0 mm festgestellt wurde.

Bei 14 Patientinnen (13 %) wurde der Gebärmutterinhalt nur durch die Wirkung des Primings spontan ausgestoßen. Bei diesen Fällen wurde eine Zervixdilatation von 13,0 ± 1,5 mm erreicht bzw. 13,8 ± 1,0 mm je nach Anästhesieverfahren. In 10 von diesen 14 Fällen zeigte die Kürettage, daß es sich um eine vollständige Ausstoßung gehandelt hatte.

In den Fällen, wo das Priming nur eine wenig ausgeprägte Zervixdilatation bewirkt hatte, fand man dennoch eine starke Erweichung des Muttermundes, so daß der Operateur keine Mühe hatte, die Dilatation zu vervollständigen. Es bestand nie eine Indikation für eine Bluttransfusion.

Bei keiner Patientin wurde eine Komplikation in Form einer Infektion beobachtet. Eine systematische Kontrolle wurde 2 Wochen nach dem Eingriff durchgeführt.

Etwas häufiger traten nach systemischer Analgesie, wahrscheinlich wegen des Pethidins, Übelkeit und in wenigen Fällen Erbrechen auf, die nach 1- bis 2maliger intravenöser Injektion von Metroclopramid (Primperan) sistierten.

76 % der Patientinnen mit der systemischen Analgesie klagten über mäßige bis starke Schmerzen während der ersten 2 h, hingegen verspürten nur 8 % der

Patientinnen unter Periduralanästhesie schwache bis mäßige Schmerzen während dieser Zeitspanne. Nach 4 h waren 58 % der Patientinnen unter systemischer Analgesie schmerzfrei, hingegen 93 % unter Periduralanästhesie.

Zusammenfassend zeigte diese Studie, daß die retroamniale Applikation von $PGF_{2\alpha}$ eine wirksame Primingmethode darstellt, deren Resultate durch die Anästhesiemethode unbeeinflußt blieben. Die durch das Priming ausgelösten Schmerzen erforderten jedoch eine Periduralanästhesie, die sich wirksamer als die systemische Analgesie erwies.

## Zervixpriming mit 9-deoxo-16,16-dimethyl-9-methylen $PGE_2$ Vaginalovula

Diese randomiserte Studie beinhaltet 40 primigravide Patientinnen mit 7- bis 12wöchigen Schwangerschaften, die in 2 Gruppen aufgeteilt wurden:

- 20 erhielten ein Vaginalovulum mit 10 mg 9-deoxo-16,16-dimethyl-9-Methylen-$PGE_2$,
- 20 ein Vaginalzäpfchen gleichen Aussehens, aber ohne aktive Substanz.

Die beiden Gruppen sind vergleichbar bezüglich Durchschnittsalter der Patientinnen (20,5 bzw. 21,9 Jahre) und durchschnittliches Gestationsalter (9,75 bzw. 9,35 Wochen).

Das Vaginalzäpfchen wurde unter Sichtkontrolle in das hintere Scheidengewölbe eingeführt und die Patientin aufgefordert, während einer Stunde liegen zu bleiben und nicht Wasser zu lassen. Bei Bedarf wurde eine Analgesie in Form von 50 mg Dolantin intramuskulär verabreicht. Beim Auftreten von Übelkeit und Erbrechen wurden 10 mg Metoclopramid (Primperan) intravenös injiziert. Diese Injektionen wurden bei Bedarf wiederholt.

Die Dilatation wurde 4 h später beurteilt, vor der Aspirationskürettage unter Allgemeinanästhesie, indem die oben erwähnten Kriterien angewendet wurden.

Die durchschnittliche Dilatation bei Anwendung der Ovula mit der aktiven Substanz beträgt $7{,}45 \pm 1{,}0$ mm; sie beträgt nur $5{,}4 \pm 1{,}23$ mm bei Anwendung der Plazebozäpfchen ($p < 0{,}001$). Keine einzige spontane Ausstoßung der Frucht wurde nach diesem Priming beobachtet.

Die Tabelle 3 zeigt das Ausmaß des Widerstandes, der bei der zusätzlichen Dilatation gefunden wurde, je nach dem, ob das Vaginalovulum das $PGE_2$-Analogon enthielt oder nicht. Unter der Wirkung des $PGE_2$-Analogons traten bei 12 Patientinnen (60 %) Übelkeit und bei 8 (40 %) Erbrechen auf. Diese Nebenwirkungen konnten schnell und wirksam durch eine intravenöse Injektion von 10 mg Metoclopramid gelindert werden, außer in 2 Fällen, wo eine 2. Injektion nötig war. Durchfall trat nie ein.

Bei 19 von 20 Patientinnen der behandelten Gruppe traten mäßige bis starke Schmerzen auf, die in 18 Fällen eine analgetische Medikation erforderten. Eine zweite intramuskuläre Injektion von 50 mg Dolantin wurde in 2 Fällen verabreicht.

Bei der Plazebogruppe traten keine Nebenwirkungen auf.

Tabelle 3. Ausmaß des Widerstandes bei der Dilatation

| Widerstand | $PGE_2$-Analogon | Plazebo |
|---|---|---|
| Schwach | 15 | 2 |
| Mäßig | 5 | 15 |
| Stark | 0 | 3 |

Zusammenfassend zeigt sich, daß das Priming mit 10 mg 9-deoxo-16,16-dimethyl-9-Methylen-$PGE_2$ in Form von Vaginalovula sich als wirksam erwiesen hat, obschon andere Autoren (Bygdemans 1980; Christensen 1983; Moberg 1983) über etwas bessere Resultate berichten, die jedoch die 2- bis 3fache Dosis verabreicht haben. Bei der in dieser Studie verwendeten relativ schwachen Dosis von 10 mg wurden die Schmerzen auf befriedigende Weise durch die erwähnte Analgesie gelindert. Eine schwere Analgesie wie die Periduralanalgesie erübrigt sich somit.

Die Toleranz dieser Primingmethode ist jedoch nicht genügend, um einen ambulanten Gebrauch zu ermöglichen.

## Literatur

Bygdeman M (1980) A comparison of two stable $PGE_2$ analogues for termination of early pregnancy. Contraception 22:471–482

Christensen N (1983) Comparition of different PG analogues and laminaria for preoperative dilatation of the cervix in late first trimester abortion. Contraception 27:51–61

Lippert TH, Modly T (1973) Induction of abortion by the extraamniotic administration of prostaglandin gels. J Obstet Gynaecol Br Cwlth 80:1025–1027

Moberg P (1983) Preabortion treatment with a single vaginal suppository containing 9-deoxo-$PGE_2$ in late first and early second trimester of pregnancy. Acta Obstet Gynecol Scand [Suppl] 113:137–140

Ott E (1977) Pregnancy termination. Cervical dilatation – a review. Popul Rep Series [F] 6: The George Washington University Medicol Center, Washington P.C. Pop Rep Series F, No 6

# Eine Methode zur quantitativen Erfassung der Zervixcompliance

H. Baumann, R. Huch, A. Huch

## Einleitung

Neuman beschreibt eine Methode, anhand derer mittels eines in den Zervikalkanal eingeführten Ballonkatheters die Compliance der Zervix quantitativ gemessen werden kann (Neuman et al. 1980). Spaetling et al. (1985) haben untersucht, inwiefern sich mit dieser Meßmethode Complianceveränderungen der Zervix vor und nach einer lokalen Applikation von verschiedenen Prostaglandinen nachweisen lassen. Wir stellen hier Prinzip und Technik dieser einfachen Meßmethodik vor.

### Meßmethodik und Beschreibung des intrazervikalen Druckverhaltens (Elastance, Relaxation)

Das Prinzip der Meßmethodik besteht darin, daß eine Ballonsonde von 3 bzw. 4 cm Länge in den Zervikalkanal eingeführt und mit sterilem Wasser gefüllt wird. Druckveränderungen werden an einer Drucksonde registriert und auf einer elektronischen Meßeinrichtung sowie einem Schreiber angezeigt (Abb. 1). Der Ballon ist dabei so konstruiert, daß die Ballonwand erst bei einem Ballondurchmesser von 1,5 cm unter Eigenspannung kommt. Dieser Ballondurchmesser wird bei einer Ballonfüllmenge von 4 bzw. 5 ml erreicht; dieses Volumen kann der Zervikalkanal nicht aufnehmen, so daß die Eigenspannung der Ballonwand für die Druckmessung keine Rolle spielt. Füllt man die Ballonsonde mit Flüssigkeit, so setzt die Zervix der Ausdehnung einen Widerstand entgegen, der zum Druckanstieg im Ballon führt. Dieser Anstieg ist eine Funktion der elastischen Eigenschaften des Gewebes. Der pro Volumeneinheit erzeugte Druck - die Steilheit des Druckanstiegs - wird als Elastance bezeichnet (die Elastance ist somit das reziproke Verhältnis der Compliance) (Abb. 2). Die Elastance (mm Hg/ml) wird nach der Formel $a \times K1/b \times K2$ (K1 = Gradierung des Druckanstiegs auf dem Schreiber, K2 = Infusionsgeschwindigkeit, in unseren Untersuchungen 6 ml/min) errechnet. Bei geringen Druckveränderungen pro Volumeneinheit nimmt die Steilheit der Kurve ab und die Elastance ist kleiner.

Der Relaxationswert beschreibt den Druckverlauf bei gefülltem Ballon (Abb. 2). Wird die Pumpe nach der Ballonfüllung bis 120–140 mm Hg abgestellt,

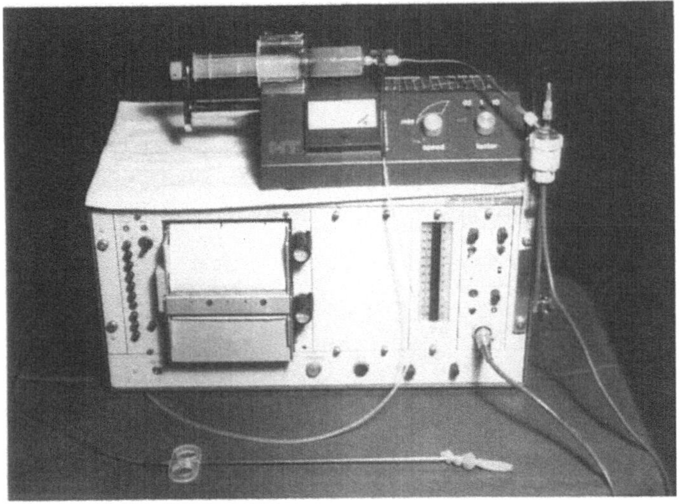

**Abb. 1.** Ballonkatheter mit der Meßeinheit

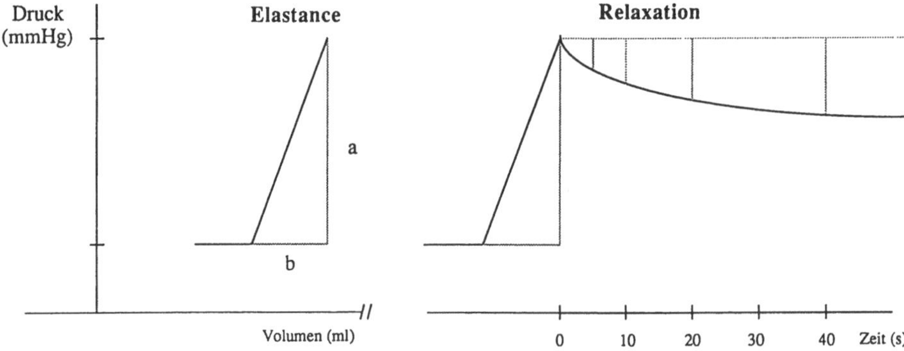


**Abb. 2.** Schematische Darstellung der Elastance (Steilheit der Druck/Volumenrelation) und Relaxation (Druckverhalten der Zervix bei gefülltem Ballon)

so übt die Zervix einen Druck auf den Ballon aus. Je verformbarer die Zervix ist, desto weniger kann der Druck auf den Ballon aufrechterhalten werden und um so größer wird der Relaxationswert. Dieser kann nach folgender Formel berechnet werden: $R = 2{,}5\ P_5 + 5\ P_{10} + 10\ P_{20} + 20\ P_{40}/40\ P_0 \times 100\ \%$, wobei $P_0$ dem Anfangsdruck, $P_5$ dem Druck nach 5 s usw. entspricht.

## Eigene Erfahrungen mit der Meßmethode und Schlußfolgerungen

Aus unserer Gruppe haben Spaetling et al. (1985) versucht, elastische und plastische Veränderungen vor und nach der Applikation von Prostaglandinen ($PGE_2$-Gel intrazervikal und Tabletten vaginal, $PGF_2$-Gel intrazervikal) im 1. Trimenon

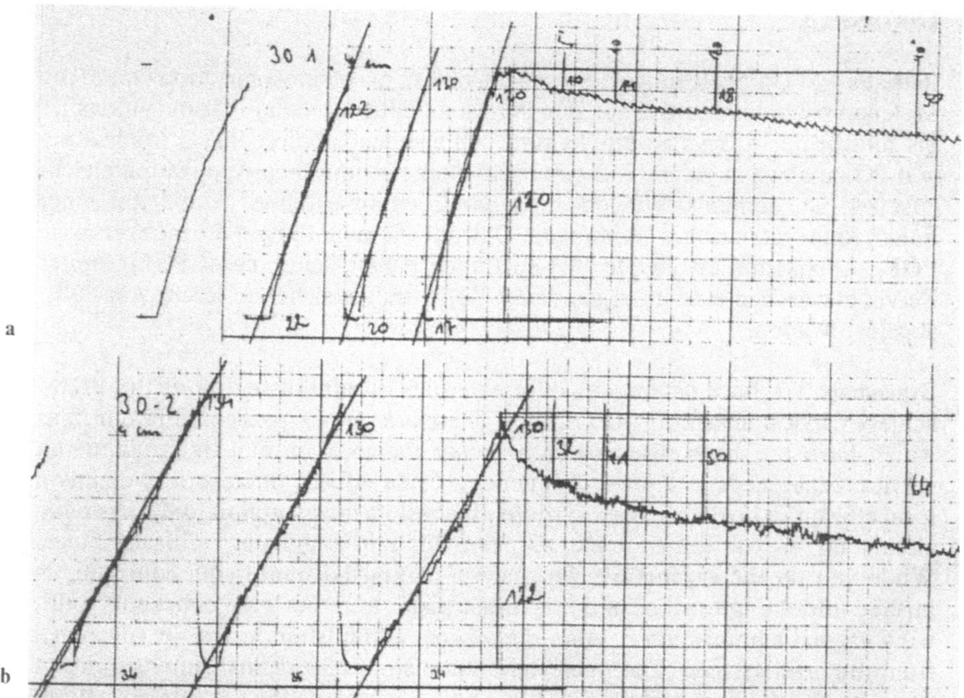


**Abb. 3.** Originaldarstellung des Druckverhaltens (Elastance, Relaxation) **a** vor und **b** nach Prostaglandinapplikation

mit der Ballonsondenmethode zu objektivieren. Dabei wurden signifikante Veränderungen im Sinne einer Verminderung der Elastance sowie Zunahme des Relaxationswertes nach der intrazervikalen Gabe von $PGE_2$ festgestellt. Die Abb. 3 zeigt eine Originaldarstellung des Druckverhaltens (Elastance, Relaxation) vor und nach der lokalen Prostaglandinapplikation. Als Priming vor induzierten Aborten verwenden wir seither 0,125 mg $PGE_2$-Gel (Tylose) intrazervikal. Die Dilatation der Zervix wird dadurch sehr erleichtert, und unerwünschte Wirkungen sehen wir praktisch keine.

Nach unseren Erfahrungen eignet sich diese einfache Methode, elastische und plastische Veränderungen an der Zervix quantitativ zu beschreiben, wie sie durch Prostaglandine oder auch andere Substanzen hervorgerufen werden.

## Literatur

Neuman MR, Merkatz IR, Selim MA, Zador IE, Roux JF (1980) Continuous monitoring of cervical dilatation during labor and measurement of cervical compliance in the human. In: Naftolin F, Stubblefield PG (eds) Dilatation of the uterine cervix. Raven, New York, pp 233–246

Spaetling L, Neuman MR, Huch R, Huch A (1985) Influence of different prostaglandin applications on cervical rheology. Int J Gynaecol Obstet 23:369–376

## Diskussion

**Rath:** Es gibt Untersuchungen die zeigen, daß es nach der Applikation von 10 mg Meteneprost zu einem Anstieg des PG-Metabolitspiegels im Plasma auf das 18- bis 20fache der Ausgangswerte kommt. Ich glaube, daß diese lokale Applikation von PG-Analoga in jedem Fall praktisch einer systemischen Applikation gleichzusetzen ist, dementsprechend auch die Ergebnisse dieser Studie mit einer hohen Rate systemischer Wirkungen. Obwohl wir in Göttingen die intrazervikale $PGF_{2\alpha}$-Applikation im Januar 1975 begonnen haben, spielt dieses $PGF_{2\alpha}$ an der Zervix inzwischen eine untergeordnete Rolle und ist sicher zu Recht von $PGE_2$ abgelöst worden.

**Bygdeman:** We have listened to different rules of administration of the PG to achieve cervical dilatation and priming. There are some aspects of different rules which have not been discussed; obviously the local administration into the cervical canal leeds to a lower frequency of side effects, because it is mainly a local effect, if it doesn't spread to route, this results in absorption to the systemic circulation, so you get contractions pain. But this is not only a disadvantage. While you do the evacuation, you have a contracted uterus, the conceptus is pushed into the internal os and it is much easier to remove the conceptus following vaginal administration. Also the vaginal administration has an advantage from the practical side. The nurse can administrate the vaginal suppositories at any time and the doctor can arrive 3 to 4 hours later to do the vacuum aspiration. These are some additional aspects you have to consider when you are chosing between route of administration.

**Kubli:** Eine uralte Frage: Wie stellen Sie sicher, daß die intrazervikale Gabe auch wirklich intrazervikal ist und dort bleibt und nicht etwa retroamnial?

**Rath:** Man müßte die Kapazität der Zervix physikalisch errechnen können, um das Gelvolumen an die Kapazität des CK adaptieren zu können. Was aus klinischen Studien eindeutig hervorgeht ist, daß ein Gelvolumen über 2,5 oder 3 ml sicher in den Extraamnialraum geht, und eine Katheterapplikation bestimmt auch eher zu einer extraamnialen Applikation führt; wenn Sie den Katheter in den CK einführen, muß das Gel ja irgendwohin entweichen. Wir haben die von mir gezeigte Olive benutzt und das Gelvolumen kleingehalten. Trotzdem kann ein Teil des Gels auch in die Vagina herausfließen.

Dieses Problem könnte nun z. B. über ein Heftpflaster gelöst werden, das in den inneren Muttermund plaziert wird und eine konstante Menge PG freisetzt.

**Wiqvist:** We should not finish this meeting before we have convinced Prof. Kubli that it really can be given intracervically. Foreman used 1 ml while recording uterine contractility. In another group he infused a large dose of Oxytocin. He found very strong uterine contractions following the Oxytocin infusion in early pregnancy and nearly no contractions in those who got the $PGE_2$-gel. The cervices in these cases were significantly softer after $PGE_2$ treatment than after Oxytocin. So I think this is good evidence that it is a local effect.

**Baumgarten:** Ein Reifungsprozeß an der Portio beruht auf einer Kürzung des Zervikalkanals, also muß das Volumen irgendwohin entweichen. Wenn Herr Grünberger die Zervix nach unten zustöpselt, muß es erst recht extraamnial hinauffließen.

Ich bin total verwirrt: Ich dachte, ich weiß was Priming ist; Herr Kollege Grütter stellt aber jetzt eine Methode vor, die meines Erachtens für das Priming zuviel und für die Abortinduktion zu wenig ist, denn er gibt es retrozervikal, extraamnial. Um noch provokativer zu fragen: Darf Priming weh tun? Eigentlich nicht, denn dann gibt es keine Uteruskontraktionen.

**Wiqvist:** You can have mainly priming or you can have mainly uterine contractions and this differs of course from one case to another.

**Bygdeman:** When you come to a term pregnancy, I agree that it would be perfect if you could have just an effect on the cervix. But for termination of pregnancy by vacuum aspiration, it is an advantage to have uterine contractions.

**Husslein:** Ich glaube schon, daß ein Priming ohne Schmerzen ablaufen sollte. Wenn es uns gelingt, PG in einer Dosierung anzuwenden, die nur dazu beiträgt, daß ein physiologisches Geschehen rascher abläuft, dann müßte es gehen. Eine normale Schwangere hat auch keine Schmerzen, wenn die Zervix reift, nur die ideale Dosis und Applikationsform sind dabei unklar.

**Heinzl:** Es gibt eine Möglichkeit, daß das Gel in der Zervix bleibt; das ist eine Haftsalbe. Wir haben das bei 10 Fällen gemacht. Die Wirksamkeit war nicht gut. Es war wahrscheinlich auf die Zervix beschränkt.

**Haller:** Man hat verschiedentlich darauf hingewiesen, daß es möglicherweise eine Dosierungsfrage ist. Allerdings ist die individuelle Konfiguration der Zervix von Patientin zu Patientin doch so verschieden, daß es wahrscheinlich nie gelingen wird, standardisiert einfach intrazervical nur lokal ein Gel oder was es immer ist, zu plazieren. Außerdem ist die individuelle Reaktion der Patientin, die Ansprechbarkeit, die auch sehr verschieden sind, zu berücksichtigen.

# Abortinduktion im 2. und 3. Schwangerschaftstrimenon

W. Schmidt, S. Ditz

## Einleitung

Die Abortinduktion in fortgeschrittenen Schwangerschaftsstadien ist nach Ansicht verschiedener Autoren mit erheblichen Risiken behaftet (s. Übersicht bei Haller u. Kubli 1978). Die Anwendungsmöglichkeit von Prostaglandinen zur vorzeitigen Schwangerschaftsbeendigung im 2. und 3. Schwangerschaftstrimenon ist derzeit unbestritten. Mehrere Autoren (Cates et al. 1976; Cates et al. 1977; Patterson et al. 1979; Tejuja et al. 1978) haben über Todesfälle in Verbindung mit der Prostaglandinbehandlung berichtet. Dabei handelte es sich in den überwiegenden Fällen um intraamniale bzw. retroamniale und in einem Fall um die intravaginale Prostaglandinapplikation. Die Uterusruptur wird nach wie vor als eine der ernsten Hauptkomplikationen bei der Abortinduktion im 2. und 3. Trimenon betrachtet (McCarthy u. McQueen 1980).

Im folgenden soll ein Überblick über die seit 1977 an der Universitäts-Frauenklinik Heidelberg angewandten Verfahren zum vorzeitigen Schwangerschaftsabbruch im 2. und 3. Trimenon mit Prostaglandinen vorgestellt werden.

## Patientinnen und Methodik

Folgende Applikationsverfahren bzw. Wirksubstanzen wurden angewandt: Bis 1980 wurden $PGF_{2\alpha}$ (Minprostin $F_{2\alpha}$) zum Teil intraamnial als auch retroamnial appliziert. Weitere Einzelheiten der Applikationsverfahren und der Dosierung wurden bereits ausführlich in einer früheren Mitteilung (Schmidt et al. 1982) vorgestellt.

Ab 1980 wurde $PGF_{2\alpha}$ (Minprostin $F_{2\alpha}$) durch das Prostaglandinderivat $PGE_2$ ersetzt. Dabei wurde jeweils 0,5 mg $PGE_2$/1,5 ml Gel tief intrazervikal verabreicht.

Ab 1982 wurde zudem als weitere Wirksubstanz das synthetische Prostaglandinderivat Sulproston (Nalador) appliziert. Dabei wurde vorzugsweise die systemische/intramuskuläre Applikation von 500 $\mu$g Sulproston (Nalador) im Abstand von 4-6 h bevorzugt, (Schmidt et al. 1985).

In neuerer Zeit erfolgte die kombinierte Behandlung bei Fällen mit vorzeitiger Schwangerschaftsbeendigung mit Hilfe der lokalen PG-$E_2$-Gelapplikation in

Verbindung mit der systemischen/intramuskulären Sulproston (Nalador)-Applikation (s. Schmidt et al. 1985).

Mit dem Behandlungsbeginn wurde jede Patientin intensivmedizinisch überwacht, evtl. aufgetretene Nebenwirkungen wurden fortlaufend dokumentiert und der vaginale Untersuchungsbefund in 4- bis 6stündlichem Abstand kontrolliert.

## Ergebnisse

### Untersuchungskollektive

Im gesamten Beobachtungszeitraum von 1977-1986 wurden an der Universitäts-Frauenklinik Heidelberg bei insgesamt 346 Fällen eine vorzeitige Schwangerschaftsbeendigung unter Anwendung von Prostaglandinen vorgenommen. Dabei handelte es sich in 21 Fällen (6 %) um Patientinnen mit vorausgegangenen Operationen am Uterus (Zustand nach Sectio caesarea, Myomenukleation etc.).

Die Indikationen zum Schwangerschaftsabbruch sind in der Tabelle 1 aufgeführt. In der Mehrzahl der Fälle wurde der Schwangerschaftsabbruch aus fetaler Indikation (56%) vorgenommen. Danach folgten Fälle mit intrauterinem Fruchttod (31%). Eine medizinische Indikation zur vorzeitigen Schwangerschaftsbeendigung lag in 13% vor.

In der Tabelle 2 sind die Applikationsverfahren sowie die Wirksubstanzen im entsprechenden Anwendungszeitraum aufgeführt. Hierbei zeigte sich, daß ab 1980 mit zusammengenommmen 64% aller Fälle entweder $PGE_2$-Gel intrazervikal, Sulproston systemisch/intramuskulär oder auch die Kombinationsbehandlung $PGE_2$-Gel als sog. Primingdosis mit nachfolgender systemischer Applikation von Sulproston i.m. vorgenommen wurde.

Bei den bisher beobachteten 21 Fällen mit vorausgegangenen Operationen am Uterus wurde ein individuelles Vorgehen gewählt, um mögliche Komplikationen, wie z. B. eine Uterusruptur zu vermeiden (Tabelle 3). Auch hier ist ersichtlich, daß in 67% der Fälle, vor allem in neuerer Zeit, die Kombinationsbehandlung der $PGE_2$-Gelapplikation als wiederholte Verabreichung in Kombination mit Sulproston i.m. bevorzugt wurde. In diesem Kollektiv mit Zustand nach Sectio wurde der Schwangerschaftsabbruch in 57% aus fetaler Indikation und in 19% aus medizinischer Indikation vorgenommen. In 24% lag ein intrauteriner

**Tabelle 1.** Indikationen zur vorzeitigen Schwangerschaftsbeendigung im 2. und 3. Schwangerschaftstrimenon

| | n | [%] |
|---|---|---|
| Fetale Indikation | 194 | 56 |
| Intrauteriner Fruchttod | 106 | 31 |
| Medizinische Indikation | 46 | 13 |

**Tabelle 2.** Vorzeitige Schwangerschaftsbeendigung im 2. und 3. Trimenon der Schwangerschaft mit den verschiedenen Prostaglandinwirksubstanzen und den verschiedenen Applikationsverfahren (1977-1986)

| Applikationsverfahren | Wirksubstanz | Behandelte Patientinnen (n = 346) | | Anwendungszeitraum |
|---|---|---|---|---|
| | | n | [%] | |
| Intraamnial | $PGF_{2\alpha}$ | 28 | 8 | 1977-1979 |
| Retroamnial | $PGF_{2\alpha}$ | 29 | 8 | 1977-1980 |
| Intrazervikal | $PGF_{2\alpha}$-Gel | 45 | 13 | 1979-1980 |
| Intrazervikal u. retroamnial | $PGF_{2\alpha}$ | 23 | 7 | 1979-1980 |
| Intrazervikal | $PGE_2$-Gel | 62 | 18 | 1980-1986 |
| Intramuskulär | Sulproston | 32 | 9 | 1982-1986 |
| Kombinationstherapie | $PGE_2$-Gel Priming, nachfolgend Sulproston i.m. | 127 | 37 | 1982-1986 |

**Tabelle 3.** Vorzeitige Schwangerschaftsbeendigung im 2. und 3. Trimenon der Schwangerschaft und die angewandten Applikationsverfahren bei Patientinnen mit vorausgegangener Sectio caesarea

| Applikationsverfahren | Wirksubstanz | Anzahl der Patientinnen mit vorausgegangener Operation am Uterus (n = 21) | |
|---|---|---|---|
| | | n | [%] |
| Retroamnial | $PGF_{2\alpha}$ | 2 | 9 |
| Intrazervikal | $PGF_{2\alpha}$-Gel | 1 | 5 |
| Intrazervikal | $PGE_2$-Gel | 3 | 14 |
| Intramuskulär | Sulproston | 1 | 5 |
| Kombinationstherapie | $PGE_2$-Gel Priming, nachfolgend Sulproston i.m. | 14 | 67 |

Fruchttod vor. Über die Hälfte der Patientinnen (62 %) waren I-Parae. Das mittlere Schwangerschaftsalter lag bei 19 Schwangerschaftswochen.

Beschränkt man sich auf die Untersuchungsergebnisse ab dem Jahre 1980, so wurde bei 221 Patientinnen ein Schwangerschaftsabbruch in fortgeschrittenen Schwangerschaftsstadien vorgenommen. Die Beschränkung auf dieses Kollektiv erscheint auch deswegen sinnvoll, da das derzeit wohl am häufigsten angewandte Verfahren sowie die zur Anwendung kommenden Wirksubstanzen vergleichbar sind.

Hierbei können 62 Patientinnen mit der intrazervikalen $PGE_2$-Applikation (0,5 mg $PGE_2$/1,5 ml Gel, Wiederholung alle 4 h) mit 32 Patientinnen mit der systemischen Sulproston (Nalador 500 $\mu$g i.m. alle 4-6 h) sowie 127 Patientinnen mit der Kombinationsbehandlung $PGE_2$-Gelapplikation ($PGE_2$-Gel 0,5 mg/1,5 ml Gel) mit nachfolgenden Sulprostonbehandlung (Nalador 500 $\mu$g i.m. bei Bedarf wiederholt) verglichen werden.

Zudem ist die intraamniale Prostaglandinapplikation vom BGA in Berlin seit dem 1. April 1981 nicht mehr zugelassen und die retroamniale Applikation wurde bei uns ab 1980 nicht mehr angewandt.

Das Untersuchungskollektiv ab dem Jahre 1980 war weder im Alter der Patientinnen (mittleres Alter 29 Jahre) noch im mittleren Schwangerschaftsalter zu Beginn der Abortinduktion (mittleres Schwangerschaftsalter 21 Schwangerschaftswochen) noch in der Parität der untersuchten Patientinnen signifikant verschieden. Desgleichen fand sich auch kein signifikanter Unterschied hinsichtlich des Ausgangsbefundes der Zervix zu Therapiebeginn.

## Erfolgsbeurteilung der Abortinduktion

Kam es innerhalb von 36 h nach Prostaglandinapplikation zu einem inkompletten bzw. kompletten Abort, so wurde dies als ein Erfolg gewertet. Beim Untersuchungskollektiv der Kombinationsbehandlung ($PGE_2$-Gel Priming + nachfolgende Sulproston-i.m.-Applikation) wurde die Primingzeit vor Beginn der Sulprostonapplikation nicht mitgerechnet. Hinsichtlich des Erfolges war nach

**Tabelle 4.** Erfolgsbeurteilung: Kompletter/inkompletter Abort innerhalb 36 h nach Therapiebeginn, in Abhängigkeit des Applikationsmodus

| | Erfolg | |
|---|---|---|
| | n | [%] |
| $PGE_2$-Gel<br>Intrazervikal<br>n = 62 | 48 | 78 |
| Sulproston<br>intramuskulär<br>n = 32 | 22 | 85 |
| $PGE_2$-Gel und Sulproston<br>n = 127 | 109 | 86 |

**Tabelle 5.** Vergleich der mittleren Abortinduktionszeit in den 3 Untersuchungsgruppen

| | Mittlere Abortinduktionszeit [h] |
|---|---|
| $PGE_2$-Gel | 24,4 |
| Sulproston | 16,2 |
| $PGE_2$-Gel und Sulproston | 10,1[a] |

[a] exklusive Primingzeit.

wiederholter $PGE_2$-Gelapplikation in 78 % und in Fällen mit der alleinigen I.m.-Sulprostonapplikation in 85 % von den Fällen mit der kombinierten Behandlung ($PGE_2$-Gel und nachfolgend Sulproston i.m.) in 86 % ein kompletter bzw. inkompletter Abort innerhalb 36 h nach Therapiebeginn zu verzeichnen (Tabelle 4).

Das mittlere Abortinduktionsintervall lag mit 24,4 h bei alleiniger $PGE_2$-Gelapplikation am höchsten. Danach folgte die Sulproston-i.m.-Applikation mit 16,2 h und die kombinierte Behandlung mit $PGE_2$-Gel und nachfolgender Sulprostonbehandlung wies ein mittleres Abortinduktionsintervall von 10,1 h (exklusive Primingzeit) auf (Tabelle 5).

Wird das Kollektiv mit vorausgegangener Operation am Uterus separat betrachtet, so lag in 19/21 Fällen (90 %) ein kompletter Abort vor. In einem Fall erfolgte eine instrumentelle Ausräumung nach ausreichender Dilatation der Zervix und in einem weiteren Fall mußte aufgrund einer Conduplicatio corporis bei drohender Uterusruptur eine Sectio parva vorgenommen werden. In keinem der so behandelten Fälle nach vorausgegangener Operation am Uterus trat eine Uterusruptur als Komplikation auf. Allerdings wurden hierbei zum Teil relativ lange Abortinduktionsintervalle nach mehrmaligen Prostaglandin-$E_2$-Gelapplikationen in Kauf genommen.

## Nebenwirkungen nach Prostaglandinapplikation

Nebenwirkungen nach Prostaglandinapplikation waren allgemein sehr abhängig von der Applikationsweise sowie der Wirksubstanz und der Wirkdosis (Tabelle 6). Keine Nebenwirkungen waren bei der alleinigen intrazervikalen $PGE_2$-Gelapplikation in 31 %, in 37 % bei der kombinierten $PGE_2$-Gel + nachfolgender Sulproston-i.m.-Applikation und in 63 % bei der alleinigen Sulproston-i.m.-

**Tabelle 6.** Nebenwirkungen in Abhängigkeit von dem Applikationsverfahren bzw. Wirksubstanz (Mehrfachnennungen möglich)

| | $PGE_2$-Gel n = 62 | | Sulproston n = 32 | | $PGE_2$-Gel + Sulproston n = 127 | |
|---|---|---|---|---|---|---|
| | n | [%] | n | [%] | n | [%] |
| Keine Nebenwirkungen | 19 | 31 | 20 | 63 | 47 | 37 |
| Übelkeit, Erbrechen | 20 | 32 | 8 | 25 | 30 | 24 |
| Fieber (> 37,5 °C) | 1 | 2 | - | - | 1 | 1 |
| Kreislaufsymptomatik | 2 | 3 | 1 | 3 | 0 | 0 |
| Zervixläsion | 1 | 2 | 2 | 6 | 1 | 1 |
| Ruptur am Corpus uteri | - | - | 1 | 3 | - | - |
| Außergewöhnlich starke Blutung | 1 | 2 | - | - | 1 | 1 |
| Starke Schmerzen bzw. Dauerkontraktionen | 25 | 40 | 10 | 31 | 40 | 31 |

Applikation zu verzeichnen. Erbrechen und Übelkeit war mit 32 % am häufigsten bei der alleinigen wiederholten intrazervikalen $PGE_2$-Gelapplikation und mit 24 % weniger häufig bei der Kombinationsbehandlung aufgetreten. In einem Falle trat bei wiederholter Sulproston-i.m.-Applikation (wobei die Höchstdosis von 3 mg überschritten wurde) eine Uterusruptur auf, die zu einer Hysterektomie führte. Starke Schmerzen aufgrund heftiger Kontraktionen wurden mit 40 % bei Patientinnen mit der alleinigen $PGE_2$-Gelapplikation, dagegen nur mit 31 % bei der Kombinationsbehandlung mit $PGE_2$-Gel und Sulproston-i.m.-Verabreichung registriert.

## Diskussion

Hinsichtlich der optimalen Wirksubstanz sowie des günstigsten Applikationsverfahrens bei der vorzeitigen Schwangerschaftsbeendigung jenseits der 14. SSW herrscht derzeit noch keine Übereinstimmung. Die Effizienz der Abortinduktion ist einerseits abhängig von der Applikationsmethode und der jeweiligen Wirksubstanz. Andererseits aber sind die Nebenwirkungen ebenso von der Dosierung dieser Wirksubstanz und dem Applikationsverfahren abhängig. Bei zu hohen Prostaglandinspiegeln ist mit einer signifikant höheren Nebenwirkungsrate zu rechnen (Berle u. Hölzel 1981). Bei der systemischen Applikation von „natürlichen" Prostaglandinen muß mit erheblichen und zum Teil lebensbedrohlichen Komplikationen gerechnet werden (Haller u. Kubli 1978; Population Reports 1976 u. 1977). Deswegen wurden diese Wirksubstanzen auch nicht mehr angewandt.

Obwohl der lokale Zervixprimingeffekt lange Zeit umstritten war, hat sich die intrazervikale Applikation von Prostaglandinderivaten durchgesetzt (Rath et al. 1982, Schmidt et al. 1982). Heute werden zunehmend auch synthetische Prostaglandinanaloga verwendet, wie beispielsweise Sulproston (Nalador) mit weitgehend selektiver Wirkung auf den Uterus (Lichtenegger 1984). Als eine der gefürchtetsten Komplikationen bei der Prostaglandinabortinduktion wird die Uterusruptur mit weiteren zusätzlichen Folgekomplikationen angesehen. Bei dem von uns behandelten Patientengut kam es nur in einem Falle zur Uterusruptur, und zwar nach wiederholter Sulproston-i.m.-Applikation, wobei die zulässige Gesamtdosis überschritten worden war. Mc Carthy und Mc Queen (1980) haben über Uterusrupturen am nicht voroperiertem Uterus in 2 Fällen nach intraamnialer Applikation von $PGE_2$ und zusätzlicher Gabe von Oxytozin i.v. berichtet. Weitergehende Läsionen im Bereich der Zervix wurden im vorgestellten Patientengut wohl nach intramuskulärer Applikation mit 6 %, nach intrazervikaler $PGE_2$-Gelapplikation mit 2 % aber auch bei der kombinierten Applikation - $PGE_2$-Gel-Priming und Sulproston i.m. - nur 1 % registriert. Auch Heinzl (1978) hat über Zervixläsionen, vor allem nach extraamnialer Gabe von $PGE_2$-Gel und zusätzlicher intravenöser Oxytozininfusion berichtet. Nach unserer Ansicht kann durch die Anwendung des Kombinationsverfahrens ($PGE_2$-Gel und nachfolgend Sulproston i.m.) die Häufigkeit von prostaglandininduzierten Zervixläsionen durch den lokalen „Reifungseffekt" der Zervix vor der systemischen Weheninduktion vermindert werden.

Generell muß eine Intensivüberwachung bei jeder Abortinduktion mit Prostaglandinen gefordert werden.

Hierbei muß auf bronchopulmonale Komplikationen, Kreislaufreaktionen, allergische Reaktionen etc. geachtet werden (Übersicht bei Haller u. Kubli 1978).

Nach alleiniger intramuskulärer Sulprostonapplikation haben Heinzl und Winkler (1981) ein mittleres Abdortinduktionsintervall von ca. 12 h ermittelt, während Karim und Mitarbeiter (1975) ein Abortinduktionsintervall von 18–20,5 h angaben. In der vorliegenden Untersuchung wurde bei alleiniger Sulprostonapplikation ein Abortinduktionsintervall von 16,2 h registriert. Bei der Kombinationsbehandlung lag die Abortinduktionszeit bei 10,1 h (wobei die vorausgegangene Primingzeit nicht berücksichtigt wurde). Grünberger und Husslein (1983) haben nach kombinierter Applikation von $PGE_2$-haltiger Lösung perizervikal und nachfolgender Sulprostonapplikation intramuskulär eine Abortdauer vom Wehenbeginn bis zur Fruchtausstoßung von nur 6,3 h angegeben.

Nach unserer Ansicht liegt ein entscheidender Vorteil der derzeit am häufigsten praktizierten kombinierten Applikationsweise ($PGE_2$-Gel und nachfolgend Sulproston i.m.) in der Verkürzung des die Patientin generell belastenden Weheninduktions-Abort-Intervalles. Zudem kann durch die Kombinationsbehandlung auch die Zahl von vergeblichen Prostaglandinabortinduktionen gesenkt werden, wobei allerdings auch zum Teil wiederholte lokale $PGE_2$-Applikationen bis zur klinisch objektivierbaren Veränderung der Zervix und damit längere Behandlungsintervalle notwendig sind.

Bei Fällen mit vorausgegangener Operation am Uterus, bei denen ohnehin mit einer erhöhten Rate von Komplikationen, wie z. B. eine Uterusruptur durch den prostaglandininduzierten Abort zu rechnen ist, kann durch die wiederholte lokale Applikation von $PGE_2$-Gel in der Regel der gewünschte zervixerweichende Effekt erzielt werden, bevor mit der systemischen Applikation von z. B. Sulproston begonnen werden kann.

Die Vorteile der sog. kombinierten intrazervikalen $PGE_2$-Gel- und intramuskulären Sulprostonapplikation sind auch in der relativ hohen abortiven Potenz bei gleichzeit relativ geringer systemischer Nebenwirkungsrate, verbunden mit niedrigem personellem Aufwand, zu sehen.

## Zusammenfassung

Es wird über die Erfahrung der vorzeitigen Schwangerschaftsbeendigung mit Hilfe der Prostaglandinapplikation im Zeitraum von 1977–1986 berichtet. Bei insgesamt 346 Patientinnen mußte ein Schwangerschaftsabbruch vorgenommen werden.

Hierbei stand die fetale Indikation zum Schwangerschaftsabbruch mit 56 % deutlich im Vordergrund vor Fällen mit intrauterinem Fruchttod mit 31 %. Aus medizinischer Indikation mußte ein Schwangerschaftsabbruch in 13 % durchgeführt werden.

Ab 1980 wurde vornehmlich ein Schwangerschaftsabbruch entweder durch die wiederholte intrazervikale $PGE_2$-Gelapplikation (0,5 mg $PGE_2$/1,5 ml Gel in

4- bis 6stündlichem Abstand) die systemische I.m.-Sulprostonapplikation (500 $\mu$g Sulproston, Nalador i.m. in 4- bis 6stündlichem Abstand) oder die kombinierte intrazervikale $PGE_2$-Gel mit nachfolgender Sulproston-i.m.-Applikation (500 $\mu$g Sulproston i.m. in 4- bis 6stündlichen Abständen) vorgenommen.

Die Effizienz bei der Abortinduktion lag mit 86 % bei der sog. Kombinationsbehandlung am höchsten und mit 78 % bei der wiederholten intrazervikalen $PGE_2$-Gelapplikation etwas niedriger. Schwerwiegende Komplikationen in Verbindung mit einer Uterusruptur waren nach alleiniger wiederholter Sulprostonapplikation nur in einem Falle zu verzeichnen. Wird die sog. Primingzeit nicht mit eingerechnet, so lag das Abortinduktionsintervall bei Fällen mit der sog. Kombinationsbehandlung mit durchschnittlich ca. 10 h am niedrigsten. Aufgrund dieser Ergebnisse scheint die kombinierte Applikation von Prostaglandinen bzw. synthetischen Prostaglandinderivaten, vor allem bei der intakten Gravidität vorteilhafter zu sein als die alleinige intrazervikale PGE-Gelapplikation bzw. die alleinige systemische Sulprostonbehandlung.

## Literatur

Berle P, Hölzel D (1981) Intrazervikale Prostaglandin-$F_{2\alpha}$-Applikation zum Schwangerschaftsabbruch. In: Hepp H, Schüßler B (Hrsg) Prostaglandine in Gynäkologie und Geburtshilfe. Springer, Berlin Heidelberg New York, 192–198

Cates W, Grimes A, Haber RJ, Tyler CW (1977) Abortion deaths associated with the use of prostaglandin $F_{2\alpha}$. Am J Obstet Gynecol 127:219–222

Cates W, Rochat RW, Smith JS, Tyler CW (1976) Trends in national abortion mortality, United States 1940–1974: implications for prevention of future abortion deaths. Adv Planned Parenthood 11:106

Grünberger W, Husslein P (1983) Kombinierte perizervikale und intramuskuläre Prostaglandin-Medikation zur Schwangerschaftsbeendigung im II. und III. Trimenon. Geburtshilfe Frauenheilkd 43:240

Haller U, Kubli F (1978) Klinische Nebenwirkungen und Komplikationen der Prostaglandine bei Abortinduktion. Gynäkologie 11:39–44

Heinzl S (1978) Aborteinleitung im 2. Trimenon mit Prostaglandin-Gel. Geburtshilfe Frauenheilkd 38:220–226

Heinzl S, Winkler Ch (1981) Aborteinleitungen im zweiten und dritten Trimenon mit Sulproston. Geburtshilfe Frauenheilkd 41:231

Karim SMM; Choo HT, Lim AL, Yeo KC, Ratnam SS (1975) Termination of second trimester pregnancy with intramuscular administration of 16-phenosy-w-17,18,19,20 tetranor $PGE_2$ methylsulfonamide. Prostaglandins 15:1063

Lichtenegger W (1984) 16-phenoxy-Prostaglandin-$E_2$ zur Abortinduktion bei intakter und gestörter Schwangerschaft. Geburtshilfe Frauenheilkd 44:752–757

McCarthy T, McQueen J (1980) Uterine rupture as a complication of second trimester abortion using intraamniotic prostaglandin $E_2$ and augmentation with other oxytocin agents. Prostaglandins 19:849–853

Patterson SP, White JH, Reaves EM (1979) A maternal death associated with prostaglandin $E_2$. Obstet Gynecol 54:123–124

Population Reports (1976) Clinical use of Prostaglandins for pregnancy termination. Series G, G-65–G-75. Department of Medical and Public Affairs. Georg Washington University Medical Center, Washington

Population Reports (1977) Cervical dilatation – a review –. Series F, F-85–F-104. Department of Medical and Public Affairs, The George Washington University Medical Center, Washington

Rath W, Kühnle H, Theobald P, Kuhn W (1982) Objective demonstration of cervical softening with a prostaglandin $F_{2\alpha}$ gel during first trimester abortion. Int J Gynecol Obstet 20:195–199

Schmidt W, Widmaier G, Ditz S, Kubli F (1982) Abortinduktion und „Priming" mit Prostaglandin $F_{2\alpha}$ und Prostaglandin-$E_2$-Vergleich der intraamnialen, der extraamnialen und interzervikalen Applikation. Geburtshilfe Frauenheilkd 42:118–122

Schmidt W, Rabe D, Hendrik HJ (1985) Abortinduktion im zweiten Schwangerschaftstrimenon Endozervikale $PGE_2$-Gelapplikation, intramuskuläre Sulprostonapplikation und kombinierte (endozervikale $PGE_2$-Gel/intramuskuläre Sulproston) Behandlung. Geburtshilfe Frauenheilkd 45:261–264

Tejuja S, Choudry SD, Manchanda PK (1978) Use of intra- and extra-amniotic prostaglandins for the termination of pregnancies – report of multicentric trial in India. Contraception 18:641–653

# Prostaglandinanwendung zur Fruchtausstoßung im 2. und 3. Trimenon

W. Grünberger

Seit Karim 1970 erstmals über gute Erfolge beim artefiziellen Abort mit Prostaglandinen berichtete (Karim u. Filshie 1970), sind zahlreiche Publikationen erschienen, die diese Ergebnisse bestätigen (Lichtenegger 1977; Schmidt et al. 1982; Steiner et al. 1979). Kamen vorerst nur die natürlichen Prostaglandine $PGF_{2\alpha}$ und $PGE_2$ zum Einsatz, wobei vor allem bei systemischer Medikation eine hohe Frequenz gastrointestinaler Nebenwirkungen beklagt wurde, so standen in den letzten Jahren die Entwicklung und Anwendung von PG-Derivaten mit hoher uterotroper Wirkung und daher möglichst geringer Rate an Nebenerscheinungen im Vordergrund (Heinzl u. Winkler 1981; Lippert u. Briel 1980; Schmidt-Gollwitzer et al. 1977).

Seit einigen Jahren steht nun mit Sulproston (Nalador) ein neues $PGE_2$-Derivat der 3. Generation zur Verfügung. Sulproston - klinischer Prüfcode SHB 286 AD; chemischer Name: (5 Z, 13 E) - (8 R, 11 R, 12 R, 15 R) - 11,15 - Dihydroxy-9-oxo-16-phenoxy-17,18,19,20-tetranor-5,13 - prostadienoicacid-methylsulfonylamide (IUPAC) - hat sich neben seiner gesteigerten abortiven Potenz im Vergleich zu anderen Prostaglandinen außerdem als nebenwirkungs- und komplikationsärmer erwiesen (Lippert u. Briel 1980; Schmidt-Gollwitzer et al. 1977). Zum Schwangerschaftsabbruch jenseits der 12. Schwangerschaftswoche wurde dabei die intravenöse Dauertropfinfusion propagiert. Von einer intramuskulären Anwendung im 2. und 3. Trimenon wurde vor allem bei unreifer Cervix uteri abgeraten, um Komplikationen, wie z. B. Uterusruptur oder Zervixriß, die durch eine Dyssynergie von Wehen- und Zervixeröffnung bedingt sein können, zu vermeiden.

Unsere guten Erfahrungen bei Portio-Priming und Geburtseinleitung mittels perizervikaler Medikation einer wäßrigen Lösung von $PGE_2$ („PG-Kappe") (Grünberger 1980, 1983; Grünberger et al. 1984), haben uns dazu veranlaßt, diese einfache lokale PG-Applikation mit der intramuskulären Verabfolgung geringer Dosen von Sulproston zu kombinieren (Abb. 1). Es sollte überprüft werden, ob mit dieser kombinierten PG-Medikation eine Reduzierung der erforderlichen Gesamtdosis möglich ist und ob durch das lokale „Softening" Nebenwirkungen und Ausstoßungszeiten verringert werden können.

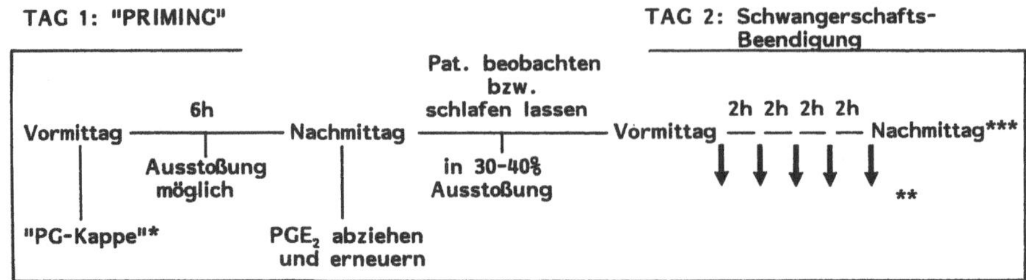


* 3-4 Amp.ProstinE₂®(Upjohn)zu je 0,75ml(1mg PGE ₂/ml) mittels Portioadapter perizervikal applizieren

↓** 200mcg Sulproston[Nalador®-Schering](Amp. zu 100 od.500mcg)intramuskulär

*** maximale Tages-Gesamtdosis 1000mcg Sulproston; bei Therapie-Versagern (5-10%) TAG 3 selbes Management wie TAG 2

**Abb. 1.** Planschema für „Priming" und Schwangerschaftsbeendigung bei pathologischer Schwangerschaft

## Patientinnen und Methodik

Bei 100 nicht ausgesuchten Patientinnen wurde an der I. Universitäts-Frauenklinik Wien in der 14.–41. Schwangerschaftswoche mittels einer standardisierten Vorgehensweise eine Schwangerschaftsbeendigung mit Prostaglandinen induziert. Die Frauen waren 16–43 Jahre alt. Bei 40 Patientinnen handelte es sich um die erste Schwangerschaft. 17 Frauen hatten einen oder mehrere Aborte in der Anamnese, 43 Schwangere hatten bereits ein- oder mehrmals geboren (Tabelle 1). In 76 Fällen war die Tragzeit 14 bis 27 Wochen, 24mal lagen Tragzeiten zwischen 28 und 41 Wochen vor. Die Indikationen zur Aborteinleitung waren der verhaltene Abort, hydatidiforme Mole sowie kindliche und mütterliche Erkrankungen bei intakter Gravidität (Chromosomenanomalien, psychiatrische Erkrankungen, Lupus, Malignom). Nach der 27. Schwangerschaftswoche waren intrauteriner Fruchttod, Molenschwangerschaft, Eklampsie sowie schwere, mit dem Leben nicht vereinbare kindliche Mißbildungen (Hirnzysten, Anenzephalus) der Grund für die Schwangerschaftsbeendigung. Insgesamt 66mal lag eine gestörte Schwangerschaft, 34mal eine intakte fetoplazentare Einheit vor (Tabelle 2). Grundbedingungen für die Aufnahme in die Studie war eine geburtsunreife Cervix uteri (Bishop-Score kleiner als 6).

**Tabelle 1.** Vorangegangene Schwangerschaften und Alter der Patientinnen

| | n | Alter $\bar{x}$ | (min. - max.) |
|---|---|---|---|
| Nulligravida | 40 | 25,5 | (16–33) |
| Nullipara | 17 | 27,4 | (18–42) |
| Multipara | 43 | 29,8 | (20–43) |
| | 100 | 27,7 | (16–43) |

**Tabelle 2.** Indikationen zur Schwangerschaftsbeendigung (n = 100)

| | 14.–27. SSW | 28.–41. SSW | Gesamt | |
|---|---|---|---|---|
| Missed abortion (Inf. mortuus < 28. SSW) | 41 | – | 41 | gestörte Schwangerschaft n = 66 |
| Hydatidiforme Mole | 9 | 1 | 10 | |
| Intrauteriner Fruchttod | – | 15 | 15 | |
| Chromosomenanomalien | 9 | 0 | 9 | intakte Schwangerschaft n = 34 |
| Mütterliche Erkrankungen | 11 | 3 | 14 | |
| Mißbildungen | 6 | 5 | 11 | |
| | 76 | 24 | 100 | |

Bei allen 100 Patientinnen wurde am Tag der Aufnahme zunächst ein Priming der Portio uteri mittels perizervikaler Applikation einer $PGE_2$-haltigen Lösung versucht. In jedem Fall wurde ein Portioadapter (WISAP 1245 C) mit einer Kornzange an der Portio uteri angepaßt und unter Anlegung eines möglichst großen Vakuums fixiert. Danach erfolgte in 23 Fällen die Instillation einer Lösung aus 2 Ampullen $PGE_2$ (1 mg/ml Ampullen a 0,75 ml)[1] und 1,5 ml 0,9 %iger NaCl; bei 77 Patientinnen wurden 3 oder 4 Ampullen (2,25–3,0 mg $PGE_2$) instilliert. Die unterschiedliche Dosierung war teilweise abhängig vom Bishop-Score. Die „PG-Kappe" wurde in der Regel 6 h belassen. Bei den Frauen mit 1,5 mg $PGE_2$-Instillation wurde der Adapter in jedem Fall nach 6 h entfernt, bei den 77 Fällen der 2. Gruppe wurde bei klinisch erfolgloser Behandlung (keine von der Patientin spürbare Wehentätigkeit) die wäßrige Lösung nach 6 h mit einer Spritze abgezogen und durch frisches $PGE_2$ ersetzt (genauere Beschreibung der Methodik bei Grünberger 1983; Grünberger et al. 1984).

Am nächsten Morgen wurde ein bimanueller Kontrollbefund erhoben und der Therapieerfolg in Anlehnung an Csapo (Csapo et al. 1976) beurteilt. Patientinnen mit Csapo-Score kleiner als 60 erhielten nun 200 μg Sulproston i.m. (Na-

**Tabelle 3.** Prostaglandinmedikation bei 100 Patientinnen in der 14.–41. Schwangerschaftswoche. (CS-Csapo-Score)

| | | $PGE_2$-lokal | | | Sulproston i.m. | | |
|---|---|---|---|---|---|---|---|
| | n | 1,5 mg | ≧ 2,25 mg | CS nach 24h≧60 | < 400 μg | 400 bis 700 μg | > 700 μg |
| 14.–27. SSW | 76 | 13 | 63 | 23[a] | 11 | 37 | 5 |
| 28.–41. SSW | 24 | 10 | 14 | 15[b] | 4 | 4 | 1 |
| | 100 | 28 | 77 | 38 | 15 | 41 | 6 |

[a] alle 23 Fälle aus der Gruppe ≧ 2,25 mg $PGE_2$ lokal.
[b] 4 Fälle nach 1,5 mg $PGE_2$, 11 Fälle nach ≧ 2,25 mg $PGE_2$ lokal.

[1] Prostin $E_2$ (Upjohn, Heppenheim)

lador, Schering, Berlin. Trockensubstanz - Amp. zu 100 oder 500 $\mu$g). Kam es zu keinem Frucht- und/oder Plazentaabgang, wurden in Abständen von 2 h 100–200 $\mu$g injiziert, jedoch nur bis zu einer Gesamtdosis von 1000 $\mu$g Sulproston. War auch am Morgen des 3. Tages der Csapo-Score $< 60$, so wurde die intramuskuläre Gabe von Sulproston wiederholt (Tabelle 3).

## Ergebnisse

Bereits beim Priming der Cervix uteri mittels „Prostaglandinkappe" kam es bei insgesamt 38 Schwangeren zum Frucht- und/oder Plazentaabgang. Bei 23 dieser Patientinnen war die Tragzeit 17–27 Schwangerschaftswochen; in allen diesen Fällen waren 2,25 mg oder mehr $PGE_2$ lokal appliziert worden. Bei den 15 Patientinnen aus der Gruppe 28.–41. Schwangerschaftswoche waren in 4 Fällen 1,5 mg und in 11 Fällen 2,25 mg $PGE_2$ instilliert worden. Bei 42 Frauen war an der Portio uteri ein deutlicher Softeningeffekt festzustellen. 20mal war der Palpationsbefund unverändert (Tabelle 4).

Bei systemischer (intramuskulärer) Medikation von Sulproston kam es in 15 Fällen nach einer Gesamtdosis von 200–300 $\mu$g, in 41 Fällen nach 400–700 $\mu$g Sulproston zum Abortus bzw. zur Geburt. In einigen Fällen war bis nach der 5. Sulprostongabe keine Wehentätigkeit zu verifizieren, trotzdem kam es Stunden später zu Kontraktionen und in rascher Folge zum Fruchtabgang. Nur bei 3 Schwangeren aus der Gruppe 14.–17. Schwangerschaftswoche mußte am Morgen des 3. Tages die Sulprostongabe wiederholt werden (Tabelle 5).

**Tabelle 4.** Behandlungsergebnis nach Priming der Cervix uteri mit „PG-Kappe"

| 14.–27. SSW n = 76 | Befund 24 h nach „PG-Kappe" | 28.–41. SSW n = 24 |
|---|---|---|
| 19 | idem | 1 |
| 34 | Portio weich, Zervixdilatation $< 2$ cm | 8 |
| 9 | Frucht abgegangen, Zervixdilatation $\geqq 2$ cm | 2 |
| 10 | Abortus (Partus) incompletus | 5 |
| 4 | Abortus (Partus) completus | 8 |

**Tabelle 5.** Erfolgsbeurteilung 36 h nach Therapiebeginn

| 14.–27. SSW n = 76 | nach Priming und Sulproston i.m. | 28.–41. SSW n = 24 |
|---|---|---|
| 0 | idem | 0 |
| 5[a] | Portio weich, Zervixdilatation $< 2$ cm | 1[a] |
| 15 | Frucht abgegangen, Zervixdilatation $\geqq 2$ cm | 4 |
| 33 | Abortus (Partus) incompletus | 6 |
| 23 | Abortus (Partus) completus | 13 |

[a] 3mal Fruchtabgang später, 3mal Fortsetzung der Therapie notwendig.

Um die Abortus-/Geburtszeiten mit den Austreibungszeiten nach intravenöser oder retroamnialer Prostaglandinmedikation (rascher Wehenbeginn) vergleichen zu können, wurde die Zeit von Wehenbeginn bis Fruchtabgang in Stunden und Viertelstunden gemessen. Der Mittelwert für alle 100 Schwangerschaftsbeendigungen betrug 6,21 ± 2,19 Stunden (x ± SD). Wie zu erwarten, war die Austreibungszeit bei Multiparae geringer als bei Nulliparae, bei gestörter Schwangerschaft kürzer als bei intakter fetoplazentarer Einheit. Je länger die Tragzeit, desto kürzer war die Wehendauer. Die kürzere Austreibungszeit bei gestörter im Vergleich mit intakter Schwangerschaft konnte bei Patientinnen mit einer Tragzeit von 14–27 Wochen sowie im Gesamtkollektiv statistisch gesichert werden (Tabelle 6).

Der Prozentsatz an Nebenwirkungen war überaus gering. Beim lokalen Priming mit „PG-Kappe“ wurden Nebenwirkungen nur bei 8 Patientinnen beobachtet; bei der intramuskulären Medikation von Sulproston standen Übelkeit und Erbrechen (33 bzw. 19 %) im Vordergrund. In knapp 10 % der Fälle wurden Kreislaufsymptome mit Schwindel und Kollapsneigung verzeichnet. Allen Frauen waren Schmerzmittel angeboten worden, jedoch mußten diese nur in 61 % der Fälle verabfolgt werden (Tabelle 7).

**Tabelle 6.** Abortus-/Geburtsdauer in Stunden ($\bar{x} \pm$ S.D.)

| | Nullipara n = 57 | Multipara n = 43 | Schwangerschaft gestört n = 66 | Schwangerschaft intakt n = 34 | Gesamt |
|---|---|---|---|---|---|
| 14.–27. SSW n = 76 | 6,79 ± 2,32 n = 46 | 6,28 ± 2,22 n = 30 | 5,86 ± 1,92[a] n = 50 | 7,66 ± 2,10[a] n = 26 | 6,48 ± 2,24 |
| 28.–41. SSW n = 24 | 6,12 ± 1,75 n = 11 | 4,78 ± 1,75 n = 13 | 4,81 ± 1,70 n = 16 | 6,17 ± 1,56 n = 8 | 5,39 ± 1,81 |
| 14.–41. SSW | 6,67 ± 2,16 | 5,81 ± 2,11 | 5,62 ± 1,87[b] | 7,32 ± 1,97[b] | 6,21 ± 2,19 |

[a] $p < 0{,}001$.
[b] $p < 0{,}005$.

**Tabelle. 7.** Nebenwirkungen (NW)[a] und Patientinnen mit Analgetikabedarf

| | $PGE_2$ lokal n = 100 | Sulproston i.m. n = 62 | gesamt % n = 100 |
|---|---|---|---|
| Übelkeit | 5 | 29 | 33 |
| Erbrechen | 1 | 18 | 19 |
| Durchfall | 0 | 4 | 4 |
| Temperatur 37,5 °C | 1 | 3 | 3 |
| Hypotonie | 2 | 5 | 7 |
| Schwindel | 3 | 7 | 9 |
| keine NW | 92 | 30 | 63 |
| Analgetikabedarf | 22 | 41 | 61 |

[a] Mehrfachangaben möglich.

## Diskussion

In den letzten Jahren erwiesen sich die Prostaglandinderivate der 2. und 3. Generation den natürlichen Prostaglandinen $PGE_2$ und $PGF_{2\alpha}$ zur Schwangerschaftsbeendigung im 2. und 3. Trimenon als überlegen (Heinzl u. Winkler 1981; Lauersen u. Wilson 1976; Lippert u. Briel 1980; Schmidt-Gollwitzer et al. 1977). Mit der Entwicklung neuer Analoga bzw. neuer Applikationsformen war stets der Wunsch verbunden, kurze Austreibungszeiten mit geringen Nebenwirkungen zu erzielen. Grundsätzlich sind Nebenwirkungen wie Nausea, Emesis und Diarrhö von 3 Parametern beeinflußt:

1. von der Art des verwendeten Prostaglandins,
2. von der Applikationsart und
3. von der zur Schwangerschaftsbeendigung erforderlichen Dosis.

Durch kombinierten Einsatz von lokaler Applikation von $PGE_2$ und intramuskulärer Verabreichung von Sulproston haben wir versucht, die für die entsprechende Substanz und die jeweilige Applikationsform bekannten Vorteile zu nützen (Grünberger u. Husslein 1983). Die mittels Portioadapter an die Cervix uteri applizierte Prostaglandin-$E_2$-Lösung bewirkt ein lokales „Softening", wahrscheinlich im Sinne einer Kollagenolyse (Maillot 1981; Rath et al. 1982; Szalay et al. 1981). Dadurch kommt es zu einer Reduktion des zervikalen Widerstandes. Bei höherer Dosierung und/oder höherem Zervixscore setzen zusätzlich Kontraktionen ein.

Durch nachfolgende Gabe des Prostaglandinderivates Sulproston war daher eine rasche Fruchtausstoßung bei insgesamt geringer Gesamtdosis zu erwarten. Zusätzlich ist bei dieser kombinierten Applikationsform die Patientin nicht an ihr Bett gebunden und kann sich auf der Station und in den Aufenthaltsräumen frei bewegen. Sie ist physisch und psychisch abgelenkt, der Wehenschmerz wird daher nur in abgeschwächter Form wahrgenommen; den Gesetzen der Schwerkraft folgend unterstützt außerdem der vorangehende Kindesteil die rasche Eröffnung des uterinen Verschlußapparates. Diese theoretischen Überlegungen konnten durch unsere Ergebnisse bestätigt werden. Sowohl die Ausstoßungszeiten, die erforderliche Gesamtdosis als auch die Rate an Nebenwirkungen waren in der vorliegenden Untersuchung niedriger als bei alleiniger Gabe von Sulproston oder der Applikation anderer Prostaglandinderivate. In vergleichbaren Studien wurden bis zu 2000 $\mu$g Sulproston verabreicht (Lichtenegger 1977; Lippert u. Briel 1980; Schmidt-Gollwitzer et al. 1977). Auch Ponnath (Ponnath et al. 1981) und Heinzl (Heinzl u. Winkler 1981) haben bereits darauf hingewiesen, daß bei kombiniertem Einsatz von Prostaglandinen eine Dosisreduktion zu erzielen ist. In diesen beiden Studien war auch eine Verkürzung der Ausstoßungszeit sowie eine Reduktion der Rate an Nebenwirkungen zu verzeichnen. Mit unserem kombinierten Vorgehen kamen wir dem Ziel, kurze Austreibungszeiten mit geringen Nebenwirkungen zu erreichen, noch näher. Dies mag an der perizervikalen Applikation der $PGE_2$-Lösung liegen. Ob zusätzlich das von uns neu erprobte Dosierungsschema dabei einen Anteil hat, kann noch nicht gesagt werden. Lauersen und Wilson (1976) fanden bei einschleichender intramuskulärer Dosierung von 15-Methyl-$PGF_{2\alpha}$ verminderte Nebenwirkungen. Gruber (Gruber 1982) konnte dies bei Verwendung von Sulproston nicht bestätigen. Sicherlich ist der Kontraktionsschmerz auch abhängig davon, ob zum Zeitpunkt des Einsetzens kräftiger Wehen der zervikale Widerstand bereits verringert ist, wie es durch lokale Vorbehandlung zu erreichen ist.

Beachtenswert erscheint bei unseren Patientinnen die Tatsache, daß auch bei den 20 Schwangeren, bei denen nach lokalem Priming klinisch keine Veränderung des Palpationsbefundes festzustellen war, anschließend eine geringe Sulprostongabe für die Fruchtausstoßung ausreichend war. Offenbar wirkt die Vorbehandlung im Sinne einer Sensibilisierung, die in der Folge bei systemischer Gabe von Prostaglandinen die Stimulation der endogenen PG-Synthese erleichtert. Bei einigen unseren Patientinnen kam es während der schematisierten intramuskulären Gabe von Sulproston zu keiner Wehentätigkeit. Trotzdem setzten in Einzelfällen Stunden nach der letzten Injektion Kontraktionen ein und es kam nach zum Teil überaus kurzen und schmerzarmen Ausstoßungszeiten zum Abgang. Möglicherweise ist die überaus lange Halbwertszeit des $PGE_2$-Derivates Sulproston für diese Beobachtung verantwortlich. Aufgrund unserer Ergebnisse erscheint das allgemein empfohlene Dosierungsschema von 4stündlich 500 $\mu$g Sulproston zumindest nach lokaler Vorbehandlung der Cervix uteri als überhöht.

Die perizervikale Applikation von 2,25 oder 3 mg $PGE_2$ zeigte sich vor allem bei der Schwangerschaftsbeendigung im 2. Trimenon der Applikation von 1,5 mg $PGE_2$ deutlich überlegen. Bei 30 % der Patientinnen mit einer Tragzeit von 14 bis 27 Wochen und bei 62,5 % der Schwangeren im 3. Trimenon kam es bereits während oder kurz nach dem lokalen Priming zum Fruchtabgang. Dieser hohe Prozentsatz konnte durch eine Erhöhung der Dosis von $PGE_2$ im Portioadapter erzielt werden.

Die kombinierte Anwendung von lokaler Applikation natürlicher Prostaglandine und anschließender systemischer Verabfolgung eines „uterusselektiven" Prostaglandinderivates mit langer Halbwertszeit scheint herkömmlichen Methoden des Schwangerschaftsabbruchs bzw. der Fruchtausstoßung überlegen zu sein. Offenbar ergänzt sich der „Softeningeffekt" lokal applizierten Prostaglandins mit der ausgeprägten kontraktionsauslösenden Wirkung systemisch applizierten Sulprostons in günstiger Weise.

## Literatur

Csapo AJ, Herczeg J, Pulkkinen M, Kaihola HL, Zoltan J, Cisllag M, Mocsary P (1976) Termination of pregnancy with double prostaglandin impact. Am J Obstet Gynecol 124:1–5

Gruber W (1982) Prostaglandine zur Beendigung pathologischer Schwangerschaften im II. Trimenon. Wien Klin Wochenschr 94:558–562

Grünberger W (1980) Cervical ripening before induction of labor: a new method with prostaglandin-filled portio adapter. Clin Exp Obstet Gynecol 7:165–167

Grünberger W (1983) Geburtsinduktion und Zervixpriming mit der Prostaglandinkappe. In: Thalhammer O, Baumgarten K (Hrsg) Probleme der Perinatalen Medizin Vol. 13, Maudrich Wien

Grünberger W, Husslein P (1983) Pericervical and intramuscular prostaglandin medication: an improved approach for termination of pregnancy in the second an third trimester. Singapore J, Obstet Gynecol 14:65–70
Grünberger W, Huber J, Husslein P (1984) Local application of $PGE_2$ by means of a portio-adapter: a new method of induction of labor. Acta Obstet Gynecol Scand 63:293–297
Grünberger W, Spona J (1986) The effect of pericervical $PGE_2$ instilation on levels of maternal serum 13, 14-dihydro-15-reto $PGF_2$ and progesterone. Arch Gynecol 239:93–99
Heinzl S, Winkler Ch (1981) Aborteinleitung im zweiten und dritten Trimenon mit „Sulproston“. Geburtshilfe Frauenheilkd 41:231–234
Karim SMM, Filshie GM (1970) Therapeutic abortion using prostaglandin $F_2$ alpha. Lancet 1:157–160
Lauersen NH, Wilson KH (1976) Termination of midtrimester pregnancy by serial intramuscular injections of 15-(S)-15-methyl-prostaglandin $E_2$ alpha. Am J Obstet Gynecol 124:169–173
Lichtenegger W (1977) Abortinduktion mit Prostaglandin $F_2$ alpha und einem neuen Prostaglandin $E_2$-Derivat. Wien Med Wochenschr 127:536–539
Lippert TH, Briel RC (1980) The use of sulprostone, a prostaglandin $E_2$ derivative, in intrauterine fetal death and therapeutic abortion. Prostaglandins Med 5:259–263
Maillot K von (1981) Connective tissue changes in the human cervix in pregnancy and labor. In: Ellwood DA; Anderson A (eds) The pregnant cervix. Churchill Livingstone, Edingburgh
Ponnath H, Weitzel H, Benthin D (1981) Kombinierter Einsatz von Minprostin und Sulproston bei der Aborteinleitung im II. Trimenon und bei der Geburtseinleitung beim toten Kind im Vergleich zum alleinigen Sulprostoneinsatz. Geburtshilfe Frauenheilkd 41:849–852
Rath W, Theobald P, Kühnle H, Hilers R, Kuhn W, Weber L (1982) Changes in collagen content of the first trimester cervix uteri after treatment with prostaglandin $F_{2\alpha}$ gel Arch Gynecol 231:107–111
Schmidt W, Widmaier G, Ditz S, Kubli F (1982) Abortinduktion und „Priming“ mit Prostaglandin $F_2$ alpha und Prostaglandin $E_2$-Vergleich der intraamnialen, der extraamnialen und intrazervikalen Applikation. Geburtshilfe Frauenheilkd 42:118–122
Schmidt-Gollwitzer M, Schmidt-Gollwitzer K, Schüssler B, Koch R, Nevinny-Stickel J (1977) Erste Erfahrungen mit einem neuen Prostaglandin-$E_2$-Derivat. Geburtshilfe Frauenheilkd 37:1030–1038
Steiner H, Zahradnik HP, Breckwoldt M, Hillemanns HG (1979) Neue Aspekte der Schwangerschaftsunterbrechung mit Prostaglandinen der zweiten Generation. Geburtshilfe Frauenheilkd 39:646–650
Szalay S, Husslein P, Grünberger W (1981) Local application of prostaglandin $E_2$ ($PGE_2$) and its influence on collagenolytic activity of cervical tissue. Singapore J Obstet Gynecol 12:15–19

## Diskussion

**Rath:** Wie ist Ihr aktuelles Management bei Zustand nach Sectio, welche Kriterien legen Sie an, machen Sie stets bei Zustand nach Sectio – wenn eine Abortinduktion notwendig ist – eine PG-Applikation, immerhin steht das ja unter den Kontraindikationen in den Produktinformationen?

**Schmidt:** Der Zustand nach Sectio ist nach unserer Meinung eine relative Kontraindikation. Dàs Vorgehen ist folgendermaßen: Wir versuchen immer durch die lokale Applikation von $PGE_2$ zum Ziel zu kommen, bei Zustand nach Sectio verwenden wir nicht die sonst übliche Dosis zur Abortinduktion von 0,5 mg, sondern 0,25 mg, was wir sonst als Primingdosis im 1. Trimenon verwenden und wiederholen das in einem Abstand von 4–6 h, wobei die Patientin bei der wiederholten Applikation absolut wehenfrei sein muß. Wir nehmen gerade in diesen

Fällen lange Abortinduktionsintervalle in Kauf und sind eigentlich bisher recht gut damit gefahren.

**Rath:** Wir hatten 35 Patientinnen bei Zustand nach Sectio, wo wir anschließend eine Abortinduktion gemacht haben, kombiniert intrazervikal und dann systemisch appliziert, und wir haben 3 Uterusrupturen gesehen. Diesen Fällen von 3 Uterusrupturen war folgendes gemeinsam:

1. daß die Sectio weniger als 1 Jahr zurücklag, nämlich 6-8 Monate,
2. daß in allen Fällen die PG-Applikation nicht steuerbar durchgeführt wurde.

**Husslein:** Man kann dies nicht pauschal diskutieren, man muß hier ganz streng trennen zwischen den einzelnen Gestationsphasen und sollte das auch Gestationsphasen bezogen diskutieren.

**Rath:** 1. Sie hatten gesagt, daß nach der perizervikalen Applikation ein Drittel der Patientinnen ausgestoßen haben. Wie erklären Sie sich dann die Wirkung, wenn dieses PG lokal am Plattenepithel dort seine Wirkung ausübt, wie kommt es dann zur Ausstoßung, wenn nicht über eine gewisse systemische Wirkung?
2. Sie haben auf einem Dia gezeigt, daß man das Medikament abziehen kann bei Überdosierung, was bezeichnen Sie dann bei der perizervikalen Applikation als Überdosierung, wenn Sie nicht tokographisch eine Überstimulation des Uterus sehen. Das wiederum dafür spricht, daß Sie dann doch eine Resorption des PG haben?

**Grünberger:** Ich wollte der Frage nachgehen: Wird es resorbiert oder nicht? Mit einer indiumtransferrinmarkierten Lösung konnten wir auf der Radioisotopenkamera keine Resorption nachweisen. Mit den Dias wollte ich zeigen, daß die PG-Lösung nicht ausfließt - das ist sicher. Die Resorption ist nicht nur eine Dosisfrage, sondern auch eine Frage der Zervixkonsistenz und -weite; wenn die Portio bereits reif und weich ist, wird sicher eher und leichter resorbiert, als wenn sie derb und unreif ist.

**Baumgarten:** Es muß ja irgendwie von der Kappe durch den Zervikalkanal hineinfließen.

**Grünberger:** Es fließt sicher nicht hinein, innen ist ein Überdruck und außen ein Sog.

**Haller:** Das „PG-Bad" - Sie haben uns sogar Wechselbäder im Stehen und im Gehen vorgeführt - ist vielleicht eine gute Sache, aber zur Methodik: Sie haben selbst gesagt, daß kein PG intrazervikal oder retroamnial weggeht. An wieviel Fällen haben Sie das geprüft? Haben Sie auch Unterschiede bei Erst- und Mehrgebärenden festgestellt, weil ja doch die zervikale Struktur und die Konfiguration der Zervix sehr verschieden sein kann?

**Grünberger:** Ich kann nicht bestreiten, daß resorbiert wird; es muß so funktionieren, obwohl dies noch keiner nachgewiesen hat. Sicher ist, daß durch den Sog eher weniger Zylinderepithel in Kontakt zum PG kommt, weil das Plattenepithel der Portio von der Seite in die Kappe hineingesaugt wird. Insgesamt haben wir die Methode in etwa 1000 Fällen erprobt.

**Husslein:** Wir haben ja eine Zeitlang die PG-Kappenapplikation nicht nur zur Abortinduktion im 2. Trimenon angewendet, sondern auch zur Geburtseinleitung. Es steht außer Zweifel, daß dasselbe Volumen, das Sie in die Kappe hineinspritzen, im wesentlichen zu jeder beliebigen Zeit wieder aus der Kappe herauszuziehen ist. Nachdem es unwahrscheinlich ist, daß es irgendwo produziert wird, muß man davon ausgehen, daß das Flüssigkeitsvolumen in dieser Kappe drinnenbleibt.

Wir haben in Studien auch versucht, über einen stabilen Metaboliten von $PGE_2$ durch dessen Bestimmung im peripheren mütterlichen Blut das Ausmaß einer möglichen Resorption abzuschätzen; dabei haben wir die gleichen Probleme gehabt, die alle haben, wenn sie mit den stabilen PGE-Metaboliten im peripheren mütterlichen Plasma arbeiten. Wir haben aber gesehen, daß weniger resorbiert wird als bei klinisch vergleichbaren Dosen systemischer Applikation. Wir haben 1 oder 2 Fälle gehabt, sowohl bei der Vaginaltablette als auch bei der Portiokappe, wo dann tatsächlich ein Anstieg zu beobachten war. In einem Satz: Das Volumen bleibt garantiert dasselbe; bei der Resorption bin ich allerdings auch überzeugt, daß ein nicht unbeträchtlicher Teil jeder lokalen Applikationsform in irgendeiner Form resorbiert wird.

**Henner:** Eine praktische Frage: Wie prüfen Sie überhaupt die Zervix im Verlauf, wenn Sie diese Kappe angelegt haben? Fällt diese irgendwann von selber ab, oder wann nehmen Sie sie weg?

**Grünberger:** Die Lösung fließt nicht aus, auch wenn der Muttermund aufgeht, dann wandert die Kappe an eine Muttermundlippe und bleibt dort hängen. Sie können die Lösung auch noch bei einer Öffnung des Muttermundes von 3 cm abziehen.

**Hickl:** Ich habe mich in letzter Zeit mehr mit forensischen Problemen in der Geburtshilfe und Gynäkologie beschäftigt. Wie weit ist es in der BRD mit den derzeitigen Vorschriften?

**Rath:** Welche Basislabordokumentation wird gefordert?

**Dennemark:** Seit 2 Wochen haben sich die Zulassungsbestimmungen für das Sulproston geändert, und zwar ist es ohne Rücksichtnahme auf die Schwangerschaftswoche intramuskulär anwendbar. Das gleiche gilt für die postpartale Blutung.

Es ist intrazervikal erlaubt ab der 8. Woche zur präoperativen Zervixdilatation. Es gibt keine Gelpräparation von einer Firma, sondern das sind alles Eigenpräparationen. Herrn Rath und mir wurde von Schering gesagt, daß wir das in eigener Regie machen müssen und wenn Regresse von Patientinnen kämen, wir dies zu vertreten hätten. Wir hatten seinerzeit von unserer Apotheke das Gel über 2 Jahre eingefroren und dann den Wirkstoffgehalt überprüfen lassen, damit wenigstens diese Frage später keine gerichtliche Bedeutung haben kann und haben dann feststellen können, daß bei insgesamt 20 Proben ein Wirkverlust von mehr als 10 % überschritten worden ist.

**Kubli:** Wie ist das mit Gel und Prostin $E_2$?

**Brunnberg:** Es gibt noch kein Prostin-$E_2$-Gel im Handel.

Man muß 2 Punkte unterscheiden: a) die therapeutischen, b) die juristischen Konsequenzen. Zu den therapeutischen oder medizinischen Konsequenzen können wir als Firma natürlich keine Aussage machen, denn die Zubereitung wird von den einzelnen lokalen Pharmazien in den Hospitalen durchgeführt. Jetzt die juristischen Konsequenzen. Prinzipiell darf der Arzt eigene Zubereitungen machen, oder aber von einem approbierten Apotheker zubereiten lassen. Allerdings ist er dann selbst dafür verantwortlich, wenn dem Patienten etwas geschehen sollte.

**Dennemark:** Hinzu kommt noch in der Geburtshilfe, daß die intrazervikale Gabe von $PGE_2$ noch gar nicht als standardisierte Methode eingeführt ist, d. h. alle, die wir intrazervikal oder extraamnial eingeleitet bzw. ein Softening durchgeführt haben, eigentlich eine Applikationsform wählten, die nicht zugelassen ist. Neuerdings ist die vaginale Tablette zugelassen. Wir bewegen uns hier in einem juristischen Niemandsland.

Bei der Aborteinleitung besteht allerdings schon immer die registrierte extramniale Applikation.

**Schüssler:** In dem Moment, wo Sie eine Anwendung machen, die nicht vom BGA zugelassen ist, gibt es, wenn es zu Klagen kommt, eine Umkehr der Beweispflicht, d. h. der Arzt muß die Begründung dieses Vorgehens darlegen, d. h. wenn er eine Indikation dafür hat und sie begründen kann, dann wird er juristisch nicht belangt werden können.

**Kubli:** Seit Jahren haben wir ein hausgemachtes $PGE_2$-Gel mit Prostin verwendet und eigentlich als die einzige lokale Applikationsform - wenn man jetzt die Kappe von Herrn Grünberger einen Moment außer acht läßt - angesehen. Was ich jetzt neu lerne: Diese Applikationsform würde ich als nicht außerhalb der Legalität bezeichnen, sie bringt uns aber in ein schwieriges Feld mit der Umkehr der Beweislast. Dies ist für mich neu und ich frage mich, was die Konsequenzen für uns sind. Man kann nur hoffen, daß die Fa. Upjohn ihr $PGE_2$-Gel bald auf den Markt bringt.

**Rath:** Aktuell ist es so, daß $PGE_2$-Gele aller Wahrscheinlichkeit nach nächstes Jahr in den Handel kommen werden, das ist das Prepidil der Firma Upjohn bzw. das Cerviprost, ein dextranhaltiges Gel, das zur Zeit auch bei uns getestet wird. Die Fa. Schering hat ein Gel getestet, das Sulproston-Pluronic, das war ein Gel, das in der Spritze flüssig war und bei Körpertemperatur im Zervikalkanal gelierte. Wir haben dieses Gel getestet; es hat viele unerwünschte Begleiterscheinungen gehabt, so daß ich davon ausgehe, daß die Firma Schering dieses Sulproston-Pluronic-Gel nicht auf den Markt bringen wird. Ausdruck dieser Tatsache ist jetzt die Neuzulassung von Sulproston i.m. zum Zervixpriming im 1. Trimenon.

**Rath:** Zur Frage „Basis-Labor-Information“: Wir machen eine allgemeinkörperliche Untersuchung (Blutbild, die Gerinnung ist sicher wichtig), außerdem werden alle Patientinnen bei PG-Applikationen intensiv medizinisch überwacht, d. h. vor allem die im 2. und 3. Trimenon.

**Kubli:** Wo liegen die Patienten bei Ihnen?

**Rath:** Bei der Abortinduktion im 2. und 3. Trimenon liegen sie im Wachraum.

**Kubli:** Wir beginnen das Primen mit Gel über sehr lange Zeit, manchmal 2 bis 3 Tage; grundsätzlich beginnen wir erst mit Sulproston systemisch, wenn die Zervix erweicht ist. Würden wir in dieser Zeit die Patientin auch schon ins Wachzimmer holen, dann hätten wir dieses immer voll mit solchen Patientinnen.

**Grütter:** Das Priming machen wir über Nacht auf der normalen Station. In dem Moment wo wir Wehen induzieren, bekommt die Patientin eine PDA und wird in den Wachraum gelegt.

**Kubli:** Kommen wir jetzt zum 2. Trimenon: Machen Sie Ihr Priming nur einmal über Nacht und fangen dann unabhängig vom Zustand der Zervix am andern Morgen mit Nalador Sulproston an oder machen Sie es wie wir, daß Sie auch länger primen?

**Rath:** Wir primen in Abhängigkeit von der Wirksamkeit, im allgemeinen 2mal, um 16.00 Uhr (Sulproston-Gel 50–100 $\mu$g) und meistens am anderen Morgen, vorausgesetzt die Zervix ist weich, zeigefingerdurchgängig (ca. 12 mm), dann beginnen wir mit der systemischen Applikation.

**Husslein:** Eine Frage zur Dosis. Ich habe Verständnis dafür, daß man unbedingt die niedrigst mögliche Dosis am Termin bei lebendem Kind bei einem endozervikalen Gel verwenden sollte, weil man nach Möglichkeit jede Uteruskontraktion ausschließen sollte, letztlich weil man Angst um das Kind hat. Ich habe wenig Verständnis dafür, daß man im 2. Trimenon ähnlich vorsichtig mit diesem endozervikalen Gel umgeht, wir haben recht gute Erfahrung mit der ziemlich großzügigen Erhöhung dieser Primingdosis gemacht. Frage an Herrn Schmidt: Warum verwenden Sie nicht höhere Dosen von endozervikalem $PGE_2$, weil auch bei Ihnen diese endozervikale $PGE_2$-Gabe die harmlosere ist, im Vergleich zur systemischen Sulproston-Gabe.

**Schmidt:** Es ist so, daß wir mit der Applikation zum Priming von einer Dosis von 0,5 mg $PGE_2$-Gel ausgehen. Ich weiß, daß Sie höher liegen, bei 1 oder 1,5 mg. Die Erfahrungen in unserer Klinik haben gezeigt, daß unsere Dosierung vollkommen reicht. Es ist auch wieder abhängig von der Applikationsweise und wie rasch die Patientinnen dann Wehen bekommen.

Die grundsätzliche Politik, die dahintersteht, ist die, daß man damit vorsichtig umgehen sollte. Was wir heute nachmittag gehört haben, daß wir uns mit der $PGE_2$-Gelapplikation wirklich am Rande bewegen, das unterstreicht noch die Notwendigkeit zur Vorsicht.

**Kubli:** Ich glaube, Sie haben recht, daß man höher gehen und damit auch Zeit gewinnen könnte, aber wir sind einfach etwas übervorsichtig, auch aus den historischen Beschreibungen, wo die Feten durch die Zervix geboren und durch das Vaginalgewölbe, das hat man nicht ganz vergessen. Es sind lange Latenzzeiten, bis wir mit dem Sulproston beginnen.

**Haller:** Herr Rath, Sie haben gesagt, Sie richten sich nach der Wirksamkeit, ob Sie eventuell nochmals Gel applizieren oder nicht. Auf was bezieht sich die Wirksamkeit, nur auf den Tastbefund, also den Vaginalbefund der Portio oder auch einfach die Wehentätigkeit oder Kontraktionsbereitschaft. Wir haben verschiedentlich gesehen, daß lange nichts passiert, obwohl die Patientin eindeutig Kontraktionen hat. Wir haben das tokographisch abgeleitet, dann hat sie plötzlich ausgestoßen. Richten Sie sich nach beiden Faktoren oder nur nach einem?

Und das zweite: Ich möchte Herrn Kubli schon unterstützen: wir haben noch in der Ära der retroamnialen Applikation in Heidelberg 2mal recht unangenehme Komplikationen erlebt: einmal durch Ausstoßung durch die hintere Muttermundslippe, wahrscheinlich, weil überstimuliert wurde.

**Brunnberg:** Es ist von verschiedenen Gelpräparationen gesprochen worden, es ist von verschiedenen Ergebnissen unter diesen verschiedenen Gelpräparationen geredet worden, es ist interessant zu wissen: Über was für eine Gelpräparation reden wir eigentlich? Wie ist die galenische Zubereitung, wenn die eine mit der hohen Dosierung keine Wirkung hat, ist die Freisetzung galenisch gesehen vielleicht eine ganz andere?

**Rath:** Wir richten uns nach dem Zervixbefund primär. Haben wir den Verdacht, daß Kontraktionen da sind, machen wir eine Tokographie, einfach deswegen, weil wir durch eine zusätzliche Oxytozin- oder PG-Applikation eine Überstimulierung vermeiden wollen, die auch nichts an der Zervix verändert. Die zweite Frage: Die Gelbasis ist entscheidend. Tylose ist ein wasserlöslicher Zelluloseäther, aus dem sich das PG sehr schnell löst, hingegen ist Prepidil ein nichtwasserlösliches PG-Gelgemisch, das den Vorteil eines langsameren PG-Releases hat.

Es gibt zwei Risikokollektive: die jungen Primigraviden mit zierlicher und ridiger Zervix und die Multigraviden mit einem sehr narbigen Muttermund, es gibt in der Literatur gute Berichte, die zeigen, daß man bei Multigraviden mit narbigem Muttermund - wenn nur Wehen induziert werden - riskiert, daß es zu einer zervikalen Ruptur kommt.

**Husslein:** Glauben Sie, Herr Rath, wirklich, daß man Narben am Muttermund mit PG weich kriegen kann? Es sind doch völlig andere Verhältnisse, die normale rigide Portio und die narbige Portio. Das wäre sehr wichtig zu wissen, denn ich würde eher glauben, daß eine Narbe durch lokales PG nicht beeinflußt werden kann.

**Rath:** Es ist sicher so, daß diese narbige Portio mit PG sehr schwer zu reifen ist, wenn ich nur Wehen mache, dann habe ich diese Dissynergie von Wehen und Zervixeröffnung, und gerade bei diesen narbigen Muttermundverhältnissen riskiere ich eher die Zervixruptur, als wenn ich zumindest den Versuch des Primings mache, denn wirken tut es auch am narbigen Muttermund sicher nicht so gut, - da haben Sie recht - aufgrund der Kollagenbindegewebsstruktur des narbigen Ersatzes durch Fibrose.

**Grünberger:** Wenn man an die Kollagenolyse glaubt, dann muß man auch daran glauben, daß es auch bei der Narbe funktioniert. Wenn man den Physiologen glauben kann, die sagen, daß die Zervix nur aus 6 % Muskulatur besteht, dann ist ja der ganze lokale Wirkmechanismus die Kollagenolyse und nicht die Einwirkung auf die Muskulatur, es muß daher auch beim narbigen Muttermund funktionieren.

**N.N.:** Ich habe Fragen zu der von Ihnen angegebenen Temperaturerhöhung, die Sie, Herr Schmidt und Herr Grünberger, mehrfach beobachtet haben:

Ist dies nur oder vorwiegend bei der lokalen Applikation? Ist es bei der systemischen? Ist es ein Effekt des PG selber? Wie hoch ist überhaupt die Gefahr der Invasion von Keimen durch die lokale Applikation? Müssen wir vorher eine Kontrolle der Zervix oder der Vagina durchführen? Bestehen hier die Gefahren für eine Endometritis?

**Schmidt:** Die 2 Fälle, die wir mit einer Sepsis beobachtet hatten, liegen glücklicherweise schon Jahre zurück. Das ist eine Patientin mit intraamnialer Applikation. Es hing sicher damit zusammen, daß es bei der Applikation zu einem intrauterinen Infekt kam, und der zweite Fall - auch erklärbar - bei wiederholter retroamnialer Applikation, wobei der Katheter liegengeblieben ist. Den Schwangerschaftsabbruch haben damals die meisten so gemacht. Es wären erklärbare Ursachen. Wir machen bislang keinen Zervixabstrich, wenn wir primen.

**Lippert:** Das ist eine andere Wirkung von PG, das sich auf das Temperaturzentrum auswirkt.

**Kubli:** Ist ein vorzeitiger Blasensprung, der eingeleitet werden muß eine Kontraindikation zur lokalen Anwendung von PG? Gilt dies auch im mittleren Trimenon?

**Lichtenegger:** Wir haben bei vorzeitigem Blasensprung mit einer reduzierten Dosis von PG-Tabletten die Geburt eingeleitet und konnten mit insgesamt 1 mg PG intravaginal keinen nachteiligen Effekt sehen. Wir haben primär bei vorzeitigem Blasensprung mit der normalen Dosis, d. h. 3 mg, die Geburt am Termin eingeleitet und haben große Überstimulierungen gesehen.

Nach Befragung der Diskussionsteilnehmer durch Herrn Kubli, in welchen Kliniken zur Zeit PG-Gel zur Zervixreifung verwendet wird, ergibt sich, daß, bis auf 2–3 Teilnehmer, die gegen diese Methode sind, dies bei allen im 2. Trimenon geschieht.

# Prostaglandine zur Geburtseinleitung

... and still for 12 h, than we give Sulproston. In our hands it wirks well; the mean induction abortion interval is about 10 h from the start of the treatment with prostaglandin and 95 % of the patients abort within 24 h following this mode of therapy. This is our alternative to using gel or vaginal tablets ot both.

**Kubli:** Somebody said yesterday that there would be a little bit of PG in the laminaria. Is that true? Is it natural PG?

**Bygdeman:** There might have been some attempts to include prostaglandin in the laminaria, but they have not been very successful. It has been very difficult to get a good release rate from the laminaria.

**Breckwoldt:** I think the mechanical dilatation will produce endogenous prostaglandin release.

# Geburtseinleitung mit Prostaglandinen – Grundlagen für eine klinische Anwendung

P. Husslein

Prostaglandine sind mehrfach ungesättigte Fettsäuren, deren obligate Vorstufe, Arachidonsäure, nahezu überall im Körper in Zellmembranen vorkommt.

Der Entdecker dieser Stoffgruppe, Ulf von Euler, bezeichnete sie in der irrigen Annahme, sie würden ausschließlich in der Prostata sezerniert werden, Prostaglandine. Mittlerweile weiß man, daß Prostaglandine in einer Vielzahl von physiologischen und pathologischen Prozessen eine wesentliche Mediatorenrolle spielen.

In der Geburtshilfe stellen sie zentrale Hormone des Geburtsmechanismus dar. Sowohl bei Geburten nach spontanem Wehenbeginn, aber auch bei jeder

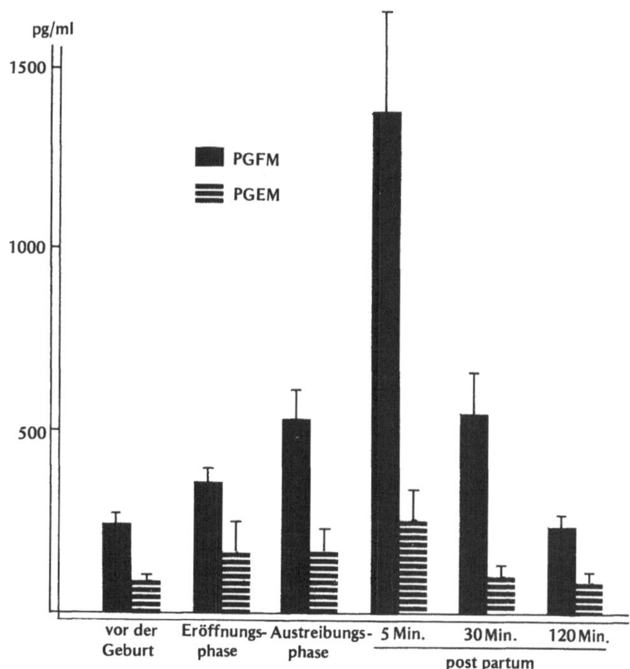


**Abb. 1.** Plasmakonzentration von PGEM und PGFM vor und während Geburten nach spontanem Wehenbeginn (pg/ml; x ± SD)

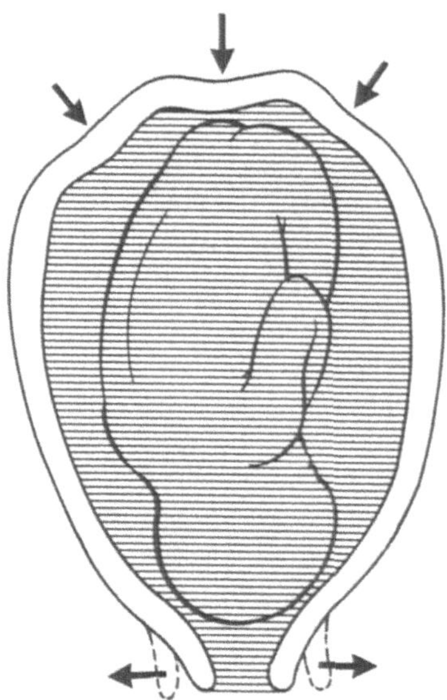

**Abb. 2.** Wirkung der Prostaglandine auf den schwangeren Uterus

Form von Geburtseinleitung kommt es zu einer Stimulation der endogenen Prostaglandinsynthese (Abb. 1), so daß der Schluß gerechtfertigt ist, daß es keine vaginale Fruchtausstoßung ohne Zunahme der körpereigenen Prostaglandinsynthese gibt (Fuchs et al. 1983; Husslein 1984; Mitchell 1981).

Der Grund, warum Prostaglandine die zentralen Hormone der Geburt beim Menschen darstellen, liegt in ihrer mehrfachen Wirkung auf den schwangeren Uterus. Sie führen nicht nur zu *Myometriumkontraktionen,* sondern auch zu einer Vielzahl biochemischer und biophysikalischer Veränderungen im Bereich der Zervix, die insgesamt zu einer *Verminderung des Widerstandes des unteren Uterinsegmentes* führen. Außerdem induzieren Prostaglandine *„Gap junctions",* das sind elektronenmikroskopisch nachweisbare Zellbrücken, die offenbar für eine regelrechte Erregungsübertragung und eine Koordinierung der Wehentätigkeit unabdingbar notwendig sind (Conrad u. Ueland 1976; Garfield et al. 1979; Stys et al. 1978).

Diese Wirkungen ergänzen sich in idealer Weise, um eine Fruchtausstoßung herbeizuführen (Abb. 2).

Aus dem bisher Gesagten ergibt sich, daß Prostaglandine zu jedem Zeitpunkt der Schwangerschaft diese beenden können.

Daraus resultieren folgende Anwendungsmöglichkeiten:

1. Früher Schwangerschaftsabbruch (bis 42. Tag der Amenorrhö);
2. Zervixerweichung vor Schwangerschaftsabbruch im 1. Trimenon;
3. Schwangerschaftsabbruch bei pathologischer Schwangerschaft im 2. und 3. Trimenon;
4. Zervixreifung, Geburtseinleitung;
5. Behandlung einer Atonie post partum;
6. Behandlung der Subinvolution im Wochenbett.

Prinzipiell stehen zur klinischen Anwendung einerseits die *natürlichen, kurzlebigen Prostaglandine* $PGE_2$ und $PGF_{2\alpha}$und andererseits die verschiedensten, *länger wirksamen Prostaglandinderivate* zur Verfügung.

- Bei Geburtseinleitung bei lebendem Kind sollen nur natürliche Prostaglandine Anwendung finden, da die langlebigen Prostaglandinderivate auf den Feten übertreten können und zumindest theoretisch unerwünschte Nebenwirkungen verursachen können.
- Wegen der ausgeprägteren Zervixwirkung sollte zur Zervixreifung bzw. zur Geburtseinleitung $PGE_2$ gegenüber $PGF_{2\alpha}$der Vorzug gegeben werden.

Zusätzlich müssen zur wirksamen und sicheren Anwendung von Prostaglandinen zur Geburtseinleitung am oder vor dem Termin einige grundlegende Richtlinien Beachtung finden.

- Mit Prostaglandinen kann eine Schwangerschaft zwar zu jedem Zeitpunkt beendet werden, zu unterschiedlichen Zeiten bedarf es dazu aber unterschiedlicher Menge. Die Empfindlichkeitszunahme des Myometriums während der Schwangerschaft Prostaglandinen gegenüber ist zwar nicht so ausgeprägt wie die für Oxytozin, hat aber dennoch große klinische Bedeutung. Daraus folgt, daß eine Zervixreifung im 1. Trimenon anderer Dosen und Applikationsformen wie eine Fruchtausstoßung im 2. Trimenon bzw. eine Geburtseinleitung am Termin bedarf (Abb. 3).
- Nachdem Prostaglandine lokale Hormone darstellen, sollten sie nach Möglichkeit auch lokal appliziert werden. Dafür gibt es 2 stichhaltige Gründe:
  a) die Dosis im Bereich der Zervix, dem Ort der erwarteten Wirkung, kann auf diese Weise wesentlich gesteigert werden;

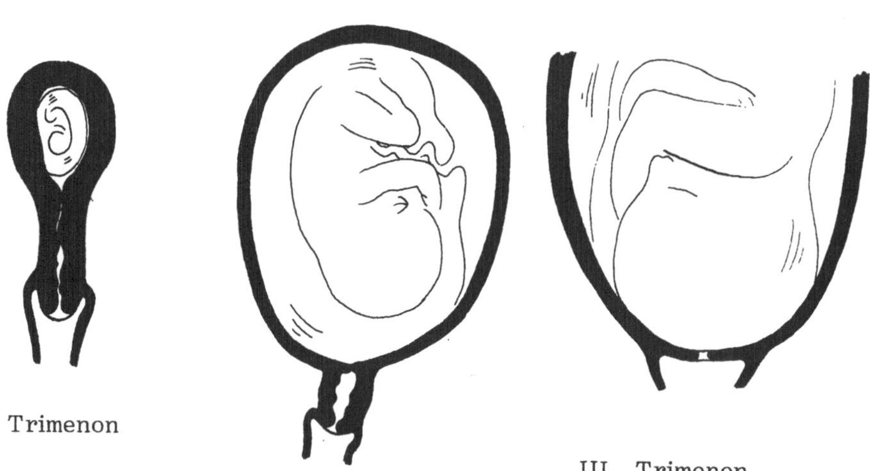


**Abb. 3.** Die Empfindlichkeit des Myometriums gegenüber Prostaglandinen nimmt während der Schwangerschaft kontinuierlich zu

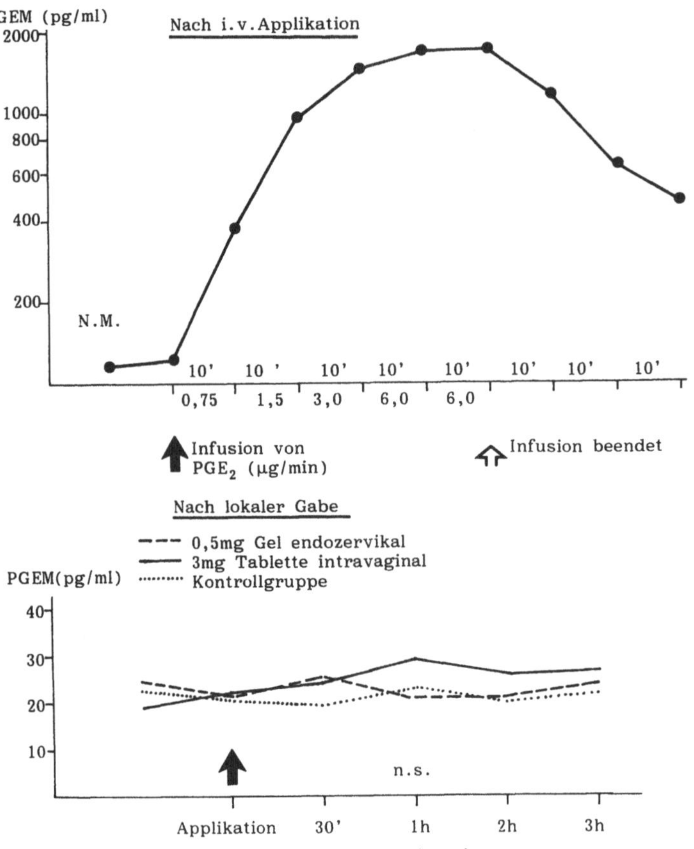


**Abb. 4.** PGEM-Metabolitkonzentration im mütterlichen Plasma

b) die Belastung des Gesamtorganismus und somit die Rate systemischer, vornehmlich gastrointestinaler Nebenwirkungen kann auf Minimum reduziert werden (Abb. 4).

Diese Vorteile werden allerdings um den Preis einer reduzierten bis fehlenden Steuerbarkeit erkauft (Husslein et al. 1984).

- Die Ansprechrate des Myometriums bzw. der Zervix auf Prostaglandine hängt nicht nur von der Schwangerschaftsdauer, sondern auch vom Ort der anatomischen Lokalisation bzw. von der Galenik der Applikationsform ab. Als Dosisäquivalent für die Geburtseinleitung am oder vor dem Termin stehen daher grundsätzlich zur Auswahl:
  a) die endozervikale Instillation eines 0,5 mg $PGE_2$ enthaltenden Gels (Egarter et al. 1986; Goeschen u. Saling 1982; Ulmsten u. Kirstein-Pedersen 1979;
  b) die intravaginale Verabfolgung einer 3 mg $PGE_2$ enthaltenden Vaginaltablette (Gordon-Wright u. Elder 1979; Husslein et al. 1986).

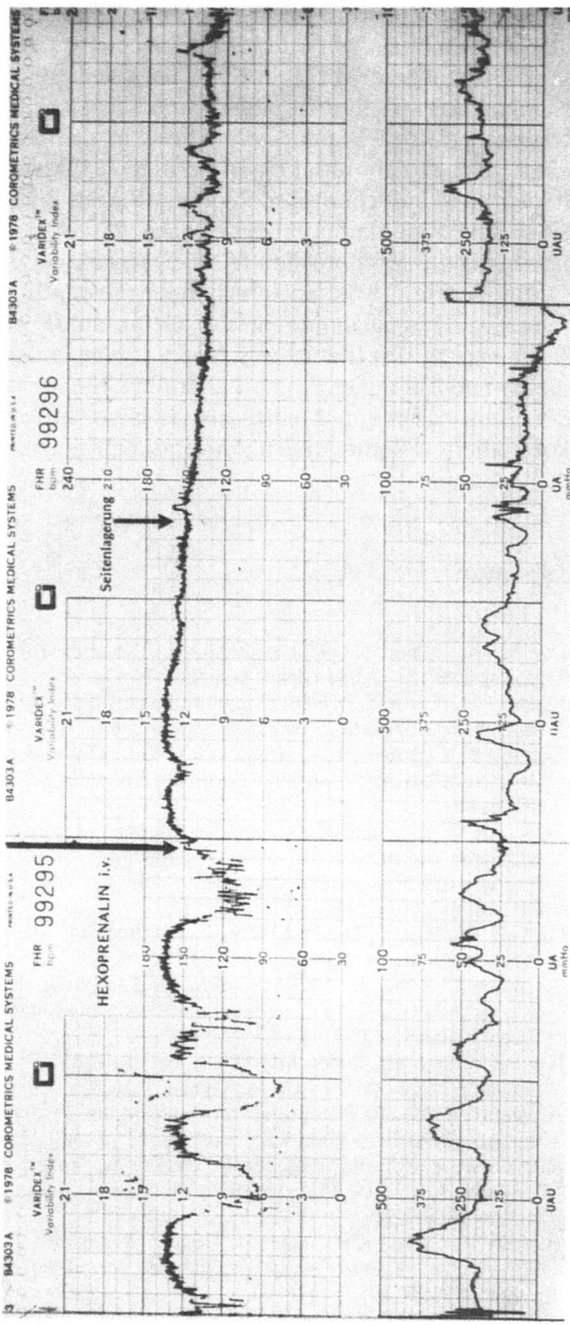


**Abb. 5.** Beispiel für ein Kardiotokographiemuster bei PG-induzierter uteriner Hyperaktivität und Notfall-Tokolyse mit einem Betamimetikum

Über die Vor- und Nachteile, die jeweilige Indikation bzw. die entsprechenden Anwendungsrichtlinien wird in anderen Beiträgen ausführlich die Rede sein. Ganz allgemein soll hier nur festgehalten werden, daß wie bei jedem Uterusstimulans, in seltenen Fällen, Überstimulationen vorkommen können. Diese beginnen oft mit Wehen hoher Frequenz und niedriger Amplitude, die allerdings gelegentlich durch einen Anstieg des Basaltonus zu bedrohlichen Alterationen der kindlichen Herzfrequenz führen können. Durch intravenöse Gabe eines Betamimetikums gelingt es nahezu immer, solche CTG-Muster zumindest kurzfristig zu durchbrechen (Abb. 5) (Egarter u. Husslein 1986).

Bei Beachtung der entsprechenden Anwendungsrichtlinien stellt die Einführung der Prostaglandine in die Geburtshilfe zweifelsohne eine wesentliche Bereicherung des therapeutischen Vorgehens dar. Bei allem Enthusiasmus für diese neue Therapieform darf allerdings nie übersehen werden, daß Prostaglandine sehr wirksame Medikamente darstellen, die immer nur unter klinisch kontrollierten Bedingungen Anwendung finden dürfen.

## Literatur

Conrad JK, Ueland K (1976) Reduction of the stretch modulus of human cervical tissue by prostaglandin $E_2$. Am J Obstet Gynecol 126:218

Egarter CH, Husslein P (1986) Überstimulierung bei elektiver Geburtseinleitung mit intravaginaler $PGE_2$-Applikation. Geburtshilfe Perinatol 190:87–91

Egarter CH, Grünberger W, Husslein P (1986) $PGE_2$-Gel zur Reifung der Zervix und/oder zur Geburtseinleitung bei unreifer Portio am Ende der Schwangerschaft. Geburtshilfe Perinatol 190:83–86

Fuchs AR, Goeschen K, Husslein P, Rasmussen AB, Fuchs F (1983) Oxytocin and the initiation of human parturition. III. Plasma concentrations of oxytocin and 13,14-dihydro-15-keto-prostaglandin $F_2$-alpha in spontaneous and oxytocin-induced labor at term. Am J Obstet Gynecol 147:497

Garfield RE, Sims S, Daniel EE (1979) Gap junctions: their presence and necessity in myometrium during parturition. Science 198:1313

Goeschen K, Saling E (1982) Induktion der Zervixreife mit Oxytocin-versus $PGF_2$-alpha-Infusion versus $PGE_2$-Gel intrazervikal bei Risikoschwangeren mit unreifer Zervix. Geburtshilfe Frauenheilkd 11:810

Gordon-Wright AP, Elder MG (1979) Prostaglandin $E_2$ Tablets used intravaginally for the induction of labour. Br J Obstet Gynaecol 86:32

Husslein P (1984) Die Bedeutung von Oxytocin und Prostaglandinen für den Geburtsmechanismus bei Menschen. Wien Klin Wochenschr [Suppl]:155

Husslein P, Reichel R, Goeschen K, Rasche M, Sinzinger H (1984) Plasma concentration of 13,14-dihydro-15-keto-$PGE_2$ (PGEM) after various ways of cervix ripening with $PGE_2$. Prostaglandins 28:209–215

Husslein P, Egarter CH, Salzer H, Genger W, Sevelda P (1986) Geburtseinleitung mit 3 mg $PGE_2$-Vaginaltabletten - eine Renaissance der programmierten Geburt? Geburtshilfe Frauenheilkd 46:83–87

Mitchell MD (1981) Prostaglandins during pregnancy and the perinatal period. J Reprod Fertil 62:305

Stys SJ, Clewell WH, Meschia G (1978) Changes in cervical compliance at parturition independent of uterine activity. Am J Obstet Gynecol 130:414

Ulmsten U, Kirstein-Pedersen A, Stenberg P, Wingerup L (1979) A new gel for intracervical Application of prostaglandin $E_2$. Acta Obstet Gynecol Scand [Suppl] 84:19

# Lokale Prostaglandin-$E_2$-Applikation zur Geburtseinleitung

W. Lichtenegger, W. Motter, G. Ralph

## Einleitung

Als Standardverfahren der Geburtseinleitung am Termin galt bisher die Durchführung der Amniotomie in Verbindung mit der intravenösen Verabreichung von Oxytozin (Goeschen u. Saling 1982; Hillemanns et al. 1977; Jung 1974; Kennedy et al. 1982b; Lamberti 1981; Thiery 1981; Wulf 1979). Diese Vorgangsweise stellt aber sicherlich keine Replikation physiologischer Vorgänge dar (Wulf 1979). Außerdem ist die Versagerquote bei geburtsunreifer Zervix außerordentlich hoch (Grünberger u. Husslein 1980; Heinzl et al. 1980; Kennedy et al. 1982b; Lamberti 1981; Lichtenegger 1982).

Nun steht mit der intravaginalen Applikation von Prostaglandin $E_2$-Tabletten eine Methode zur Zervixreifung und Geburtseinleitung am Termin zur Verfügung. Ihr besonderer Vorteil ist die Anwendbarkeit auch bei unreifer Zervix (Gordon-Wright u. Elder 1979; Kennedy et al. 1982b; Khoo et al. 1981; Lichtenegger 1982, 1985). Dieser Effekt ist besonders wichtig, da eine direkte Korrelation zwischen Zervixreife, Geburtsdauer, Entbindungsart und „fetal outcome" besteht.

Die vorliegenden Untersuchungen sollen die Auswirkungen der intravaginalen Applikation von Prostaglandin $E_2$-Tabletten auf Mutter und Kind anhand eines unausgewählten und eines selektierten Kollektives bei Geburtseinleitung am Termin darlegen.

## Material und Methodik

An der geburtshilflich-gynäkologischen Universitätsklinik in Graz wurde in den Jahren 1981–1983 bei 517 Frauen (326 Erst- und 191 Mehrgebärenden) die Geburt aus verschiedenen Indikationen am Termin durch intravaginale Prostaglandin $E_2$-Tablettengabe eingeleitet. Die Indikationen sind aus Tabelle 1 ersichtlich. Die mittlere Schwangerschaftsdauer betrug 40,8 Wochen (38–43).

In den Jahren 1982 bis 1984 wurde bei einer ausgewählten Gruppe von 307 Frauen (146 Erst- und 161 Mehrgebärende) ohne Risikofaktoren die Geburt wegen Terminüberschreitung oder unregelmäßiger Wehentätigkeit am Termin

**Tabelle 1.** Indikationen zum Priming

| | [n] | [%] |
|---|---|---|
| Terminüberschreitung | 274 | 52,99 |
| EPH-Gestose | 112 | 21,66 |
| Primäre Wehenschwäche | 37 | 7,15 |
| St. P. Sectionem | 29 | 5,60 |
| Beckenendlage und Terminüberschreitung | 16 | 3,09 |
| Diabetes Mellitus | 8 | 1,54 |
| Rhesusinkompatibilität | 7 | 1,35 |
| IUFT | 3 | 0,58 |
| Amnioninfektionssyndrom | 4 | 0,77 |
| Andere | 27 | 5,22 |
| Total | 517 | 100 |

durch Prostaglandin $E_2$-Tabletten intravaginal eingeleitet. Zum Zeitpunkt der Prostaglandingabe lagen in dieser Gruppe keinerlei Risikofaktoren vor. Die Auswahlkriterien sind in der folgenden Übersicht dargestellt.

1. Einlingsschwangerschaft;
2. Kopflage;
3. unauffällige allgemeine Geburten- und Schwangerschaftsanamnese;
4. keine Frühgeburten, keine Mangelgeburten;
5. keine Geburten von Kindern mit Überreifezeichen;
6. keine CTG-Alterationen, kein mißfärbiges Fruchtwasser zum Zeitpunkt der PG-Applikation;
7. späte Amniotomie;
8. keine Nabelschnurumschlingung.

Die Dauer der Schwangerschaften betrug im Mittel 41,2 Wochen. In beiden Gruppen erfolgte die Beurteilung der Zervixreife nach Bishop (1964). Um den Einfluß der Zervixreife zu beurteilen, wurden Fälle mit niedriger Zervixreife ($< 7$) Fällen mit größerer Zervixreife ($\geqq 7$) gegenübergestellt. Den Prostaglandintabletten wurde eine Betaisodonavaginalkapsel beigegeben, um ein eventuelles Infektionsrisiko zu vermindern. Die Tabletten wurden in den Fornix bzw. wenn möglich in den Zervikalkanal gelegt und mit einem Tampon fixiert. Spätestens nach 2 h bzw. nach Wehenbeginn wurde eine CTG-Kontrolle durchgeführt. Führte eine einmalige Prostaglandingabe nicht zur Geburt, wurde die Gabe nach 24 h wiederholt. Um den Einfluß der Parität zu beurteilen, wurden Erstgebärende Mehrgebärenden gegenübergestellt. Die Auswertung der Kollektive erfolgte retrospektiv. Bei der Gruppe 1 (unselektioniertes Kollektiv) wurden die Veränderungen der Zervixreife, der Wehenbeginn, CTG-Veränderungen nach Prostaglandingabe, das Induktionsgeburtsintervall, die zusätzliche Wehenmittelgabe unter der Geburt, sowie die operative Entbindungsfrequenz und die Häufigkeit der erfolgreich eingeleiteten Geburten untersucht. Die Auswertung der Gruppe 2 erfolgte nach den in den Tabellen 7–12 angegebenen Parametern. Die Signifikanzprüfungen wurden mit dem Chi-Quadrat-Test, mit dem Test nach

**Tabelle 2.** Anstieg der Zervixreife nach $PGE_2$-Tablettengabe

| Parität | Score | Anstieg | ∅ Anstieg | Total |
|---|---|---|---|---|
| Primipara | < 7 | 169 (87,11 %) | 25 (12,88 %) | 194 (100 %) |
| | ≧ 7 | 131 (99,24 %) | 1 (0,76 %) | 132 (100 %)[a] |
| | Total | 300 (92,02 %) | 26 (7,97 %) | 326 (100 %) |
| Multipara | < 7 | 89 (87,25 %) | 13 (12,74 %) | 102 (100 %) |
| | ≧ 7 | 88 (98,87 %) | 1 (1,13 %) | 89 (100 %)[a] |
| | Total | 177 (92,67 %) | 4 (7,32 %) | 191 (100 %) |

[a] Fisher-exact-Test statistisch signifikant $p < 0{,}001$.

**Tabelle 3.** Veränderung der Zervixreife bzw. Geburt innerhalb von 12 h nach $PGE_2$-Gabe

| | Primipara n = 326 | Multipara n = 191 |
|---|---|---|
| Anstieg im Pelvic-Score | 92,02 % (300) | 92,67 % (177) |
| Kein Anstieg im Pelvic-Score | 7,97 % (26) | 7,32 % (14) |
| Geburt (12 h) | 80,98 % (264) | 90,05 % (172) |

**Tabelle 4.** Wehenbeginn nach Stunden (n = 517)

| $\leqq 3^h$ | $\leqq 6^h$ | $> 6^h$ | ∅ |
|---|---|---|---|
| 59,39 % | 31,87 % | 6,45 % | 2,27 % |

Fisher und durch den Vergleich von Binomialwahrscheinlichkeiten durchgeführt.

## Ergebnisse Gruppe 1 (unausgewählte Fälle mit Risikofaktoren)

*1. Veränderungen der Zervixreife:* Dieser Parameter zeigte keine Abhängigkeit zur Parität. Ein signifikanter Unterschied fand sich jedoch in Hinblick auf die Zervixreife vor Prostaglandingabe (Tabelle 2 und 3).

*2. Wehenbeginn nach Prostaglandingabe:* Bereits innerhalb von 3 h setzte bei 59,39 % der Frauen die Wehentätigkeit ein. Nach 6 h konnten bei 91,26 % Wehen registriert werden (Tabelle 4).

*3. Cardiotokographie:* Das Vorkommen pathologischer CTG-Veränderungen (späte Dezelerationen, variable Dezelerationen, Oszillationseinengungen, Bradykardien) 2 h nach Prostaglandingabe wurde in 4,93 % festgestellt.

**Tabelle 5.** Induktions-Geburts-Intervall

| Parität | Score | Geburt $< 12^h$ | Geburt $> 12^h$ | Total |
|---|---|---|---|---|
| Primipara | $< 7$ | 145 (74,74 %) | 49 (25,25 %) | 194 (100 %) |
| | $\geqq 7$ | 119 (90,15 %) | 13 (9,84 %) | 132 (100)[a] |
| | Total | 264 (80,98 %) | 62 (19,01 %) | 326 (100 %) |
| Multipara | $< 7$ | 85 (83,33 %) | 17 (16,66 %) | 102 (100 %) |
| | $\geqq 7$ | 87 (97,75 %) | 2 (2,24 %) | 89 (100 %)[a] |
| | Total | 172 (90,05 %) | 19 (9,94 %) | 191 (100 %) |

[a] Statistisch signifikant $p < 0{,}001$.

*4. Induktions-Geburts-Intervalle:* Die Tabelle 5 macht deutlich, daß die Zeit zwischen Prostaglandinapplikation und der Geburt bei den Erst- und Mehrgebärenden mit größerer Zervixreife deutlich kürzer war als bei niedrigerer Zervixreife. Vergleichbar waren die Gebärenden mit niedriger Zervixreife, hier war die Geburtsdauer bei Mehrgebärenden deutlich verringert.

*5. Zusätzliche Wehenmittelgabe unter der Geburt:* 21,27 % der Frauen erhielten unter der Geburt zusätzlich Oxytozin.
Bei Erstgebärenden mußte um so häufiger ein Wehenmittel gegeben werden, je unreifer die Zervix war.

*6. Frequenz der operativen Entbindung:* Die Sektiofrequenz betrug 9,47 %. In 0,96 % mußte die Geburt per per forcipem beendet werden. Beide Zahlen liegen deutlich unter dem Jahresdurchschnitt an operativen Entbindungen (13,9 % bzw. 1,38 %). Die Indikationen zur Schnittentbindung sind aus Tabelle 6 ersichtlich.

*7. Häufigkeit erfolgreich eingeleiteter Geburten:* Die Zahl der erfolgreich eingeleiteten Geburten in Abhängigkeit von der Zervixreife sowie der Parität ist aus

**Tabelle 6.** Indikationen zur Sektio

| | |
|---|---|
| EPH-Gestose und protrahierter Geburtsverlauf | 14 |
| Asphyxie | 12 |
| Einstellungsanomalie | 2 |
| Nabelschnurvorfall | 2 |
| Beckenendlage | 2 |
| St. P. Sectionem | 14 |
| Gemini, protrahierter Geburtsverlauf | 1 |
| Diabetes Mellitus, protrahierter Geburtsverlauf | 1 |
| Alte Primipara, pathologisches CTG | 1 |
| Total | 49 |

Tabelle 5 ersichtlich. Bei niedriger Zervixreife konnte sowohl bei Erst- als auch bei Mehrgebärenden die Geburt weniger oft erfolgreich eingeleitet werden. Bei Mehrgebärenden ist insgesamt die Geburtseinleitung unabhängig von der Zervixreife signifikant häufiger erfolgreich als bei Erstgebärenden.

### Gruppe 2 (selektioniertes Kollektiv ohne Risikofaktoren)

*1. Komplikationen in der Früheröffnungsphase:* Das Vorkommen von pathologischen CTG-Veränderungen 2 h nach der Prostaglandingabe zeigte weder eine Abhängigkeit von der Zervixreife noch von der Parität. Rasch aufeinanderfolgende, jedoch relativ schwache und damit schmerzarme Kontraktionen wurden meist nur innerhalb der ersten Stunden nach der Prostaglandingabe beobachtet (etwa 10 % der Fälle). Sie blieben bis auf einen Fall ohne größere Auswirkungen auf Mutter und Kind. Bei einer Mehrgebärenden kam es zu einer partiellen vorzeitigen Plazentalösung, die eine abdominale Schnittentbindung erforderlich machte. Für das Auftreten von intrauterin asphyktischen Zuständen (pH unter 7,2) konnte keine Abhängigkeit von der Zervixreife und der Parität festgestellt werden (Tabelle 7).

*2. Mißfärbiges Fruchtwasser, zusätzliche Wehenmittelgabe, Einstellungsanomalie:* Auch für das spätere Auftreten von mißfärbigem Fruchtwasser konnte keine Abhängigkeit von der Zervixreife oder Parität festgestellt werden. Bei der zusätzlichen Wehenmittelgabe wurde in der Gruppe der Erstgebärenden um so häufiger zusätzlich ein Wehenmittel verabreicht, je unreifer die Zervix war. Für die Mehrgebärenden konnte diese Abhängigkeit von der Zervixreife nicht beobachtet werden. Erstgebärende mit niedriger Zervixreife erhielten signifikant öfter zusätzlich ein Wehenmittel verabreicht als Mehrgebärende mit niedriger Zervixreife. Die Frequenz an Einstellungsanomalien zeigte keine Abhängigkeit von Parität oder Zervixreife (Tabelle 8).

*3. Frequenz der operativen Entbindungen:* Wie die Tabelle 9 zeigt, konnte weder für die Forzeps- noch für die Sektiofrequenz eine signifikante Abhängigkeit von der Zervixreife oder Parität festgestellt werden. Nimmt man jedoch die Operationen insgesamt, so war die Anzahl unabhängig von der Zervixreife bei den Erstgebärenden deutlich höher als bei den Mehrgebärenden. Die Indikationen für die

**Tabelle 7.** Komplikationen in der frühen Eröffnungsphase

| Parität | EG | | MG | |
|---|---|---|---|---|
| Zervixreife | $< 7$ | $\geqq 7$ | $< 7$ | $\geqq 7$ |
| Fallzahlen | 93 | 53 | 103 | 58 |
| CTG-Alterationen nach 2 h[a] | 5,38 | 1,89 | 1,94 | 1,72 |
| PG-Wehen und CTG-Alterationen[b] | 4,30 | 1,89 | 0,97 | 1,72 |

[a] Späte und variable Dezelerationen, Oszillationseinengung; MBU $< 7{,}2$ : 0.
[b] 1 Sektio : MG, partielle vorzeitige Plazentalösung.

**Tabelle 8.** Weitere Komplikationen (in %)

| Parität | EG | | MG | | | |
|---|---|---|---|---|---|---|
| Zervixreife | < 7 | ≧ 7 | < 7 | ≧ 7 | | |
| Fallzahlen (Signifikanz) | 93 | A 53 | 103 | B 58 | C | D |
| CTG-Alterationen sub partu | 24,73 | 18,87 | 8,74 | 3,49 | XX | XX |
| Präpartale Azidose (pH < 7,2) | 4,30 | 5,66 | 0,97 | 0,00 | | |
| Mißfärbiges Fruchtwasser | 16,13 | 13,21 | 7,77 | 6,90 | | |
| Zusätzliche Wehenmittelgabe | 32,26 | X 15,09 | 3,88 | 6,90 | XX | |
| Einstellungsanomalien | 4,30 | 3,77 | 0,97 | 0,00 | | |

Signifikanz: A = EG < 7 gegen EG ≧ 7, B = MG < 7 gegen MG ≧ 7, C = EG < 7 gegen MG < 7, D = EG ≧ 7 gegen MG ≧ 7; X = P < 0,05; XX = P < 0,01.

abdominalen Schnittentbindungen waren bei den Erstgebärenden mit niedriger Zervixreife: Einstellungsanomalien des kindlichen Kopfes in 3 Fällen und intrauterine Asphyxie in einem Fall, und bei den Erstgebärenden mit größerer Zervixreife: Einstellungsanomalie mit intrauteriner Asphyxie in einem Fall und protrahierter Geburtsverlauf in einem Fall.

Die Indikationen zur Geburtsbeendigung mittels Forzeps waren bei den Erstgebärenden mit niedrigerer Zervixreife: Einstellungsanomalie mit intrauteriner Asphyxie in einem Fall, intrauterine Asphyxie in einem Fall sowie Geburtsstillstand in einem Fall, und bei den Erstgebärenden mit größerer Zervixreife: tiefer Querstand mit intrauteriner Asphyxie in einem Fall (Tabelle 9).

*4. Fetal outcome:* Für die Häufigkeit der postpartalen Azidosen (NApH unter 7,2) konnte innerhalb einer Paritätsgruppe keine Abhängigkeit von der Zervixreife festgestellt werden. Mit zunehmender Parität und gleicher Zervixreife wurde sie jedoch deutlich kleiner. Dieser Trend ist hochsignifikant. Die Anzahl der Neugeborenen mit einem Apgarwert unter 7 nach 1 min und die Zahl der Interventionen des Neonatologen zeigten weder eine Beziehung zur Zervixreife noch zur Parität (Tabelle 10).

*5. Geburtsrate in Abhängigkeit von der Anzahl der Prostaglandingaben:* Auskunft über die Zahl der erfolgreich eingeleiteten Geburten in Abhängigkeit von der Anzahl der Prostaglandingaben der Zervixreife sowie der Parität ergibt Tabelle 11. Eine Abhängigkeit von der Zervixreife konnte nicht festgestellt werden. Erstgebärende mit niedriger Zervixreife konnten deutlich weniger erfolgreich eingeleitet werden als Mehrgebärende mit niedriger Zervixreife.

**Tabelle 9.** Operative Entbindungsfrequenz (in %)

| Parität | EG | | MG | |
|---|---|---|---|---|
| Zervixreife | < 7 | > 7 | < 7 | > 7 |
| Fallzahlen | 93 | 53 | 103 | 58 |
| Forzepsfrequenz | 3,22 | 1,89 | 0,00 | 0,00 |
| Sectiofrequenz | 4,30 | 3,77 | 0,97 | 0,00 |

**Tabelle 10.** Fetal Outcome (in %)

| Parität | EG | | MG | | | |
|---|---|---|---|---|---|---|
| Zervixreife | < 7 | ≧ 7 | < 7 | ≧ 7 | | |
| Fallzahlen (Signifikanz) | 93 | A 53 | 103 | B 58 | C | D |
| pH-Nabelschnurarterie < 7,2 | 17,20 | 11,32 | 4,86 | 0,00 | XX | XX |
| Apgar < 7 nach 1 min | 11,83 | 3,77 | 3,88 | 1,72 | | |
| Intervention durch Neonatologen | 18,27 | 18,87 | 13,59 | 8,62 | | |

Signifikanz: A = EG < 7 gegen EG ≧ 7, B = MG < 7 gegen MG ≧ 7, C = EG < 7 gegen MG < 7, D = EG ≧ 7 gegen MG ≧ 7; XX = P < 0,01.

**Tabelle 11.** Geburtsrate in Abhängigkeit von der Anzahl der PG-Gaben

| Parität | EG | | MG | | | |
|---|---|---|---|---|---|---|
| Zervixreife | < 7 | ≧ 7 | < 7 | ≧ 7 | | |
| Fallzahlen (Signifikanz) | 93 | A 53 | 103 | B 58 | C | D |
| 1mal PG-Gabe | 81,72 | 86,79 | 95,14 | 94,83 | XX | |
| 2mal PG-Gabe | 7,53 | 7,55 | 2,91 | 5,17 | | |
| 3mal PG-Gabe | 1,86 | 1,89 | 0,00 | 0,00 | | |
| 4mal PG-Gabe | 0,62 | 0,00 | 0,00 | 0,00 | | |

Signifikanz: A = EG < 7 gegen EG ≧ 7, B = MG < 7 gegen MG ≧ 7, C = EG < 7 gegen MG < 7, D = EG ≧ 7 gegen MG ≧ 7; XX = P < 0,01.

6. *Induktions-Geburts-Intervall:* Die Tabelle 12 macht deutlich, daß die Zeit zwischen der Prostaglandinapplikation und der Geburt bei der Erstgebärenden mit größerer Zervixreife deutlich kürzer war, als bei den Erstgebärenden mit niedriger Zervixreife. Für die Mehrgebärenden konnte diese Abhängigkeit von der Zervixreife nicht festgestellt werden. Vergleicht man die Gebärenden mit niedriger Zervixreife, so nahm die Zeit bis zur Geburt bei den Mehrgebärenden deutlich ab. Führte die einmalige Prostaglandingabe nicht zur Geburt, wurde meist eine Zunahme der Zervixreife erreicht.

**Tabelle 12.** Induktions-Geburts-Intervall bei einmaliger PG-Applikation

| Parität | EG | | | MG | | | |
|---|---|---|---|---|---|---|---|
| Zervixreife | < 7 | | ≧ 7 | < 7 | ≧ 7 | | |
| Fallzahlen (Signifikanz) | 76 | A | 46 | 98 | B 55 | C | D |
| < 12 h | 55,26 | XX | 89,13 | 93,88 | 92,73 | XX | |
| > 12 h | 30,26 | XX | 6,52 | 5,10 | 7,27 | XX | |
| > 24 h | 14,47 | | 4,35 | 1,02 | 0,00 | XX | |

Signifikanz: A = EG < 7 gegen EG ≧ 7, B = MG < 7 gegen MG ≧ 7, C = EG < 7 gegen MG < 7, D = EG ≧ 7 gegen MG ≧ 7; XX = P < 0,01.

## Diskussion

Die sichere Beeinflußbarkeit der Zervixreife durch direkte Einwirkung auf das Zervixgewebe, kann als der eigentliche Vorteil der Methode angesehen werden. Die intravaginale bzw. intrazervikale Resorption führt nämlich nicht nur zu einer systemischen, sondern vor allem zu einer lokalen Wirkung auf das Zervixgewebe. Diskutiert werden biochemische Veränderungen, die direkt ohne Weheneinwirkung auf das Zervixbindegewebe, durch das lokal applizierte Prostaglandin hervorgerufen werden (Husslein 1984; Lichtenegger 1985). Aufgrund unserer Erfahrungen scheint allerdings eine Reifung der Zervix immer mit einer Wehentätigkeit verbunden zu sein. Die Einleitung einer Spontangeburt unabhängig von der Zervixreife, konnte mit einer einmaligen Gabe von 3 mg Prostaglandin $E_2$ in der Gruppe der Erstgebärenden über 80 %, bei den Mehrgebärenden in über 90 % der Fälle erreicht werden. Bei den Erstgebärenden mit niedriger Zervixreife konnte eine Geburt innerhalb von 12 h in etwa 70 % der Fälle, bei den Erstgebärenden mit höherer Zervixreife fast in 90 % der Fälle erreicht werden. Bei den Mehrgebärenden konnte eine Geburt innerhalb von 12 h unabhängig von der Zervixreife in etwa 90 % erzielt werden. Diese Ergebnisse stehen im Einklang mit den Beobachtungen anderer Untersuchungen (Lichtenegger 1985).

Ein gewisses Risiko stellt die intravaginale Gabe bei gesprungener Blase dar. Bei 4 Fällen von Amnioninfektionssyndrom wurde Prostaglandin $E_2$ intravaginal appliziert. In 2 Fällen kam es nach etwa einer Stunde zu einer starken Erhöhung des Basaltonus mit einem Abfall der fetalen Herzfrequenz. Die Resorption erfolgt anscheinend bei gesprungener Blase doch rascher, außerdem steht eine große Resorptionsfläche durch das Amnion zur Verfügung. Wenn man in solchen Fällen eine Prostaglandingabe intravaginal durchführt, sollte man die Dosis auf 1–2 mg beschränken. Aus diesem Grunde wäre auch eine Abstufung der Dosis in 1, 2 und 3 mg wünschenswert.

Die Zahl der Komplikationen war gering. Bei der Beurteilung der gesamten operativen Entbindungsfrequenz beider Kollektive, sieht man, daß bei völlig risikolosem selektierten Patientengut die Sektiofrequenz bei 2,28 %, d. h. unter einem Drittel der an der Klinik üblichen Sektiofrequenz liegt. Auch beim Risikokollektiv liegt die Sektiofrequenz deutlich unter der an der Klinik üblichen Frequenz. Auch die Anzahl von Forzepsentbindungen ist im Durchschnitt deutlich erniedrigt.

Von der Applikation von Prostaglandin-$E_2$-Gel unterscheidet sich die Tablettengabe durch die einfachere Handhabung (Gordon-Wright u. Elder 1979; Kennedy et al. 1982a, b; Lichtenegger 1982). Die gastrointestinalen Nebenwirkungen waren in beiden Kollektiven äußerst gering. Das Vorkommen einer Diarrhö wurde in keinem Fall beobachtet. Da es auch bei nicht induzierter Wehentätigkeit öfters zu Erbrechen kommt, kann eine Kausalität zu der Prostaglandinmedikation nicht als gesichert angesehen werden.

Die lange Mobilität der Gebärenden muß als großer Vorteil dieser Methode der Geburtseinleitung angeführt werden. Die freie Beweglichkeit in der Eröffnungsperiode ermöglicht eine bessere Atemtechnik durch Entlastung des Zwerchfells und führt zur Verkürzung der Eröffnungsperiode durch zusätzlichen

Druck des vorangehenden Kindesteiles auf die Zervix. Aufgrund der fast immer auftretenden Wehentätigkeit ist eine CTG-Kontrolle nach 2 h bzw. spätestens nach Wehenbeginn zu empfehlen. Insbesondere ist an das Vorkommen besonders frequenter Wehen zu denken, die gehäuft am Beginn nach Prostaglandininduktion beobachtet werden können. Durch CTG-Kontrolle konnte eine partielle vorzeitige Lösung rechtzeitig erkannt werden. In allen übrigen Fällen blieben uterine Überstimulationen ohne größere Auswirkungen auf Mutter und Kind. Überblickt man zusammenfassend die durch die intravaginale Applikation von Prostaglandin-$E_2$-Tabletten an diesen beiden Geburtengruppen erzielten Auswirkungen auf Mutter und Kind, so ist die Meinung gerechtfertigt, daß bei entsprechender Geburtsüberwachung die intravaginale bzw. intrazervikale Applikation von Prostaglandin-$E_2$-Tabletten eine effiziente, leicht handzuhabende und risikoarme Methode zur Geburtseinleitung darstellt.

## Literatur

Bishop EH (1964) Pelvic scoring for elective induction. Obstet Gynecol 24:266

Goeschen K, Saling E (1982) Induktion der Zervixreife mit Oxytocin versus PG-$E_2$-Infusion versus PG-$E_2$-Gel intrazervikal bei Risikoschwangerschaften mit unreifer Zervix. Geburtshilfe Frauenheilkd 42:810

Gordon-Wright AP, Elder MG (1979) Prostaglandin $E_2$-tablets used intravaginally for the induction of labour. Br J Obstet Gynecol 86:32

Grünberger W, Husslein P (1980) Geburtseinleitung durch lokale Prostaglandin-Applikation mittels Portiokappe. Arch Gynecol 229:245

Heinzl S et al. (1980) Priming der Zervix mit Prostaglandin-Gel bei unreifer Geburtssituation am Termin. Geburtshilfe Perinatol 184:395

Hillemanns HG et al. (1977) Die programmierte Geburt. Geburtshilfe Frauenheilkd 37:373

Husslein P (1984) Die Bedeutung von Oxytocin und Prostaglandinen für den Geburtsmechanismus beim Menschen. Wien Klin 22 [Suppl]:155

Jung H (1974) Die programmierte Geburt. Geburtsh Perinat 178:265

Kennedy JH et al. (1982a) Induction of labour with a stablebased prostaglandin $E_2$ vaginal tablet. Eur J Obstet Gynecol Reprod Biol 14:203

Kennedy JH et al. (1982b) Induction of labour: a comparison of a single prostaglandin $E_2$ vaginal tablet with amniotomy and intravenous oxytocin. Br J Obstet Gynecol 89:704

Khoo PPT et al. (1981) Induction of labour with prostaglandin $E_2$ vaginal tablets. Eur J Obstet Gynecol Reprod Biol 11:313

Lamberti G (1981) Geburtseinleitung. In: von Käser O, Friedberg V, Ober KG, Thomsom K, Zander K (Hrsg) Gynäkologie Geburtshilfe, Bd II/2. Thieme, Stuttgart

Lichtenegger W (1982) Zeichen. Prostaglandine zur Geburtseinleitung. Wien Klin Wschr 94:564

Lichtenegger W (1985) Prostaglandine in der Geburtshilfe. In: Burghardt E (Hrsg) Spezielle Gynäkologie und Geburtshilfe. Springer, Berlin Heidelberg New York

Mc Kenzie IZ et al. (1978) The influence of preinduction vaginal prostaglandin $E_2$-gel upon subsequent labour. Br J Obstet Gynecol 85:657

Thiery M (1981) Extra-amniotic prostaglandin $E_2$-gel vs. amniotomy for elective induction of labour. Geburtshilfe Perinatol 185:323

Wulf KH (1979) Die programmierte Geburt. Arch Gynaecol 228:42 Gynäkologen-Bericht

## Diskussion

**Kubli:** Ich habe zwei Fragen, diese betreffen beide Referenten:

Ich kann mir einfach nicht vorstellen, Herr Husslein, daß intravaginal gar nichts resorbiert wird. Ich glaube schon, daß auch eine lokale Wirkung da ist, aber daß die allgemeine Resorption praktisch zero sein soll - wenn ich Ihre Kurve richtig verstehe - da habe ich persönlich etwas konzeptionelle Probleme. Weiterhin, warum ist es eigentlich so, daß - wenn Sie eine bukale Tablette haben - der Blutspiegel höher sein sollte als vaginal?

**Husslein:** Dieses Zero ist wahrscheinlich eine Folge der mangelnden Sensibilität unseres Essays. Ich wollte mit diesem Dia zeigen, daß es bei lokaler PG-Applikation zu einer *wesentlich* geringeren Resorption kommt als bei systemischer Applikation. Es gibt auch andere Leute, die sich mit diesem PGE-Metabolitessay beschäftigt, aber offensichtlich einen sensibleren zur Hand gehabt haben. Diese Arbeitsgruppe konnte zeigen, daß es schon zu einer gewissen Resorption kommt. Ich behaupte somit nicht, daß gar nichts resorbiert wird, sondern daß entscheidend weniger in den mütterlichen Kreislauf kommt als bei systemischer Applikation, so daß ein Erklärungsversuch nur über die systemische Resorption einfach nicht möglich ist.

Die Resorption von bukalen PG-Tabletten habe ich nicht untersucht. Von den bukalen Oxytozintabletten wissen wir, daß sehr viel resorbiert wurde; bei sämtlichen lokalen PG-Applikationsformen ist auffallend, daß sie sehr gut wirken und praktisch keine Nebenwirkungen entstehen und daß deutlich weniger in den mütterlichen Kreislauf aufgenommen wird. Das ist ein Faktum, das alle Leute beobachten, die damit arbeiten. Die theoretische Frage zum Wirkungsmechanismus ist nicht vollständig geklärt, was aber die klinische Brauchbarkeit nicht unbedingt einschränkt.

**Lichtenegger:** Ich kann mich diesen Ausführungen nur anschließen.

**Breckwoldt:** Herr Husslein, Sie sprachen die unterschiedliche Sensitivität des Myometriums gegenüber PG an. Könnte man nicht die Auffassung vertreten, daß es mit der Frage der Synthese von PG-Rezeptoren zusammenhängt, die in einzelnen Gestationsphasen unterschiedlich sein könnte?

**Husslein:** Es wäre bestechend, das anzunehmen; ich habe selbst Untersuchungen über Oxytozinrezeptoren gemacht. Wir konnten dabei zeigen, daß es während der Schwangerschaft zu einem klaren Anstieg kommt, der unmittelbar vor der Geburt noch deutlich zunimmt. Über PG-Rezeptoren gehen die Meinungen auseinander; ich glaube, es gibt sogar aus Ihrer eigenen Klinik Leute, die der Ansicht sind, daß es zur Erklärung der PG-Wirkung gar keine PG-Rezeptoren geben müßte. Tatsache ist, daß keine überzeugenden Untersuchungen vorliegen, die über den Verlauf der PG-Rezeptorkonzentration während der Schwangerschaft berichten. Ich kann aus praktischer Erfahrung aber deutlich festhalten, daß eine klinisch sehr bedeutsame Zunahme der PG-Empfindlichkeit während der Schwangerschaft zu beobachten ist, der Rechnung getragen werden muß, will man frustrierende Unterdosierungen bzw. gefährliche Überdosierungen vermeiden.

**Schneider:** Es fällt auf, daß nach der PG-Gabe häufig doch über Stunden gar nichts oder sehr wenig passiert, mit einzelnen Kontraktionen ohne Auswirkung auf die Erweiterung des Muttermundes. Welche pathophysiologischen Mechanismen ziehen Sie heran, um diese lange Latenzzeit, die immer wieder festgestellt wird, zu erklären?

**Husslein:** Das ist zu einem nicht unbeträchtlichen Teil eine Folge der verschiedenen Galenik. Zum Beispiel kommt es bei wasserlöslichem Tylosegel zu einer wesentlich rascheren Reaktion mit der angenehmen klinischen Konsequenz, daß Sie genau wissen, wann Sie überwachen müssen, nämlich unmittelbar nach der Instillation. Bei der Vaginaltablette ist das schwieriger, wahrscheinlich weil die Resorption viel langsamer vor sich geht. Dies ist aber nur ein Teil der Erklärung. Der andere Teil bleibt weiter offen; ich habe aber versucht ihn anzusprechen, als ich gezeigt habe, daß wir bei einer erfolgreichen Geburtseinleitung mit $PGE_2$ immer einen PGF-Metabolitanstieg beobachten konnten, was darauf hinweist, daß auch lokal appliziertes $PGE_2$ nur den körpereigenen Geburtsmechanismus in Gang setzt. Und das dauert eben!

**Kubli:** Stimmen die Daten, die Sie dabei erhoben haben, mit anderen Daten in der Literatur überein?

**Husslein:** Ich kann es für die Erforschung des Geburtsmechanismus etwas vereinfachen: Alles, was ich über PG berichtet habe, ist in Übereinstimmung mit der Literatur; bei den Oxytozindaten gibt es gewisse Meinungsverschiedenheiten.

**Kubli:** Eine Bemerkung zu den Beobachtungen und Ergebnissen von Herrn Lichtenegger: Sie haben ja für meinen Begriff eine relativ hohe Zahl an Azidosen gesehen; etwa in der Nabelschnurarterie sind sie bedeutend höher als wir in unserem vergleichbaren Material sehen, und Sie haben selbst eine relativ hohe Zahl wenn auch apparent harmloser CTG-Veränderungen beschrieben. Persönlich meine ich eigentlich: ganz unabhängig von der Indikation sollte man keine Medikamente geben, die solche Veränderungen hervorrufen.

**Lichtenegger:** Dem ist schwer etwas dagegenzuhalten.

**Kubli:** Es ist wohl eine Frage der Dosierung.

**Lichtenegger:** Nicht der Dosierung, sondern das Problem bei der intravaginalen Gabe ist, daß es nach einer gewissen Anlaufzeit sehr rasch zur Geburt kommt. Dieser rasche Geburtsablauf ist dafür verantwortlich, daß die pH-Werte relativ niedrig liegen. Dies ist eine stets wiederkehrende Beobachtung bei Prostaglandingabe, die wir bei allen Formen der Applikation – auch bei der intravenösen –

immer wieder gesehen haben: Über einen langen Zeitraum bleibt der Befund stationär, dann erfolgt die Geburt außerordentlich rasch.

**Baumgarten:** Es gibt viele Facetten, um darüber zu diskutieren. Auf 3 Punkte möchte ich kurz eingehen:

Herr Husslein hat ein Postulat ausgesprochen: Wir verwenden an der Klinik nurmehr PG zur Einleitung. Herr Lichtenegger hat gesagt, er sieht nur 10 % pathologische CTG's, aber erstaunlicherweise sehr wenige pathologische Reaktionen des Kindes. Und das sind genau 3 Dinge, die mich stören! Herr Kubli hat gestern vollkommen zu Recht gesagt, daß vor 20 Jahren die Probleme schon diskutiert wurden und es zu keiner Lösung kam. Wir haben vor 30 Jahren über das Oxytozin diskutiert, über das bukale Oxytozin später. Eines scheint mir diskussionswürdig zu sein: wenn man überhaupt eine Indikation zur Geburtseinleitung hat, dann ist es für meine Begriffe keine normale Geburt mehr, sondern ein Risikofall. Wenn man einen Risikofall hat, der überwacht werden muß, dann soll man ein Medikament nehmen, daß möglichst die physiologische Wehentätigkeit imitiert. Darunter verstehe ich eine Substanz, die nicht 10 % pathologische Wehenmuster hervorruft, sondern bestenfalls 1–2 % – ich denke dabei an Oxytozin.

Ich glaube, es gibt zweifelsohne Indikationen für das PG, das ist keine Frage, aber zu sagen, PG ersetzt Oxytozin, das ist etwas, was ich nicht ganz begreife, es sei denn, daß wir unsere Meinung jetzt ändern und sagen, wir müssen nicht mehr überwachen, es ist völlig egal, ob das inkoordinierte oder koordinierte Kontraktionen sind, denn der Fet hält ja zum Glück aller Geburtshelfer enorm viel aus, und ein gesundes Kind hält auch einen hohen Tonus und Inkoordinationen ersten und zweiten Grades aus, und nur ein Kind, das sich am Rande der Plazentainsuffizienz entwickelte, wird pathologisch reagieren, wie Sie gezeigt haben. Zusammenfassend: 10 % pathologische CTG's sind für mich um fast 10 % zu viel! Daher sollte man sich überlegen, welche Substanz man wann anwendet. Alea jacta est; ich weiß zwar nicht, wie die Wahlen ausgegangen sind nach Ihrem Referat. Persönlich vertrete ich aber die Ansicht, daß die Vorstellung „es gibt eigentlich nurmehr vaginales PG, es gibt keine Diskussion mehr", nicht ganz richtig zu sein scheint.

**Kubli:** Darf ich das noch ergänzen. Es mag falsch sein, aber ich meine, daß es nicht nur eine Frage der Dosierung, sondern auch der Applikationsform ist. Ich würde nach wie vor behaupten, wenn Sie intrazervikal geben, ist es etwas anderes, als wenn Sie eine Vaginaltablette einlegen. Sie können andere Dosierungen brauchen, Sie haben auch einen anderen Effekt, gewissermaßen auch einen anderen Mechanismus, etwa in der Zervixreifung.

**Lichtenegger:** Diese 10 % mit pathologischer Wehentätigkeit, und es bezog sich *nur* auf die Wehentätigkeit, das sind diese typischen PG-Wehen.

**Baumgarten:** Die sind pathologisch!

**Lichtenegger:** Gut, aber sie machen im Gegensatz zu den Oxytozindystokien weniger CTG-Veränderungen beim Kind.

**Baumgarten:** Ein gesundes Kind, wenn Sie mit Oxytozin überstimulieren, wird Ihnen über lange Zeit eine völlig normale Herzfrequenz bieten. Das hängt vom Zustand des Kindes ab. Dystokie ist Dystokie, was heißt PG-Wehen und was Oxytozindystokien? Wenn eine Wehentätigkeit nicht rhythmisch ist und nicht die normale Form hat, ist sie pathologisch, und wenn Sie durch PG pathologisch ausgelöst wurde, dann können Sie es PG-Wehen nennen, und wenn Sie durch Oxytozin ausgelöst werden, dürfen Sie es pathologische Oxytozinwehen nennen. Pathologisch ist eben abweichend von der Norm.

**Husslein:** Wir haben den Großteil unserer Dystokiefälle bei den Erstgebärenden mit schlechtem Bishop-Score beobachtet. Ich glaube, daß man darauf in der Indikationsstellung Rücksicht nehmen muß: bei gutem Bishop-Score - und das vor allem bei Mehrgebärenden - sieht man fast nie solche pathologischen Wehenformen. Beim schlechten Bishop-Score stellt die Vaginaltablette nicht die ideale PG-Applikationsform dar, sondern das endozervikal applizierte PG-Gel muß als die Einleitungsmethode der Wahl angesehen werden.

**Kubli:** Bei der reifen Zervix haben Sie ohnehin weniger Probleme bei der Einleitung.

**Bygdeman:** I think, we got the answer to this question which Prof. Kubli initiated. I would very much underline what you were saying, that for us there are two problems, one is the status of the cervix and the other is the induction of labor. These are two separate problems and if we have a patient with a immature cervix, we will like to mature it, and when it is mature then we would like to induce labour. With this attitude to the problem it's more natural for us to use intracervical gel to mature the cervix and then to induce labor and to use PG or Oxytocin, whatever method you find practical. Many of the English gynecologists using the approaches you suggested here saying that - if you could achieve both, ripening of the cervix and induction of labor, that would be a practical advantage. We hesitate, because we think that sometimes it might cause problems as you have been discussing about overstimulation or fetal heartrate abnormalities, we think we could avoid that to some extent if you ripen the cervix first.

**Huch:** Das Unangenehmste in der Geburtshilfe sind Medikamente, die wir schlecht steuern können, insbesondere für den Feten. Ich glaube, da besteht Einigkeit. Wenn wir solche Medikamente einsetzen, müssen wir sie in Dosen einsetzen, die *sicher* den Feten nicht benachteiligen. Mir scheint beim Einsatz der Tabletten dieses Faktum nicht genügend berücksichtigt zu sein, d. h. wir haben häufig eine Überdosierung und wir haben häufig eine Situation, die sich dadurch kennzeichnet, daß wir zunächst eine lange Latenzphase und dann eine rasante Wirkung haben. Wir müssen aus dieser klinischen Erfahrung lernen. Daraus sollte die Schlußfolgerung gezogen werden, daß - solange wir in dieser Weise vorgehen - wir wesentlich kleinere Dosierungen applizieren müssen.

**Haller:** Ich möchte zu dem, was Herr Huch gesagt hat, noch etwas hinzufügen. Mich beeindruckt immer wieder - auch für die Frühschwangerschaft - die

Dynamik der prostaglandininduzierten Wehen. Wie Herr Baumann heute ausgeführt hat, passiert klinisch während längerer Zeit nichts, obwohl anzunehmen ist, daß Kontraktionen vorhanden sind. Plötzlich geht es aber rasant weiter, was wohl kaum physiologisch ist: wir kürzen damit die ganze Geburtszeit ab, was bis zu einem gewissen Grade sicher erwünscht ist, andererseits aber seine Limiten hat, denn wir wissen nicht, wie schnell der Ablauf sein darf. Ich habe jedenfalls den Eindruck, daß das ganze Geschehen oft zu schnell abläuft. Es geht also um die Dynamik an und für sich, welche anscheinend charakteristisch abläuft: lange nichts und dann ein rasanter Verlauf. Ich denke, daß wir diese Probleme noch ausdiskutieren müssen, denn wir wissen über dieses ganze Geschehen von der physiologischen Seite her zu wenig. Wo liegen die Grenzen?

**Kubli:** Ich würde das unbedingt unterstreichen.

**Schneider:** Wir beobachten das wiederholt, Herr Lichtenegger hat das auch ausgesprochen, diese rasanten Wehen in der eigentlichen aktiven Eröffnungsphase, die dann zu einer stürmischen Eröffnung führen zur Überraschung aller Beteiligten. Ich würde das auch als nicht physiologisch bezeichnen. Wir waren wiederholt gezwungen oder haben den Versuch gemacht, dies mit Betamimetika in dieser Phase zu bremsen, dies ist uns - das muß ich sagen - wiederholt *nicht* gelungen. Da haben wir selbst mit unserer üblichen Partusistengabe - ohne daß aus fetaler Indikation die intrauterine Reanimation notwendig war, sondern einfach um der Frau zu helfen - mit Betamimetika die PG-Wehen nicht stoppen können.

**Kubli:** Darf ich Sie fragen, von was Sie sprechen? Was in welcher Dosierung wo appliziert?

**Schneider:** Das sind Vaginaltabletten 3 mg $PGE_2$.

**Husslein:** Ab einem gewissen Stadium des Fortschreitens kann man eine Geburt nicht aufhalten. Ich glaube aber, daß jedes gefährliche Wehenmuster - ob spontan aufgetreten oder auch PG-induziert - immer mit Betamimetika durchbrochen werden kann, um eine intrauterine Reanimation durchzuführen.

**Schneider:** Das entspricht nicht unseren Erfahrungen. Die spontane Wehentätigkeit in der Eröffnungsphase kann man mit Betamimetika gut koupieren, wenn die fetale Herzfrequenz dies erfordert (Dezelerationen), aber in Einzelfällen dieser sehr stürmischen, PG-ausgelösten Wehentätigkeit ist dies nicht gelungen.

**Kubli:** Das erinnert mich an ganz frühe Jahre, Herr Haller, wir haben das vor etwa 15 Jahren gemacht. Wir haben postuliert, daß prostaglandininduzierte Wehentätigkeit mit Betamimetika nicht durchbrochen werden kann. Retrospektiv gesehen war es eine Dosierungsfrage; da war das PG im 2. Trimenon so hoch dosiert, daß man nicht durchbrechen konnte, doch wenn es weniger hoch dosiert war, war es möglich.

**Haller:** Das war der Fall beim 15-Dimethyl-Prostaglandin intramuskulär appliziert. Es traten dabei enorm starke Kontraktionen auf mit sehr sehr schneller Ansprechbarkeit. Man konnte nicht oder nur mit sehr extrem hohen Dosen hemmen. Es handelte sich dabei um Schwangerschaftsabbrüche im 2. Trimenon.

**Kubli:** Es ist eine Dosisfrage. Sie können sicher mit PG Wehen induzieren, die mit Betamimetika praktisch nicht gehemmt werden können.

**Husslein:** Natürlich, das vorhin Gesagte versteht sich für Dosen, die am Termin Verwendung finden.

**Huch:** Ich meine, solange wir den Mechanismus nicht kennen, und solange wir uns bewußt sind, daß wir hier eine schlechte Steuerbarkeit haben, sollten wir in einer Dosis bleiben, die nur zu einer Zervixreifung führt, so daß wir dann noch die Möglichkeit haben, in der 2. Phase, z. B. mit Syntocinon, weiterzufahren.

# Prostaglandinanwendung bei der Geburtseinleitung von diabetischen Schwangeren

T. Somville

Die Klassifikation nach White wurde erstmals im Jahre 1948 vorgestellt. Bei der Einteilung der diabetischen Schwangeren wird der Manifestationszeitpunkt, die Diabetesdauer und das Vorhandensein von Spätkomplikationen berücksichtigt (White 1949, 1965). In Abhängigkeit von diesem Schema wurden Empfehlungen zur vorzeitigen Entbindung formuliert, um die hohe perinatale Sterblichkeit infolge intrauterinen Fruchttodes zu senken. Bei der Betreuung von diabetischen Schwangeren haben sich im vergangenen Jahrzehnt 2 wichtige Entwicklungen bewährt. Die Verbesserung der perinatalen Überwachungsmethoden war eine der Voraussetzungen, der Schwangerschaft erneut eine Weiterentwicklung bis zum Termin zu ermöglichen. In den 70er Jahren wurde in verschiedenen Arbeitsgruppen durch eine straffe Stoffwechselführung eine signifikante Senkung der perinatalen Mortalität erreicht (Roversi et al. 1979; Pothoff u. Heisig 1981). Im Zeitraum 1981-1985 lag die perinatale Mortalität in unserem Patientengut (n = 229) bei 1,3 %. Die strenge Stoffwechselführung strebt Werte zwischen 60 und 100 mg% an. Die Blutzuckerselbstbestimmung (6- bis 8mal am Tag) und Therapieanpassung durch die Patientin sind die Grundlagen zur Verbesserung der Stoffwechsellage. Die Insulintherapie wird intensiviert, indem die in den meisten Fällen übliche 2malige Verabreichung eines Langzeitinsulins umgestellt wird auf die 4malige Anwendung einer Kombination mit kurz- und langwirkendem Insulin. Die kontinuierliche Abgabe eines kurzwirkenden Insulins wurde durch die Entwicklung der Insulinpumpe realisiert. Die ersten Insulinpumpen wurden 1980 in unserer Klinik eingeführt. Sie werden vor allem dann verwendet, wenn die intensiviert konventionelle Therapie keine optimale Stoffwechseleinstellung ermöglicht. Obwohl durch die Anwendung des White-Schemas die bis dann oft zweistellige Prozentzahl der perinatalen Mortalität gesenkt werden konnte durch Vermeidung eines intrauterinen Fruchttodes aufgrund einer sog. diabetischen Plazentainsuffizienz, entstanden iatrogen 2 neue Probleme. Da die Lungenreife bei Kindern von diabetischen Müttern verzögert ist, sah man sich im Falle einer vorzeitigen Entbindung häufiger dem Problem des hyalinen Membransyndroms gegenübergestellt. Darüber hinaus wurde man naturgemäß in der 36./37. Woche häufiger konfrontiert mit einem unreifen Portiobefund, der die Entscheidung zu einem Kaiserschnitt begünstigte. Die Betreuung der diabetischen Schwangeren läßt sich in einem Schema zusammenfassen, das entsprechend der individuellen Situation angepaßt werden muß. Es erfolgt vor der Schwangerschaft bzw. in der Frühschwangerschaft eine Statusaufnahme sowie eine Schulung der Patientin. Es folgt dann im Abstand von 2 Wochen eine ambulante, kombiniert internistisch/geburtshilfliche Kontrolle. Wir führen alle 4 Wochen eine Ultrasonographie durch (Wachstum des Kindes, Mißbildung, Plazentabegutachtung). Ab der 34. SSW empfehlen wir eine kardiotokographische Überwachung (ein- bis dreimal täglich). Die stationäre Aufnahme erfolgt in den meisten Fällen in der 35.–36. SSW. Falls Möglichkeiten vorhanden sind, eine zuverlässige und effiziente kardiotokographische Überwachung ambulant durchzuführen, kann dies eine Alternative bis zur 37./38. SSW sein. Die Entbindung findet am Termin statt, wobei der errechnete Termin (vorausgesetzt er ist durch Ultraschalluntersuchung gesichert) nicht überschritten wird. Um unsere persönlichen Erfahrungen mit der Geburtseinleitung bei diabetischen Schwangeren zu relativieren, wurde eine Umfrage in verschiedenen Zentren des deutschen Sprachraumes durchgeführt. Bei einer Gesamtzahl von ca. 600 diabetischen Schwangerschaften ergaben sich folgende Informationen: In 70–80 % der Fälle kann die Geburt in oder nach der 38. SSW stattfinden. Die Hälfte der Kliniken geht nicht über den Termin hinaus. In der Mehrzahl der Kliniken stellt das Prostaglandin $E_2$ eine der Möglichkeiten zur Geburtseinleitung dar. Die Sektiofrequenz erreicht Zahlen zwischen 35 und 55 %. Die perinatale Mortalität liegt zwischen 1,3 und 3,6 %. Auf die Gesamtzahl von 598 Geburten bezogen beträgt sie 1,8 %.

## Patientinnen und Methode

Die Anwendung von Prostaglandinvaginaltabletten 3 mg zur Geburtseinleitung bei diabetischen Schwangeren erfolgt in der Universitäts-Frauenklinik Düsseldorf seit November 1985. In dem einjährigen Zeitraum bis November 1986 wurden 67 insulinpflichtige diabetische Schwangere entbunden. Die Indikation zur Anwendung von Prostaglandinvaginaltabletten wurde bei 26 Patientinnen gestellt. Die Hauptindikation stellt die Einleitung der Geburt am gesicherten errechneten Termin bei Schädellage dar. Kontraindikationen sind Dauerkontraktionen im CTG (festgestellt beim NST oder OST) sowie Plazentainsuffizienzzeichen im Kardiotokogramm. Der Zustand nach Sectio stellt eine relative Kontraindikation dar. Bei der Geburtseinleitung mit Oxytozin bleiben die Diabetikerinnen morgens nüchtern. Nach einem Einlauf wird die Patientin im Kreißsaal aufgenommen und bekommt eine Infusion mit Glukose 10 % und Elektrolytenlösung. Bei einer intensiviert-konventionellen Insulintherapie wird 2/3 der Dosis vom vorangegangenen Tage gespritzt. Im Falle einer Insulinpumpenbehandlung läuft die Basalrate um 10 % reduziert weiter. Nach einer halbstündigen CTG-Registrierung wird mit 2 mE Oxytozin/min begonnen, welches dann in halbstündigen Zeitabständen um 1 mE gesteigert wird. Bei der vaginalen Prostaglandinanwendung wird die Patientin bereits um 6.00 Uhr im Kreißsaal aufgenommen. Nach einem halbstündigen CTG wird eine Vaginaltablette Prostaglandin eingelegt mit einer nachfolgenden Herztonregistrierung von 90 min. Die Patientin kann dann um 8.00 Uhr normal frühstücken und ihre normale Dosis Insulin spritzen. In 1,5-stündigen Abständen wird dann eine

**Tabelle 1.** Geburtseinleitung bei diabetischen Schwangeren

| Oxytozin | |
|---|---|
| Nüchtern<br>Einlauf | |
| Oxytozin 5 E / 500 ml Elektrolytenlösung 2 mE/min (12 ml/h)<br>500 ml Glukose 10 %<br>500 ml Elektrolytenlösung | |
| Intensiviert-konventionell: 2/3 Dosis Insulin (K/L, K, K, L)<br>Insulinpumpe: Basalrate - 10 %<br>Entgleisung: Insulinperfusor | |
| Glycemiekontrolle alle 2 h | |
| **Vaginale Prostaglandinanwendung (3 mg $PGE_2$)** | |
| 6.00 Uhr | 30 min CTG |
| 6.30 Uhr | Vaginaltablette $PGE_2$ 3 mg<br>90 min CTG |
| 8.00 Uhr | Frühstück + normale Dosis Insulin |
| 9.30 Uhr | 90 min CTG |
| 12.00 Uhr | Mittagessen + normale Dosis Insulin |
| 12.30 Uhr | 90 min CTG |
| 13.00 Uhr | Vaginaltablette $PGE_2$ 3 mg |
| 15.00 Uhr | 90 min CTG |
| 18.00 Uhr | Abendessen + normale Dosis Insulin |
| 18.00 Uhr | 90 min CTG |
| Bei regelmäßigen schmerzhaften Wehen, kontinuierliche Überwachung | |

intermittente CTG-Kontrolle durchgeführt, wobei die Patientin sich jederzeit bei regelmäßiger Wehentätigkeit im Kreißsaal melden kann. Bei Vorhandensein der regelmäßigen Wehentätigkeit und Kreißsaalaufnahme wird die Kalorienzufuhr sowie die Insulindosierung wie unter der Geburt gehandhabt (Tabelle 1).

## Ergebnisse

Von den 67 insulinpflichtigen diabetischen Schwangeren, die im Jahre 1986 entbunden worden sind, kam es bei 21 zu einer Spontanentbindung. In 11 Fällen wurde eine Forcepsentbindung durchgeführt, in 20 Fällen eine primäre Sectio und in 15 Fällen eine sekundäre Sectio. Die primäre Sectio wurde in 6 Fällen wegen schwerer EPH-Gestose mit zusätzlicher Pathologie wie z. B. Entgleisung oder pathologischem CTG durchgeführt. In weiteren 6 Fällen handelte es sich um eine Resectio (3mal mit geburtsunreifem Befund am Termin, einmal bei Geminischwangerschaft und vorzeitigen Wehen in der 31. SSW). In 4 Fällen wurde die primäre Sectio wegen eines pathologischen CTGs durchgeführt (NST oder OST). In 4 weiteren Fällen bestanden diverse Pathologien wie z. B. Plazentarandlösung in der 37. SSW, Bradykardie und Nodalrhythmus in der 34. SSW, Entgleisung mit vorzeitigen Wehen in der 31. SSW). Die sekundäre Sectio wurde in 6 Fällen wegen Geburtsstillstand in der Eröffnungsperiode durchgeführt. In weiteren 4 Fällen lag ein Geburtsstillstand in der Austreibungsperiode vor. In 3 Fällen handelte es sich um eine sekundäre Resectio, 2mal wegen Geburtsstillstandes in der Austreibungsperiode. In einem Fall wurde die sekundäre Sectio wegen subakuten „fetal distress" durchgeführt.

Das Kollektiv von 26 diabetischen Schwangeren, bei denen eine vaginale Prostaglandineinleitung stattgefunden hat, setzte sich überwiegend aus jungen Erstgravidae zusammen. Zehn Patientinnen gehörten der Klasse B nach White an, 5 der Klasse C nach White, 10 der Klasse D nach White, 1 der Klasse F nach White. Bei 11 Patientinnen lag ein Hbal < 7 vor (Tabelle 2). Mit Ausnahme von 3 Fällen wurden überwiegend unreife Befunde am Termin erhoben. In 16 Fällen lag noch eine Portiolänge bis zu einem Drittel vor, in 10 Fällen war die Portio

**Tabelle 2.** Prostaglandinanwendung bei diabetischen Schwangeren

| Geburtsdatum | Alter | White | HBAl | PARA | SSW |
|---|---|---|---|---|---|
| 01.10.62 | 23 | C | 6,0 | I | 40 |
| 15.08.54 | 30 | B | 5,9 | II | 40 |
| 08.06.63 | 22 | B | 7,5 | I | 40 |
| 03.06.65 | 20 | D | 7,0 | I | 40 |
| 22.12.58 | 27 | D | 7,8 | I | 40 |
| 28.03.61 | 24 | B | 7,6 | I | 40 |
| 03.07.60 | 25 | C | 6,4 | I | 40 |
| 20.11.56 | 29 | B | 7,8 | I | 40 |
| 02.06.59 | 26 | C | 7,4 | I | 37 |
| 26.04.59 | 26 | B | 9,0 | I | 40 |
| 26.05.51 | 34 | F | 6,3 | I | 40 |
| 17.12.55 | 30 | D | 6,6 | II | 40 |
| 15.01.58 | 28 | D | 8,3 | I | 39 |
| 07.03.59 | 27 | B | 7,3 | I | 38 |
| 25.08.58 | 27 | B | 6,6 | I | 40 |
| 08.01.62 | 24 | D | 5,8 | II | 40 |
| 29.02.56 | 30 | D | 8,4 | II | 40 |
| 18.07.57 | 29 | B | 8,3 | I | 40 |
| 09.08.51 | 34 | D | 7,5 | II | 40 |
| 08.03.48 | 38 | D | 7,5 | I | 40 |
| 17.04.63 | 23 | C | 6,4 | I | 40 |
| 12.05.59 | 27 | D | 7,4 | II | 40 |
| 15.12.61 | 24 | B | 8,1 | I | 40 |
| 05.12.62 | 23 | D | 6,2 | I | 40 |
| 23.07.53 | 33 | C | 6,4 | I | 40 |
| 30.06.61 | 25 | B | | I | 40 |

| Alter | (n) | White | (n) | HBAl | (n) | PARA | (n) |
|---|---|---|---|---|---|---|---|
| 20–24: | 8 | B: | 10 | < 7 | 11 | I | 20 |
| 25–29: | 11 | C: | 5 | > 7 | 14 | II | 6 |
| 30–34: | 6 | D: | 10 | | | | |
| 35–40: | 1 | F: | 1 | | | | |

retroponiert und in 14 Fällen geschlossen. In der Tabelle 3 ist die Zeit (in Stunden) dokumentiert von der Einlage der ersten Vaginaltablette bis zum Vorhandensein der regelmäßigen Wehentätigkeit bzw. bis zur Eröffnung der Fruchtblase oder bis zur Geburt. Desweiteren wurde aufgeführt, ob die Fruchtblase spontan oder artifiziell zur Eröffnung kam, und es wurde die Muttermundsweite festgehalten, bei der dies geschah. Auffallend ist, daß bei 22 Patientinnen eine Regelmäßigkeit der Wehentätigkeit erst nach einer Latenzzeit von 6 h registriert wurde. Bei 12 Patientinnen liegt diese Zeitdauer sogar über 10 h. In 14 Fällen kam es zu einem spontanen Blasensprung, wobei bemerkenswert ist, daß der Blasensprung in 8 Fällen bei geringer Muttermundsweite aufgetreten ist. Von diesen 8 Patientinnen hatten 6 eine sekundäre Kaiserschnittentbindung. Der Geburtsmodus ist zusammengefaßt in Tabelle 4. 9 Patientinnen wurden spontan entbunden, bei 5 wurde eine Forcepsentbindung durchgeführt (in 4 Fällen wegen

**Tabelle 3.** Latenzzeiten (h) und Muttermundsöffnung (cm) bei der Eröffnung der Vorblase

| t Einlage I Wehen | t Einlage I Eröffnung Blase | t Einlage I Geburt | Modus/Befund Eröffnung Blase |
|---|---|---|---|
| 5 | - | - | - |
| 6 | 6 | 7 | A 3 Grün |
| 13 | 26 | 38 | ? |
| 7 | 43 | 43 | S 10 |
| 14 | 19 | 22 | A 9 |
| - | 14 | 30 | S 1 |
| 9 | 10 | 20 | S 4 |
| - | - | - | A 3 |
| 9 | 6 | 23 | S 2 |
| 14 | 16 | 16 | S 10 |
| - | - | - | A 2 |
| 13 | 14 | 17 | S 4 |
| - | 27 | 40 | A 2 |
| 14 | 45 | 54 | S 1 |
| 6 | 16 | 21 | S 9 Grün |
| 18 | 25 | 27 | A 7 |
| - | - | - | - |
| 7 | 21 | 24 | S 8 |
| - | 29 | 32 | A 2 |
| 10 | 32 | 42 | S 2 |
| 13 | 14 | 32 | S 1 |
| 12 | 17 | 30 | S 1 |
| 12 | 13 | 18 | A 4 |
| - | - | 20 | - |
| 5 | 10 | 14 | S 1 |
| 15 | 17 | 26 | S 1 |

| T Einlage I Wehen n | Modus/Befund Eröffnung Blase |
|---|---|
| > 6 h: 22 | Spontan: n = 14 |
| > 10 h: 12 | S 1-2: n = 8 |

**Tabelle 4.** Geburtsmodus und Indikation zur operativen Entbindung

| Geburtsmodus | Indikation zur operativen Entbindung | Hammacher-Score | | | |
|---|---|---|---|---|---|
| Sekundäre Sectio | Geburtsstillstand EP | 0 | 1 | 1 | 2 |
| Spontan | | 0 | 2 | 0 | 2 |
| Spontan | | 1 | 0 | 3 | 4 |
| Forceps | Akute „fetal distress“ | 4 | 1 | 0 | 5 |
| Forceps | Geburtsstillstand BB | – | – | – | – |
| Sekundäre Sectio | Geburtsstillstand AP<br>Amnioninfektionssyndrom | 1 | 2 | 1 | 4 |
| Forceps | Geburtsstillstand BB | – | – | – | – |
| Forceps SB | Geburtsstillstand AP | 1 | 1 | 0 | 2 |
| Forceps | Geburtsstillstand AP<br>Amnioninfektionssyndrom | 1 | 1 | 0 | 2 |
| Spontan | | 1 | 2 | 3 | 6 |
| Spontan | | 4 | 0 | 0 | 4 |
| Spontan | | – | – | | – |
| Spontan | | 0 | 2 | 0 | 2 |
| Sekundäre Sectio | Geburtsstillstand EP | 0 | 1 | 0 | 1 |
| Sekundäre Sectio | Geburtsstillstand AP | 0 | 0 | 0 | 0 |
| Sekundäre Resectio | Subakute „fetal distress“ | 3 | 1 | 1 | 5 |
| „primäre“ Resectio | Erfolglose Einleitung | – | – | | – |
| Sekundäre Sectio | Subakute Fetal Distress | 2 | 3 | 3 | 8 |
| Spontan | | 0 | 3 | 0 | 3 |
| Sekundäre Sectio | Geburtsstillstand EP<br>Amnioninfektionssyndrom | 1 | 2 | 0 | 3 |
| Sekundäre Sectio | Geburtsstillstand AP | 0 | 0 | 1 | 1 |
| Sekundäre Resectio | Geburtsstillstand AP<br>Amnioninfektionssyndrom | 0 | 0 | 0 | 0 |
| Spontan | | 1 | 1 | 3 | 5 |
| Sekundäre Sectio | Geburtsstillstand EP | – | – | – | – |
| Sekundäre Sectio | Geburtsstillstand EP | 1 | 5 | 5 | 11 |
| Spontan | | 2 | 3 | 3 | 8 |

| Geburtsmodus | (n) | Indikation | (n) | Hammacher Score | (n) |
|---|---|---|---|---|---|
| Spontan | 9 | | | Normal | 9 |
| | | | | Suspekt | 5 |
| Forceps | 5 | Geburtsstillstand AP | 4 | präpathologisch | 4 |
| | | Akute „fetal distress“ | 1 | pathologisch | 3 |
| Sekundäre Sectio | 11 | Geburtsstillstand EP | 5 | | |
| (2 | | Geburtsstillstand AP | 4 | | |
| | | Subakut „fetal distress“ | 2 | | |
| „Prim“ Sectio | 1 | | | | |

Geburtsstillstandes in der Austreibungsperiode, in 1 Fall wegen akuten „fetal distress“). In 11 Fällen wurde eine sekundäre Sectio durchgeführt. Es handelte sich 2mal um eine Resectio. Die Indikation zur Sectio war in 5 Fällen der Geburtsstillstand in der Eröffnungsperiode, in 4 Fällen der Geburtsstillstand in der Austreibungsperiode und in 2 Fällen ein subakuter „fetal distress“. In 1 Fall wurde eine primäre Resectio durchgeführt. (Es wurden hier lediglich 3 mg gegeben, da in der Vorgeschichte Dauerkontraktionen beim OST zu verzeichnen

**Tabelle 5.** Perinatale Ergebnisse

| Geschlecht | Gewicht | APGAR | | | PHNA | PHNV |
|---|---|---|---|---|---|---|
| Weiblich | 3100 | 9 | 10 | 10 | 7,24 | 7,30 |
| Männlich | 3900 | 8 | 9 | 10 | 7,30 | 7,37 |
| Weiblich | 4000 | 7 | 9 | 10 | 7,18 | 7,29 |
| Männlich | 3130 | 9 | 10 | 10 | 7,15 | 7,31 |
| Weiblich | 2630 | 9 | 10 | 10 | 7,15 | 7,19 |
| Männlich | 3500 | 8 | 9 | 9 | 7,20 | 7,31 |
| Weiblich | 2730 | 7 | 10 | 10 | 7,10 | 7,30 |
| Männlich | 4340 | 9 | 10 | 10 | | 7,24 |
| Männlich | 3130 | 8 | 9 | 10 | 7,10 | 7,38 |
| Weiblich | 3120 | 8 | 8 | 9 | 7,12 | 7,18 |
| Weiblich | 3130 | 7 | 9 | 10 | 7,17 | 7,22 |
| Weiblich | 4720 | 9 | 9 | 10 | 7,25 | 7,31 |
| Männlich | 2520 | 9 | 10 | 10 | | 7,25 |
| Weiblich | 2540 | 9 | 10 | 10 | 7,23 | 7,28 |
| Männlich | 3780 | 9 | 10 | 10 | - | - |
| Weiblich | 3340 | 9 | 9 | 10 | 7,23 | 7,32 |
| Weiblich | 3550 | 9 | 10 | 10 | 7,25 | 7,32 |
| Weiblich | 3860 | 9 | 10 | 10 | 7,13 | 7,14 |
| Weiblich | 3950 | 9 | 10 | 10 | 7,36 | 7,38 |
| Männlich | 4600 | 9 | 10 | 10 | 7,25 | 7,28 |
| Weiblich | 3290 | 9 | 10 | 10 | 7,28 | 7,36 |
| Weiblich | 3710 | 9 | 10 | 10 | - | - |
| Weiblich | 3010 | 8 | 9 | 10 | 7,22 | 7,36 |
| Männlich | 3920 | 9 | 10 | 10 | - | - |
| Männlich | 3510 | 9 | 9 | 10 | 7,13 | 7,22 |
| Männlich | 3480 | 8 | 9 | 10 | - | - |

| Geschlecht | (n) | Gewicht | (n) | APGAR | (n) | PHNA | (n) |
|---|---|---|---|---|---|---|---|
| Männlich | 11 | > 4000 | 4 | < 7 1 min | 3 | 7,10-7,14 | 5 |
| Weiblich | 15 | | | < 9 5 min | 10 | 7,15-7,19 | 4 |

waren.) In 9 Fällen war der Hammacher-Score des CTG 30 min vor der Geburt normal, in 5 Fällen suspekt, in 4 Fällen präpathologisch und in 3 Fällen pathologisch.

Tabelle 5 zeigt die perinatalen Ergebnisse. Es kam zur Geburt von 11 männlichen und 15 weiblichen Neugeborenen. In 4 Fällen betrug das Gewicht mehr als 4000 g. Ein Apgar-Score $<=7$ nach 1 min fand sich bei 3 Patientinnen, $<=9$ nach 5 min bei 10 Patientinnen. In 5 Fällen wurde ein pH-Wert in der Nabelarterie zwischen 7,10 und 7,14 vorgefunden, und in 4 Fällen zwischen 7,15 und 7,19.

Das CTG wurde bei diesen Patientinnen überwiegend mit autokorreliertem Ultraschall für die Herzsignalregistrierung und externer Tokographie für die Wehenregistrierung durchgeführt. Bei der Analyse des Kardiotokogramms (Tabelle 6) konnte in 11 Fällen eine unkoordinierte Wehentätigkeit dokumentiert werden (Abb. 1). In 7 Fällen kam es zur sekundären Sectio. Eine Tachysystolie, definiert als eine Frequenz von mehr als 5 Wehen/min, kam bei 3 Patientinnen

**Tabelle 6.** Unphysiologische Wehentätigkeit bei der Prostaglandinanwendung (3 mg Vaginaltabletten)

| Unkoordiniert (n = 11) | | Tachysystolie (n = 3) | | Dauerkontraktion (n = 5) | |
|---|---|---|---|---|---|
| Sekundäre Sectio | 7 | Sekundäre Sectio | 1 | Sekundäre Sectio | 4 |
| Forceps | 2 | | | | |
| Spontan | 2 | Spontan | 2 | Spontan | 1 |

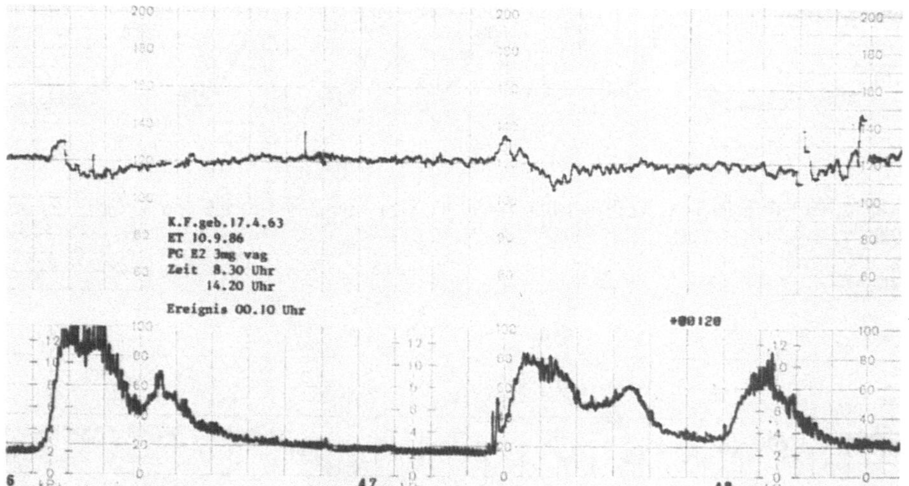


**Abb. 1.** Patientin K. F. Unkoordinierte Wehentätigkeit (00.10 h) nach vaginaler Einlage von 3 mg $PGE_2$ um 8.30 h und 14.20 h

vor (Abb. 2). Dauerkontraktionen, hier definiert als Registrierungen der Wehe länger als 2 min, wurden in 5 Fällen dokumentiert (Abb. 3). In 4 Fällen kam es zur sekundären Sectio. In 1 Fall trat anläßlich einer Dauerkontraktion eine tokolysebedrüftige schwere späte Dezeleration auf.

## Diskussion

Trotz einer steigenden Tendenz der Sectiofrequenz in der Allgemeinpopulation ist die Sectiofrequenz bei den Diabetikerinnen in unserer Klinik in den letzten Jahren konstant geblieben (48–52 %). Dies entspricht den Erfahrungen der Arbeitsgruppe um Mølsted-Pedersen (Mølsted-Pedersen u. Kühl 1986), die über eine Sectiorate von 54 % berichtet. Die Weiterführung der diabetischen Schwangerschaft bis zum Termin gibt den Diabetikerinnen theoretisch die Möglichkeit, häufiger spontan unter der Geburt zu kommen. Es zeigt sich, daß bis zum errechneten Termin bei den Diabetikerinnen eine hohe Rate an geburtsunreifen Befunden vorliegt. Nach Zalut et al. (1985) können stoffwechselbedingte Verän-

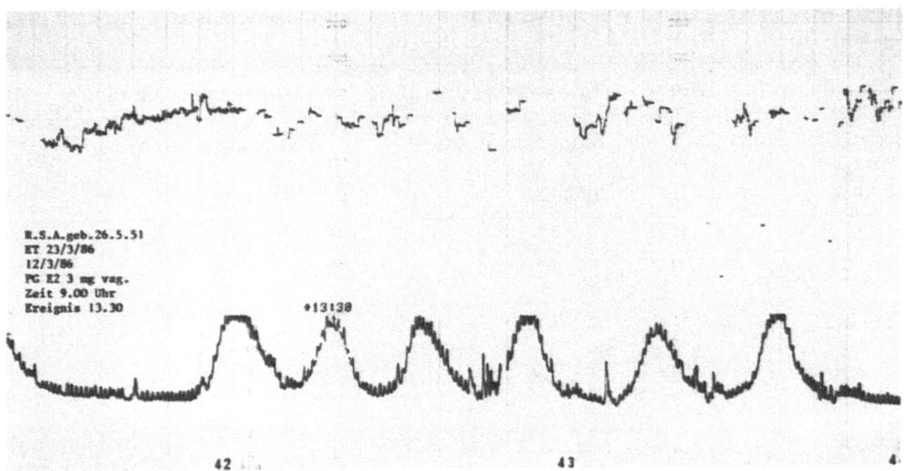


**Abb. 2.** Patientin R. S. A. Tachysystolie (13.30 h) nach vaginaler Einlage von 3 mg $PGE_2$ um 9.00 h

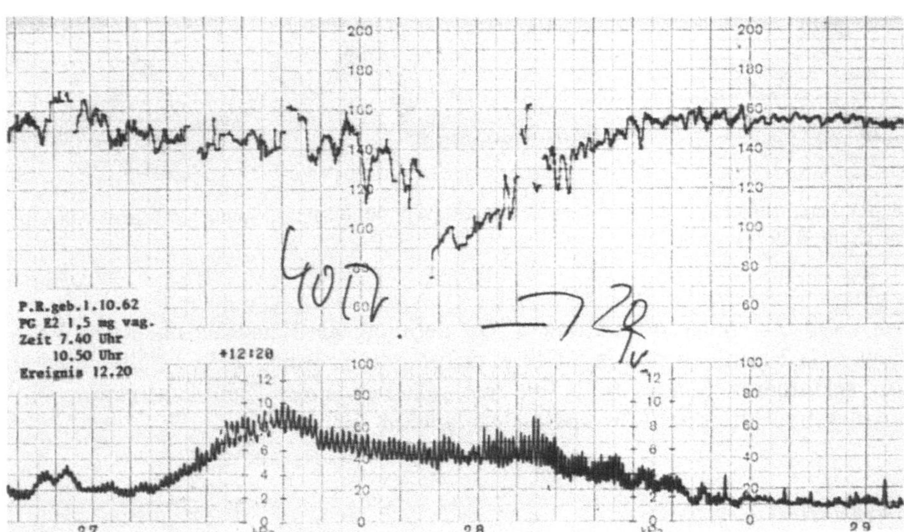


**Abb. 3.** Patientin P. R. Dauerkontraktion mit FHF-Dezeleration (12.20 h) nach vaginaler Einlage 1,5 mg $PGE_2$ um 7.40 h und 10.50 h

derungen in der Verzögerung der Portioreifung eine Rolle spielen. Die unkontrolliert und sehr unterschiedlich verlaufende Resorption der Vaginaltabletten Prostaglandin erklärt möglicherweise z. T. die großen Latenzzeiten (6–10 h) bis zum Beginn der Wehentätigkeit. Eine effiziente kardiotokographische Überwachung kann in solchen Fällen aus der Sicht der Patientin eine erhebliche Belastung darstellen. Intermittente bzw. telemetrische kardiotokographische Registrierungen bieten praktikable Lösungen an.

Es traten in diesem Kollektiv von 26 Patientinnen 9 Fälle von milder Azidose auf. Obwohl eine mütterliche Azidose hier nicht ausgeschlossen wurde, entspricht dies den Erfahrungen von Wolff et al. (1986). Die hohe Rate der unkoordinierten Wehentätigkeit (11 auf 26), Tachysystolie (3 auf 26) und Dauerkontraktionen (5 auf 26) sowie die erhöhte Sectiofrequenz unter der Geburt wegen Geburtsstillstandes in der Eröffnungs- bzw. Austreibungsperiode stellen die Anwendung von Prostaglandinvaginaltabletten von 3 mg als geeignete Methode zur Geburtseinleitung bei Diabetikerinnen in Frage. Eine Zervixerweichung mittels Prostaglandingel würde bessere Voraussetzungen schaffen für eine Geburtseinleitung mittels Oxytozin oder Prostaglandinvaginaltabletten.

## Literatur

Mølsted-Pedersen L, Kühl C (1986) Obstetrical management in diabetic pregnancy: the Copenhagen experience. Diabetologia 29:13–16
Pothoff S, Heisig N (1981) Diabetes mellitus und Schwangerschaft. Diagnostik 14:7–12
Roversi GD, Gargiulo M, Nicolini U, Pedretti E, Marini A, Barbarani V, Peneff P (1979) A new approach to the treatment of diabetic pregnant women. Am J Obstet Gynecol 135:567–576
White P (1949) Pregnancy complicating diabetes. Am J Med 7:609–616
White P (1965) Pregnancy and diabetes, medical aspects. Med Clin North Am 49:1015–1024
Wolff F, Neuhaus W, Bolte A (1986) Indikationen, Nebenwirkungen und Erfolge einer Geburtsinduktion mittels lokaler $PGE_2$-Applikation. Berichte Gynakol 122:783–918
Zalut T, Reed KL, Shenker L (1985) Incidence of premature labor in diabetic patients. Am J Perinatol 2 (4):276–278

# $PGE_2$-Gel intrazervikal versus $PGE_2$-Vaginaltabletten: Indikationen, Erfolge und Nebenwirkungen

F. Wolff, F. Neuhaus, A. Bolte

Während die Geburtseinleitung durch Oxytozin heute aus vielerlei Gründen in weit geringerem Umfang Anwendung findet, erlangt die Geburtsinduktion durch Zervixpriming mit lokaler Prostaglandinapplikation in jüngerer Zeit sprunghaft zunehmendes Interesse. Vielen Geburtshelfern ist jedoch aus den früheren Erfahrungen mit systemischer Prostaglandingabe bekannt, daß bei unkritischer Anwendung Nebenwirkungen in Form uteriner Dauerkontraktionen, Übelkeit, Erbrechen mit erheblicher subjektiver Beeinträchtigung der Schwangeren u. a. auftreten können.

Wir haben uns daher an der Universitäts-Frauenklinik Köln nach einer breiteren Anwendung der lokalen Prostaglandingabe zur Geburtsinduktion seit August 1984 mit der Indikationsabgrenzung, den Nebenwirkungen und den Erfolgen dieser Behandlung befaßt. Dabei wurde zunächst ausschließlich Prostaglandin-$E_2$-Gel in einer Dosierung von 0,5 mg in 5 ml Tylosegel intrazervikal appliziert. Seit 1985 wurde auch die intravaginale Prostaglandin-E-Gabe in Form der Vaginaltablette mit 3 mg Dinoprostin angewandt. Wir haben von August 1984 bis September 1986 bei insgesamt 132 Schwangeren ein Zervixpriming zur Geburtsinduktion durchgeführt. Dabei wurde in 55 Fällen die intrazervikale Gelapplikation und in 77 Fällen die intravaginale Tablettenapplikation durchgeführt. Bei allen Schwangeren erfolgte nach der Gel- bzw. Tablettenapplikation eine einstündige Kardiotokogrammüberwachung. Im Anschluß daran konnten die Patientinnen sich frei bewegen, wobei in den folgenden 10 h zunächst alle 2, später alle 3 h ein Kontroll-CTG registriert wurde. 54,5 % bzw. 55,8 % der Patientinnen waren Erstgebärende, die übrigen Zweit- und Mehrgebärende. Das Alter der Schwangeren betrug in der Gelgruppe im Mittel 29,4 Jahre, in der Tablettengruppe 27,6 Jahre. Die Zervixdilatation bei Beginn des Priming lag bei 1,9 cm (Gel) bzw. bei 2,1 cm (Tabletten). Die häufigsten Indikationen zur lokalen $PGE_2$-Anwendung waren die Tragzeitüberschreitung von einer Woche und mehr (Gel 63,6 %, Tabletten 27,2 %), gefolgt vom vorzeitigen Blasensprung (Gel 16,4 %, Tabletten 25,9 %), der Gestose (Gel 3,6 %, Tabletten 11,6 %), der fetalen Retardierung bzw. Plazentainsuffizienz (Gel 3,6 %, Tabletten 13,0 %) und verschiedenen Einzelindikationen (Gel 12,7 %, Tabletten 22,0 %) wie Rhesusinkompatibilität, Diabetes mellitus u. a.

Den zeitlichen Ablauf der Geburt nach Zervixpriming mit Prostaglandin $E_2$ zeigt Tabelle 1. Sie umfaßt ausschließlich die Schwangerschaften mit vaginaler Geburtsleitung. Nach einmaliger Gelapplikation kam es innerhalb von 15 h bei

**Tabelle 1.** Erfolgsrate und Geburtsdauer nach Zervixpriming mit $PGE_2$ (ausschließlich abdominale Schnittentbindung)

| | $PGE_2$-Gel (n = 50) | $PGE_2$-Tabletten (n = 71) |
|---|---|---|
| *Einmalige Applikation erfolgreich (≦ 15 h)* | | |
| n | 22 | 51 |
| Dauer-Applikation/Partus | 9,6 h | 8,4 h |
| Geburtsdauer | 382,9 min | 362,6 min |
| *≧ Zweimalige Applikation oder nachfolgend Oxytozin (> 15 h)* | | |
| n | 23 | 18 |
| Geburtsdauer | 436 min | 413 min |
| *Therapieversager* | | |
| Partus > 4 Tage nach Priming | 5 | 2 |

22 von 50 und nach $PGE_2$-Vaginaltabletten in 51 von 71 Fällen zur Geburt. Die mittlere Dauer zwischen Applikation und Partus betrug nach Gelgabe 9,6 h und nach Tablettengabe 8,4 h. Eine mehrfache Applikation oder nachfolgende Oxytozininfusion mit einer Geburt mehr als 15 h nach der ersten Applikation war in der Gelgruppe in 23, in der Tablettengruppe in 18 Fällen notwendig. Schwangerschaften, in denen es innerhalb von 4 Tagen nicht zur Geburt gekommen war, bezeichneten wir als Therapieversager. Hierunter wurden in der Gelgruppe 5 Schwangere und in der Tablettengruppe 2 Schwangere eingeordnet. Beim Entbindungsmodus zeigte sich zwischen beiden Gruppen keinerlei Unterschied. Die Rate der vaginalen Spontangeburten lag mit 77 bzw. 78 % ebenso wie die Rate der vaginaloperativen Entbindungen mit 13 bzw. 15 % gleich hoch. Auch die Sectiorate war mit 5 bzw. 6 Fällen in beiden Gruppen nahezu identisch. Auffallend war für uns jedoch die Frühmorbidität der Neugeborenen (Tabelle 2). In 43,6 % bzw. 46,8 % sahen wir nach Zervixpriming eine Erniedrigung des Nabelarterien-pH-Wertes auf 7,2 und darunter. Auch die Rate der drohenden kindlichen Asphyxie, nachgewiesen durch entsprechende CTG-Veränderungen, lag mit 9,1 bzw. 10,4 % deutlich höher als erwartet. Eine Aufschlüsselung dieser Gruppe von Kindern mit erniedrigten pH-Werten ließ erkennen, daß sich durch die Indikationsstellung zum Zervixpriming hierfür keine Erklärung finden läßt. Die Azidose kam mit gleicher Frequenz sowohl bei der Einleitung wegen Terminüberschreitung, wie auch beim vorzeitigen Blasensprung, der Gestose, der fetalen Retardierung bzw. Plazentainsuffizienz vor. Die Verteilung der pH-Werte (Tabelle 3) läßt jedoch erkennen, daß im Gegensatz zu den Neugeborenen, die nach Gelapplikation geboren wurden, nach Tablettengabe eine Verschiebung zu niedrigeren Nabelarterien-pH-Werten auftritt. Während der Hauptanteil der Kinder aus der Gelgruppe eine mäßiggradige Azidose mit pH-Werten zwischen 7,2 und 7,15 aufweist, verschiebt sich die Azidose nach Tablettenapplikation bis zu pH-Werten von 7,10.

Die subjektive Verträglichkeit des Zervixprimings mit Prostaglandin $E_2$ war in beiden Gruppen gut und ohne erkennbare Differenzen. Schmerzen, Übelkeit,

**Tabelle 2.** Frühmorbidität der Neugeborenen nach Zervixpriming mit $PGE_2$

| | $PGE_2$-Gel (n = 55) | $PGE_2$-Tabletten (n = 77) |
|---|---|---|
| Apgar-Score 1' $\geqq 8$ | 48 (87,3 %) | 69 (89,6 %) |
| pH NA $\geqq 7,2$ | 30 (55,5 %) | 38 (51,4 %) |
| $< 7,2$ | 24 (43,6 %) | 36 (46,8 %) |
| Drohende Asphyxie (CTG) | 5 (9,1 %) | 8 (10,4 %) |

**Tabelle 3.** Verteilung der NApH-Werte nach Zervixpriming mit $PGE_2$

| | $PGE_2$-Gel (n = 55) | $PGE_2$-Tabletten (n = 77) |
|---|---|---|
| $\geqq 7,2$ | 29 (52,7 %) | 37 (48,1 %) |
| 7,19 - 7,15 | 15 (27,3 %) | 17 (22,1 %) |
| 7,14 - 7,10 | 5 (9,1 %) | 14 (18,2 %) |
| 7,09 - 7,05 | 3 (5,5 %) | 3 (3,9 %) |
| 7,04 - 7,00 | 1 (1,8 %) | 2 (2,6 %) |
| Fehlende Daten | 2 (3,6 %) | 4 (5,2 %) |

Schwindel und Erbrechen wurden nach Gelapplikation insgesamt 7mal, nach Tablettenapplikation insgesamt 11mal registriert, wobei Mehrfachnennungen möglich waren. Eine uterine Hyperaktivität kam in der Gelgruppe 1mal, in der $PGE_2$-Tablettengruppe 2mal vor. In allen 3 Fällen war die uterine Hyperaktivität jedoch entweder spontan oder nach Gabe von Tokolytika rückläufig und führte nicht zur Indikationsstellung einer akuten Schnittentbindung.

Vergleicht man die vorliegenden Daten mit denen, die inzwischen aus den USA und verschiedenen europäischen Kliniken vorliegen, so besteht in allen Studien eine übereinstimmend hohe Erfolgsrate des Zervixprimings mit lokaler Prostaglandingabe (Ekman et al. 1983; Bung et al. 1986; Goeschen u. Saling 1982; Husslcin ct al. 1986). Dic Erfolgsratc ist sclbstvcrständlich abhängig vom Zervixscore bei Therapiebeginn und schwankt - bezogen auf die Entbindungsrate innerhalb der ersten 10–20 h - zwischen 50 und 90 %. Es liegen jedoch erhebliche Unterschiede in der Indikationsstellung vor. Während die Arbeitsgruppe um Husslein bei Zustimmung der Schwangeren bereits unmittelbar mit Erreichen des Tragzeitendes eine sog. „elektive Geburtseinleitung" durchführten, haben wir - wie die meisten anderen Gruppen - eine strenge Indikationsauswahl getroffen. Dabei besteht weitgehende Übereinstimmung, daß die induzierte Schwangerschaftsbeendigung vor dem Termin bei verschiedenen Erkrankungen wie Gestose, vorzeitigem Blasensprung, fetaler Retardierung u. a. die Hauptindikation für die lokale Prostaglandingabe darstellt. Inwieweit die Tragzeitüberschreitung bzw. das Erreichen der Tragzeit als Indikation auch in Zukunft gelten darf, muß zunächst noch offenbleiben und hängt von der Effizienz bzw. Nebenwirkungsarmut der Therapie ab. Dabei scheint die Tablettengabe gegenüber der Gelapplikation Vorteile zu besitzen, da hierbei weniger galenische Schwierigkeiten auftauchen als bei der Gelzubereitung.

Eine Zunahme von Zervixdystokien nach Tablettengabe, wie von Egarter beschrieben, konnten wir nicht beobachten. Auffallend war für uns dagegen die hohe Rate fetaler Azidosen, die in früheren Studien zunächst nicht beschrieben wurde. Dieses Phänomen wird jedoch auch in der Schweizer Multicenter-Studie von Bung et al. 1986 beobachtet, die ebenfalls eine erhöhte Rate erniedrigter Nabelschnur-pH-Werte bei Neugeborenen fanden. Obwohl dies im Gegensatz zu der geringen Rate der auch von uns tokographisch nachgewiesenen uterinen Hyperaktivitäten steht, deren Frequenz in der Literatur zwischen 0,5 und 2 %, im eigenen Kollektiv mit knapp 3 % angegeben wird, muß doch in der Wehenintensität hierfür eine Ursache gesucht werden. Bemerkenswert ist in diesem Zusammenhang auch die höhere Erfolgsrate einer einmaligen intravaginalen $PGE_2$-Tablettengabe mit im Mittel kürzerer Geburtsdauer als nach entsprechender Gelapplikation. Dies entspricht einer verstärkten fetalen Azidose nach Tablettenapplikation. In einer vor wenigen Wochen erschienenen Arbeit konnte Egarter durch intrauterine Druckmessung zeigen, daß gegenüber spontanem Wehenbeginn nach Gabe von Prostaglandin-$E_2$-Tabletten die Wehenfrequenz sowie der Basaltonus und die Amplitude erhöht sind. Obwohl wir keine eigenen systematischen Messungen durchgeführt haben, besteht der Eindruck, daß bei den von uns verwendeten Dosierungen die Gabe von 3 mg intravaginal zu einer stärkeren uterinen Aktivität führt als die intrazervikale Applikation von 0,5 mg $PGE_2$-Gel.

Trotz der geschilderten Risiken halten wir das Zervixpriming mit Prostaglandin $E_2$ für ein effizientes, sicheres und wegen der Einfachheit der Applikation auch erfolgversprechendes Verfahren zur Geburtsinduktion, wenn folgende Voraussetzungen erfüllt sind:

1. Die Anwendung darf ausschließlich bei strenger Indikationsstellung erfolgen.
2. Die Schwangerschaft bzw. Geburt müssen nach Gabe von $PGE_2$ engmaschig kardiotokographisch überwacht werden, um fetale Gefahrenzustände rechtzeitig zu erkennen.
3. Bei uteriner Hyperaktivität muß eine Antagonisierung durch $\beta$-2-Mimetika erfolgen.
4. Weitere prospektive Untersuchungen müssen die Sicherheit der Applikation bei Schwangerschaft mit fetoplazentarer Insuffizienz und anderen Risiken überprüfen.

*Nachtrag*

Eine weitere Analyse unserer Daten ergab, daß 60% der behandelten Schwangeren eine unreife Zervix mit einem Bishop Score $\leqq 5$ bei Therapiebeginn aufwies. Bei einer ausreichenden Zervixreife (Bishop Score $> 5$) treten nach Gabe von $PGE_2$-Tabletten fetale Azidosen in Übereinstimmung mit anderen Arbeitsgruppen seltener auf.

## Literatur

Bung P, Baer S, Djahanschahi D, Huch R, Huch A, Huber JF, Extermann Ph, Beguin F, Delaloye J-F, Germond M, Bossart H, De Grandi P, Pfister A, Ehrsam A, Haller U (1986) Multizentrische Erfahrungen bei intrazervikaler Applikation eines neuen $PGE_2$-Gels bei Geburtseinleitung. Geburtshilfe Frauenheilkd 46:93–97

Ekman G, Forman A, Marsal K, Ulmsten U (1983) Intravaginal versus intracervical application of prostaglandin $E_2$ in viscous gel for cervical priming and induction of labor at term in patients with an unfavorable cervical state. Am J Obstet Gynecol 147:657–661

Egarter Ch, Philipp K, Skodler D, Kofler E (1986a) Uterusaktivität bei Geburtseinleitung durch vaginale Applikation von Prostaglandin $E_2$-Tabletten. Z Geburtshilfe Perinatol 190:129–132

Egarter Ch, Grünberger W, Husslein P (1986b) Prostaglandin-$E_2$-Gel zur Reifung der Zervix und/oder zur Geburtseinleitung bei unreifer Portio am Ende der Schwangerschaft. Z Geburtshilfe Perinatol 190:83–86

Goeschen K, Saling E (1982) Induktion der Zervixreife mit Oxytocin- versus $PGF_{2\alpha}$-Infusion versus $PGE_2$-Gel intrazervikal bei Risikoschwangeren mit unreifer Zervix. Geburtshilfe Frauenheilkd 42:810–818

Husslein P, Egarter Ch, Sevelda P, Genger H, Salzer H, Kofler E (1986) Geburtseinleitung mit 3 mg Prostaglandin-$E_2$-Vaginaltabletten. Eine Renaissance der programmierten Geburt? Geburtshilfe Frauenheilkd 46:83–87

## Diskussion

**Kubli:** Was waren die Dosis und das Wiederholungsintervall des intrazervikalen Gels?

**Wolff:** 0,5 mg Einzeldosis, bei fehlendem Effekt nach 6 h in derselben Dosis wiederholt.

**Bygdeman:** If I understood you corretly, you were using 5 ml of the $E_2$-gel? That sounds like a big volume, I believe that the vaginal canal may not be able to take more than about 2 ml. By using 5 ml I would suppose that some of it either go back to the vagina or into the lower-uterine segment. So I'm not quite sure that I have understood you correctly. As I said earlier, to me intracervical application of $E_2$-gel has the aim to ripe the cervix and not to induce labour. I think if you have about 5 mg of $E_2$, which is strictly in the cervical canal, very few patients will in fact go into labour. May be there are several investigators . . . saying that may be 15% of the patients go into labour, while with the vaginal administration of the 3 mg a greater number of the patients will go into labour. So what you were discussing here, the outcome of the labour, what method have you used following the intracervical gel-application? Was it the same in the both studies or a different?

**Wolff:** Sie haben mich korrekt verstanden. Wir haben 5 ml Volumen verwendet und das ist die Empfehlung, die wir den meisten Arbeiten, die sich mit dem Gel beschäftigt haben, entnommen haben. Wir haben einen Einmalkatheter genommen, hinten abgeschnitten und dann intrazervikal vorgeschoben bis in Höhe des inneren Muttermundes mit seitlichen Öffnungen, und haben dann so appliziert, daß wir den Eindruck hatten, daß sich die überwiegende Menge dieses Gels intrazervikal befindet. Aber es ist richtig, - und das war ja gestern bei der Aborteinleitung schon besprochen worden - daß wir davon ausgehen, daß Gel zum Uteruskavum hin abdriftet und daß dadurch eine Weheninduktion provoziert wird. Das Volumen von 5 ml - auch von 3 ml - ist sicher größer als der Zervikalkanal.

**Kubli:** Also was immer Sie gemacht haben, das ganz große Problem ist natürlich die exzessive Azidoserate. Man kann nur sagen, man weiß wirklich nicht, was inhärent ist in der vorbestehenden Pathologie und was inhärent ist in Ihrer Geburtseinleitung. Aber was wir bislang gehört haben, ruft ganz dringlich nach prospektiven kontrollierten Studien und nicht nach dieser Art von retrospektiven Untersuchungen, wo man nicht weiß, ist es nun das Patientengut oder ist es unser Management. Aber die Azidoserate ist natürlich außerhalb jeder Diskussion: 6 % unter 7,10. Normalerweise liegt diese Zahl bei 1 %–1,5 %. Das Problem ist nur, daß hier ein hochpathologisches Patientengut vorgelegen haben kann.

**Huch:** Herr Kubli, darf ich daran erinnern, daß heute sehr viele Unikliniken und andere Zentralkliniken ein hochpathologisches Krankengut haben und dennoch Azidoseraten, die in dem Bereich liegen, den wir früher immer häufig diskutiert haben, nämlich bei 1-1,5 % unter 7,10 und nicht Zahlen, wie sie jetzt hier vorgelegt werden, die schlechtweg nicht akzeptabel sind.

**Wolff:** Ich stimme Ihnen zu. Wir haben normalerweise eine Azidoserate von schweren Azidosen von 1 % oder vielleicht unter 1 %, und das ist auch das, was uns so sensibel gemacht hat. Wir haben für uns eine Bilanz gezogen und dabei gesehen: die Azidoserate ist nicht akzeptabel. Das ist der Punkt, den ich hier zur Diskussion stellen wollte, daß man Indikationen erarbeitet und sich wirklich einmal zur Überwachung Gedanken macht.

**Huch:** Wissen Sie, es ist natürlich im Bereich der Geburtshilfe manchmal schlecht zu trennen zwischen der Überwachung, dem Management an sich und dem Ergebnis, dem möglicherweise nicht rechtzeitigen Eingreifen, das dann diese Azidoserate in noch relativ normale Bahnen lenkt. Das wäre nur bei prospektiven Untersuchungen eigentlich auszuschließen. Und deswegen brauchen wir prospektive Untersuchungen, Herr Kubli.

**Kubli:** Jetzt würde ich gerne Herrn Brunnberg bitten, mir über etwas Aufschluß zu geben. Aufgrund von welchen Unterlagen ist denn die Zulassung der Vaginaltablette zur Einleitung durch das BGA geschehen? Wir haben gestern gehört, daß das Gel nicht zugelassen ist. Alle, die wir Gel brauchen zum Priming, sind in einer gewissen juristischen Grauzone, und es würde mich wirklich interessieren, auf welcher Basis die Vaginaltablette 3 mg zur Geburtseinleitung vom BGA offiziell zugelassen worden ist.

**Brunnberg:** Ich bin froh, daß ich darauf kurz zurückkommen darf, insbesondere auch, um die Definition dieser einzelnen Tabletten ganz klarzustellen. Zur $E_2$-Tablette: die $E_2$ orale Tablette ist in Deutschland nicht verboten worden, sondern in Übereinstimmung mit der Firma Upjohn vom Markt zurückgezogen worden, was ein kleiner gradueller Unterschied ist. Die Gründe sollen im Moment einmal egal sein; es waren übrigens nur zur Hälfte medizinische Gründe. Zweitens: Wir sagen immer $E_2$-Tablette, ich würde es lieber sehen, gerade weil auch die $E_2$ orale Tablette in anderen Ländern ja noch zugelassen ist, wenn man ganz klar immer den Unterschied nennen würde: $E_2$-Vaginaltablette. Diese ist in Deutschland zugelassen vom BGA zur Geburtseinleitung, Inhalt 3 mg. Das würde an sich schon alles sagen.

**Kubli:** Aufgrund von welchen Daten?

**Brunnberg:** Das sind Daten, die aus dem internationalen Raum stammen, die dem BGA natürlich hinterlegt wurden und dort begutachtet worden, auch in den einzelnen Ausschüssen, Prof. Zahradnik war selbst dabei und eben für ausreichend befunden worden sind um dieses Präparat in Deutschland zuzulassen. Das Dritte ist immer wieder das Prostaglandingel, das Prostaglandingel ist in Deutschland wie auch für den Raum, über den wir jetzt hier reden, soweit ich da informiert bin, Österreich und Schweiz zumindest, nicht zugelassen. Die Daten sind eingereicht zur Zulassung, zumindest in Deutschland beim BGA. Wir erwarten die Zulassungserteilung für etwa, sagen wir mal vorsichtig, das 2. Quartal 1987. Bis dorthin, wenn Gel verwendet wird, stammt es aus den Pharmazien der einzelnen Hospitäler. Was ich gestern schon sagte, was mich sehr beunruhigt, um das einmal ehrlich zu sagen, ist die sicherlich sehr unterschiedliche galenische Zubereitung dieser einzelnen, sicherlich 20–30 Gelzubereitungen, die wir hier haben.

**Kubli:** Vielleicht können wir jetzt Herrn Zahradnik und Herrn Husslein hören. Ich habe mir sagen lassen, daß Sie beide an prospektiven Studien beteiligt waren, nach denen wir gefragt haben. Ich glaube, Sie sollten jetzt dazu kommentieren, vielleicht auch zu der Entscheidung des BGA, wenn man kann. Denn zu meinem Erstaunen sind wir jetzt wieder konfrontiert mit einer Situation, wo wir zumindest mit den wenigen Daten, die heute hier vorliegen, den Eindruck gewinnen, hier ein nicht ganz ungefährliches Medikament in der Applikationsweise zu haben, in der es zugelassen ist.

**Zahradnik:** Die Begutachtung beim BGA geht so vor sich, daß man ordnerweise die Literatur und die entsprechenden Unterlagen zugeschickt bekommt. Die Zulassung der $PGE_2$-Tabletten ging zurück auf Arbeiten vor allem aus dem englischen Sprachbereich, aus England selbst, wo zunächst mit der oralen Tablette vaginal entsprechende Versuche gemacht wurden und man gesehen hat, daß das geht und daß das vor allem relativ gut geht. Dieser Weg wurde dann ins Auge gefaßt, danach wurden dann mit einer kommerziell hergestellten 3 mg-Tablette in statistisch ausreichender Größenordnung randomisierte, kontrollierte, also all diesen Kriterien entsprechende Untersuchungen durchgeführt, vor allem zunächst im englischsprachigen Bereich und dann hat Herr Husslein, er wird selber darüber sprechen, im deutschsprachigen Raum mehrere Untersuchungen auch mit der gleichen Tablette eben induziert bzw. selbst durchgeführt.

**Husslein:** Ich möchte gern differenziert kommentieren zum Gel und zur Tablette. Es gibt prospektiv randomisierte Studien mit dem Triazitingel, das als klinisches Prüfungsmaterial zur Verfügung gestellt wurde; Triazitingel mit anschließendem Oxytozin 12 h danach, versus Oxytozin allein. Das sind multizentrisch prospektiv randomisierte Studien über große Bereiche Europas, und da konnte diese enorme Azidoserate nicht gefunden werden, da war meines Wissens die Azidoserate dem Oxytozin gegenüber nicht unterschiedlich. Das ist einmal ein sehr wichtiger Punkt. Differenziert zu diesem Gel möchte ich jetzt umgekehrt zur Tablette folgendes sagen: Sowohl der Herr Lichtenegger als auch wir haben beobachten können, haben das auch mehrfach publiziert, daß das Kollektiv, das am schlechtesten anspricht auf die Vaginaltablette, die höchste Überstimulationsrate und die größten Probleme bietet, die vorzeitige Einleitung oder die Einleitung an der sehr unreifen Zervix ist. Je enger man also seinen Indikationsbereich stellt, wie das offensichtlich bei Herrn Wolff auch der Fall war, desto ungünstiger schneidet hier die Tablette ab. Ich glaube, daß die Tablette einfach nicht ideal oder überhaupt nicht gut geeignet ist für eine vorzeitige Einleitung. Ich glaube, daß sie nicht gut geeignet ist für eine Einleitung bei unreifer Zervix, und wenn man sich dann bei dieser ungünstigen Konstellation die Tablette bei der nicht für sie vorgesehenen Indikation und die Konstellation des Ergebnisses anschaut, dann ist das eigentlich der Tablette gegenüber nicht ganz fair.

**Baumgarten:** Drei Fragen die zusammengehören: Ist die Tablette, das weiß ich jetzt wirklich nicht, die orale Tablette in ihrem Aufbau genau die gleiche wie die vaginale? Das heißt, haben Sie jetzt einfach die oralen als Vaginaltabletten bezeichnet? Oder ist sie anders?

**Brunnberg:** Die Vaginaltablette ist ganz was anderes.

**Kubli:** Können Sie uns sagen, was das in der Praxis heißt? Die unterschiedlichen galenischen Formen, worin manifestiert sich denn der Unterschied für die Praxis?

**Lippert:** Die Vaginaltablette zeichnet sich dadurch aus, daß ein ganz langsamer Slow-release garantiert ist, während das bei der oralen Tablette nicht der Fall ist. Die orale Tablette wird ganz schnell resorbiert.

**Baumgarten:** Ich komme jetzt zu meiner 2. Frage, die wir gestern schon diskutiert haben. Wir sprechen von 2 Dingen. Sie nennen ihren Vortrag auch Zervixpriming und Geburtseinleitung. Also was wollen wir eigentlich? Wollen wir Primen oder wollen wir einleiten? Denn sie haben in der Hälfte ihres Kollektivs neben dem Priming auch eine Einleitung erreicht und, das glaube ich, ist auch sehr wichtig für den Outcome, weil diese Wehen sicherlich unkontrollierter sind. Das führt jetzt zur 3. Frage, die ist jetzt etwas provokant an Herrn Husslein gerichtet, weil er ja meine divergierenden Ansichten kennt. Wenn, wie Sie richtig verlangen, diese Vaginaltablette zum Primen und - weil es sich scheinbar nicht trennen läßt - zum Einleiten nur unter einer Geburtsüberwachung durchführen wollen, so habe ich Sie verstanden, dann frage ich mich, was ist der Vorteil der Vaginaltablette? Diese ist nicht steuerbar und kontrollieren muß ich trotzdem.

**Husslein:** Ich bin angesprochen. Ich sehe das so, daß das Zervixpriming und die Geburtseinleitung nur schwer voneinander zu trennen sind, daß bei unreifer Zervix das endozervikale Gel dem Oxytozin gegenüber klare medizinische Vorteile bringt, bei der reifen Zervix die Vaginaltablette dem Oxytozin im Outcome ebenbürtig ist, sowohl was die Effizienz als auch die Risikoproblematik anbelangt, daß aber bei dieser Konstellation bei Ebenbürtigkeit in der Effizienz und bei Ebenbürtigkeit in der Komplikationsrate ein Begriff entscheidend wird, über den wir schon einige Male diskutiert haben, nämlich die Attraktivität und die Annehmlichkeit des Vorgehens.

**Zahradnik:** Ich möchte wirklich nochmals unterstreichen, daß die 3 mg-Tablette sicherlich eine Tablette ist, die bei der reifen Zervix adäquat wie das Oxytozin eingesetzt werden kann, nur bei bequemerer Anwendungsart.

**Kubli:** Mit demselben Outcome? Mit nicht höherer Azidoserate, nicht höherer Frequenz pathologischer CTG?

**Zahradnik:** Richtig. Bei den englischen Arbeitsgruppen kam vor allem eine niedrigere Sectiorate heraus. Durch was jetzt das bedingt war, möchte ich also jetzt nicht weiter diskutiert haben.

**Brunnberg:** An sich ist das meine Antwort. Ich wollte nur noch mal herausstreichen, es steht ausdrücklich in den Zulassungsbedingungen vom BGA und in unserer Firmenanweisung drin, *bei reifer Zervix zur Geburtseinleitung* und damit ist das auch dann bestätigt, was Herr Husslein eben gerade sagte, die Indikation für die Vaginaltablette.

**Husslein:** In der Auswertung dieser prospektiv randomisierten Vergleichsstudie zwischen dem Triazytin-$PGE_2$-Gel mit nachfolgendem Oxytozin versus Oxytozin allein bei medizinisch indizierter Einleitung sind 3 Dinge herausgekommen. Eine signifikante Reduktion der operativen Geburtsbeendigungsfrequenz, eine signifikante Erhöhung der erfolgreichen Einleitungen, was ja dann in einem gewissen Zusammenhang steht, und eine signifikante Reduktion der Geburtszeiten ab Beginn des Oxytozins. Das ist multizentrisch prospektiv randomisiert, wobei die einzelnen Untersucher durchaus zu unterschiedlichen Ergebnissen gekommen sind. Wenn man alles gepoolt hat, ist das herausgekommen.

**Lippert:** Ich glaube, daß mit einmaliger Einlage einer Tablette zu 3 mg an und für sich die Gefahr für eine Hyperaktivität nicht sehr groß ist. Die große Gefahr ist die, daß nicht genau definiert ist, wann man die zweite einlegt. Wie gesagt, eine zweite kann man nach 6 h einlegen, wenn sich kein Geburtsfortschritt ereignet hat. Was heißt kein Geburtsfortschritt? Man kann das auf die Zervix natürlich beziehen, man kann das auch auf die Uteruskontraktion beziehen, und ich glaube auch, wenn nur geringe Uteruskontraktionen da sind, dürfte man keine weitere Tablette einlegen, das ist meines Erachtens die größte Gefahr und nicht so sehr jetzt der Ausgangszervixbefund. Eine Azidose muß ja durch eine Hyperaktivität zustande kommen, und sehr wahrscheinlich geht, wenn man eine 2. Tablette einlegt, dann auch der Basaltonus hoch, weil ja die erste möglicherweise auch noch nicht voll aufgebraucht ist.

**Huch:** Herr Husslein, gerade die prospektive Studie des Triatizingels hat uns ja gezeigt, daß die ursprüngliche Zielsetzung des Primings eigentlich nicht erreicht wurde. Überraschenderweise hat diese Studie gezeigt, daß ein hoher Prozentsatz der Patienten innerhalb von 8 h bei der vorgelegten Dosierung entbunden hat. Das war ein Ergebnis. Das zweite Ergebnis ist, daß außerhalb der Studie - aber auch innerhalb der Studie - einige Fälle vorgekommen sind, die wir nicht beherrschen konnten.

**Schneider:** Ich möchte noch einmal kurz auf das Problem der Dosierung zurückkommen, das Herr Lippert angesprochen hat. Ich würde unterstützen, daß selbst bei unregelmäßiger Wehentätigkeit ohne faßbare Portiowirksamkeit die 2. Tablette nicht gelegt werden soll, möchte aber doch einschränkend sagen, daß die beschriebenen, sehr raschen stürmischen Abläufe der Eröffnungsphase nach Latenzzeiten von 10-12 h auch nach der 1. Tablette bei uns wiederholt gesehen worden sind.

**Kubli:** Auch nach einer?

**Schneider:** Auch nach einer. Das Problem ist damit nicht vollständig gelöst.

**Baumgarten:** Herr Kubli, darf ich Ihnen jetzt eine Frage stellen als erfahrenem Geburtshelfer, denn ich bin jetzt also immer mehr und mehr verwirrt im Laufe des heutigen Vormittags. Liege ich völlig falsch, wenn ich sage, daß die Einführung der Prostaglandine oder mit Einführung der Prostaglandine - so hat man uns erklärt und so habe ich das, auch immer weitergegeben, endlich eine Substanz in der Hand hat, mit der man dort, wo man mit Oxytozin nicht weiterkommt, Erfolge hat. Also bei der unreifen Portio - und jetzt höre ich von Herrn Husslein, daß gerade für diese Indikation die Vaginaltablette nicht zugelassen ist. Also wir sollten doch jetzt über 2 Dinge diskutieren: Ist das Prostaglandin ein Vorteil, weil es dort einsetzbar ist, wo das Oxytozin nicht einsetzbar ist, oder ist das Prostaglandin eine Substanz, die jetzt in Konkurrenz zum Oxytozin steht? Das sind 2 grundlegend verschiedene Dinge.

**Kubli:** Herr Baumgarten, Sie haben eine entscheidende Frage gestellt. Wenn Sie mich fragen, dann würde ich eigentlich Ihre Frage genauso sehen. Ich habe eigentlich immer den Indikationsbereich der Prostaglandine so gesehen, und wir haben es auch so gehalten: Die unreife Zervix, das ist die Indikation in praxi bei uns während der ganzen letzten Jahre gewesen, die unreife Zervix mit lokaler Applikation von Prostaglandin in Form von Gel. Aber die Indikation „Priming der Zervix“, d. h. Priming der Zervix ist meines Erachtens dann fertig, wenn die Zervix verstrichen ist, wenn sie weg ist, wenn sie nicht mehr da ist.

Und dann kann man verschiedene Dinge machen, z. B. Oxytozin und/oder Amniotomie; da gibt es bekanntlich auch Modeströmungen. Die Geburtseinleitung bei der reifen Zervix medikamentös mit Prostaglandinen, da würde ich sagen, das ist für mich auch eine neuere Indikation, mit der ich mich bislang nicht beschäftigt habe, weil ich es nicht für notwendig hielt, daß man das macht, weil es ja kein Problem ist, eine Geburt mit einer reifen Zervix einzuleiten, und ich glaube das sollte man in der Tat ganz getrennt diskutieren.

**Husslein:** Ich kann das nur unterstreichen, daß man dies getrennt diskutieren muß. Ich glaube, das Problem ist ein bißchen dadurch entstanden, daß die Firma Upjohn nicht gleichzeitig beide Präparate zur Registrierung angeboten hat. Für die medizinisch indizierte Einleitung bei unreifer Zervix ist das $PGE_2$ endozervikal dem Oxytozin überlegen und somit sollte es dort angewendet werden. Für die reife Zervix sind 2 Methoden gleichwertig: das Oxytozin mit oder ohne Blasensprengung und das $PGE_2$ vaginal und die $PGE_2$-Vaginaltablette ist eine meiner Ansicht nach erwiesenermaßen angenehmere Form der Geburtseinleitung und führt daher zu einer automatischen Erweiterung der Grauzone der Einleitungsindikation und damit zusammen hängt die Frage der Überwachung. Die medizinisch indizierte Einleitung bei unreifer Zervix muß natürlich sehr streng überwacht werden, die etwas schwächer indizierte Einleitung mit einer Vaginaltablette bei reifer Zervix muß nicht dementsprechend genau überwacht werden.

**Rath:** Ich finde gerade bei der Geburtseinleitung die Trennung zwischen zervixerweichender Wirkung und uteruskontrahierender Wirkung völlig unerheblich. Beide haben doch gerade am Geburtstermin eine synergistische Wirkung, eine positive synergistische Wirkung für die Beendigung einer Schwangerschaft und somit für die Geburt. Das heißt, gerade hier ist doch für das Prostaglandin der Vorteil, daß es sowohl eine zervixerweichende als auch eine uteruskontrahierende Wirkung hat, und dies ist doch ein Vorteil für den Geburtsfortschritt.

**Kubli:** Ja, aber ich glaube die ganze Diskussion, die wir jetzt in der letzten halben Stunde hatten, geht ja um die Effekte auf den Fetus, um die schwer kontrollierbaren Auswirkungen auf den Fetus mit einer erhöhten Azidoserate und einer erhöhten Gefährdung des Fetus, und dieser Teil ist sicher durch die Stimulation der Uterusaktivität bedingt und nicht durch den Reifungseffekt an der Zervix. Ich meine, daß man schon trennen muß, gerade deswegen, und nach Möglichkeit auseinanderhalten sollte so weit man kann, den zervixreifenden Effekt gegenüber dem uterusstimulierenden Effekt. Das scheint ja gerade das Problem zu sein, daß ich mit der Vaginaltablette wohl ebenso viel Uterusaktivität stimuliere wie ich biochemische Wirkung auf die Zervix habe.

# Geburtseinleitung am Termin aus medizinischer Indikation mit Prostaglandin-$E_2$-Vaginalovula

H. Schneider

## Einleitung

Seit mehreren Jahren steht dem Geburtshelfer mit den Prostaglandinen neben Oxytozin eine weitere Wirkstoffgruppe zur Reifung der Zervix und zur Wehenauslösung für die Geburtseinleitung zur Verfügung. Die orale oder parenterale Verabreichung hat sich wegen häufiger systemischer Nebenwirkungen nicht bewährt, während mit der lokalen Anwendung, sei es extraamnial, intrazervikal oder intravaginal hohe Erfolgsraten bei guter Verträglichkeit erreicht werden (Bung et al. 1986; Husslein et al. 1986; Buchanan et al. 1984; Thiery et al. 1984). Von den lokalen Verabreichungen bietet das Einlegen von Vaginaltabletten gegenüber den anderen Verfahren hauptsächlich praktische Vorteile, da die Einlage bei einer normalen Vaginaluntersuchung ohne zusätzliches Instrumentarium vorgenommen werden kann. Durch die Einfachheit der Anwendung findet sich für diese Methode eine hohe Akzeptanz bei den Schwangeren wie auch bei den Hebammen.

Im folgenden werden unsere Erfahrungen mit der Anwendung von $PGE_2$-Vaginalovula zur Geburtseinleitung am Termin oder bei Terminüberschreitung dargestellt. Es handelt sich ausschließlich um Einleitungen aus medizinischer Indikation ohne Auslese der Fälle bezüglich Geburtsreife des Vaginalbefundes.

## Patientinnen und Methode

In dem Zeitraum vom 1. Juni bis 31. Oktober wurde bei je 30 Erstgebärenden und Mehrgebärenden eine Geburtseinleitung mit $PGE_2$-Vaginalovula (3 mg) vorgenommen. Es handelte sich ausschließlich um Einlingsschwangerschaften in Schädellage von mindestens 37 Wochen und mehrheitlich lagen Terminüberschreitungen vor. Die Indikationen für die Geburtseinleitung in beiden Gruppen gehen aus Tabelle 1 hervor. Mit Hilfe einer CTG-Registrierung über 30 min wurde das Fehlen spontaner Wehentätigkeit und pathologischer fetaler Herzfrequenzmuster dokumentiert. Nach vaginaler Untersuchung zur Erhebung des Zervixscores nach Bishop wurde ein $PGE_2$-Vaginalovulum in das hintere Scheidengewölbe eingelegt. Die CTG-Überwachung wurde bei fehlender Wehentätig-

**Tabelle 1.** Indikationen bei Geburtseinleitung mit Prostaglandin $E_2$ (Vaginalovulum/3 mg)

| Indikation | Erstgebärende (n = 30) | Mehrgebärende (n = 30) |
|---|---|---|
| T-Überschreitung (≧ T+10) | 16 | 11 |
| Plaz. Insuffizienz (Mangelentwicklung, susp. CTG) | 4 | 7 |
| Diabetes in Gravidität | 2 | 3 |
| Gestose | 3 | 1 |
| Rh-Inkompatibilität | – | 3 |
| Verschiedenes | 5 | 5 |

keit 1 h nach Applikation beendet und erst bei Einsetzen von Wehen wieder aufgenommen. Wenn nach 6–8 h noch keine portiowirksamen Wehen vorhanden waren, wurde ein 2. Vaginalovulum verabreicht.

Während der Eröffnungsphase erfolgte die kontinuierliche Herzfrequenz- und Wehenregistrierung zunächst extern und nach Blasensprung oder Amniotomie wurde in der Regel eine Kopfschwartenelektrode zur direkten Ableitung der Herzfrequenz gelegt.

Die Amniotomie wurde bei 4–6 cm Muttermundweite durchgeführt. In einzelnen Fällen mit anhaltender Wehentätigkeit ohne erkennbare Wirkung auf den Muttermund wurde die Blase auch früher eröffnet.

Die Datenerhebung erfolgte retrospektiv anhand der Krankengeschichten sowie der CTG-Aufzeichnungen.

Die angegebenen Ergebnisse stellen Mittelwerte mit Standardabweichung dar. Für die Berechnung der statistischen Signifikanz von Unterschieden zwischen Erst- und Mehrgebärenden kam der Chi-Quadrat-Test zur Anwendung.

## Resultate

Bei Erstgebärenden war die Geburtseinleitung in 22 und bei Mehrgebärenden in 28 von 30 Fällen erfolgreich, und dieser Unterschied ist signifikant ($p < 0{,}05$, Tabelle 2). Als Versager wurden die Fälle betrachtet, bei denen innerhalb von 24 h nach einem 2. Vaginalovulum keine portiowirksame Wehentätigkeit aufgetreten war. Der Anteil der spontanen Entbindungen war bei den Mehrgebärenden mit 25 von 28 Fällen ebenfalls signifikant höher als bei den Erstgebärenden (13 von 22, $p < 0{,}05$). Die 5 Sectiones in der Gruppe der Erstgebärenden wurden wegen Geburtsstillstand in der Eröffnungsphase durchgeführt, wobei es sich 3mal um Übertragungen handelte. Bei den Mehrgebärenden wurden 2 Sectiones unter der Geburt notwendig, 1mal lag eine vorzeitige Plazentalösung und 1mal ein Geburtsstillstand vor. Die Anzahl der Fälle, bei denen die Anwendung eines 2. Ovulums oder die Unterstützung der Wehentätigkeit mit Syntocinon erforderlich wurde, lag für Erstgebärende höher als für Mehrgebärende, obwohl diese

**Tabelle 2.** Ergebnisse bei Geburtseinleitung mit Prostaglandin $E_2$ (Vaginalovulum 3 mg)

| | *Erstgebärende (n = 30)* | | *Mehrgebärende (n = 30)* |
|---|---|---|---|
| Gestations-alter (Wo ± SD) | 41,1 ± 1,5 | | 40,1 ± 1,8 |
| Zervixscore | 4,1 | *Erfolgreich* | 4,8 |
| Geburtsmodus | 22 (4,4) | | 28 |
| | Spontan 13, Forceps 3, VE 1, Sectio 5 | | Spontan 25, Forceps 1, Sectio 2 |
| | 17 (8x2.Ov., 6xSynto) | | 26 (8x2.Ov., 2xSynto.) |
| | | *Versager* | |
| | 8 (3,4) | | 2 |
| | Spontan 3, Sectio 4, Forceps 1 | | Sectio 2 |

Unterschiede keine statistische Signifikanz erreichten. Von den insgesamt 10 Versagern kam es in 3 Fällen zu einem späteren Zeitpunkt doch noch zur Spontangeburt bei einer Forcepsentbindung und 6 Sectiones. Den primären Sectiones waren mehrheitlich mehrere erfolglose Einleitungsversuche vorausgegangen. Der für die 8 Versager in der Gruppe der Erstgebärenden erhobene mittlere Zervixscore lag mit 3,4 deutlich niedriger als bei den erfolgreichen Geburtseinleitungen (4,4).

Bei der Analyse der Geburtsverläufe nach Einleitung mit $PGE_2$ Vaginalovula fiel in der Mehrzahl der Fälle ein Unterschied zum normalen Geburtsverlauf bei spontanem Wehenbeginn, wie auch nach Einleitung durch Syntocinon oder Amniotomie auf. Der Geburtsverlauf läßt sich in eine Latenzphase und in eine aktive Phase unterteilen. Während der Latenzphase fehlt die Wehentätigkeit oder sie ist unregelmäßig und nicht eindeutig portiowirksam. Die Dauer der Latenzphase betrug im Mittel bei den Erstgebärenden 9,2 h und bei den Mehrgebärenden 6 h (Abb. 1 und 2). Die aktive Phase ist durch eine regelmäßige Wehentätigkeit gekennzeichnet, wobei häufig eine hohe Wehenfrequenz sowie eine rasche Eröffnung des Muttermundes auffiel. Die Dauer der aktiven Phase erschien im Vergleich zu der Latenzphase eher kurz und betrug im Mittel bei den Erstgebärenden 6,4 und bei den Mehrgebärenden 5,5 h. Obwohl ein Vergleichskollektiv von spontanen Geburtsverläufen oder Einleitungen mit Syntocinon in

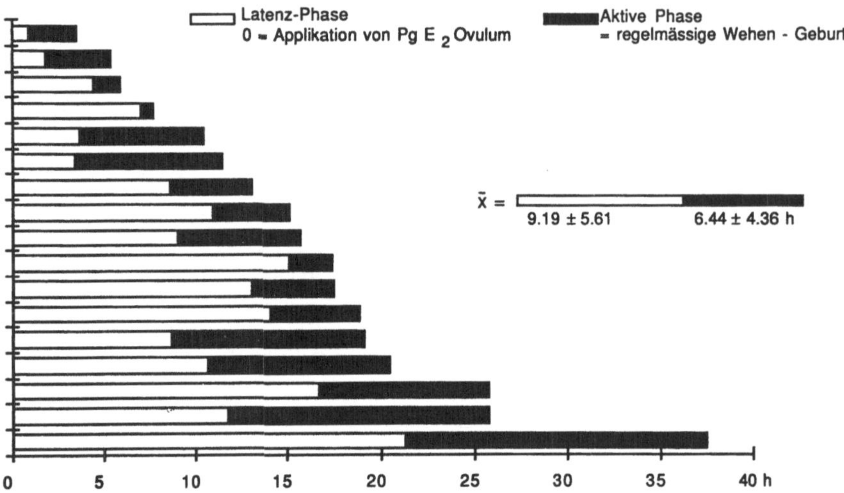


**Abb. 1.** Geburtsverlauf nach Einleitung mit $PGE_2$-Vaginalovula bei Erstgebärenden. Die Latenzphase umfaßt den Zeitabschnitt von dem Einlegen des Vaginalovulums bis zum Einsetzen regelmäßiger Wehen, die zur Eröffnung des Muttermundes führen. Auch während der Latenzphase bestehen häufig Wehen, die jedoch unregelmäßig sind und keinen Geburtsfortschritt im Sinne der Eröffnung des Muttermundes bewirken

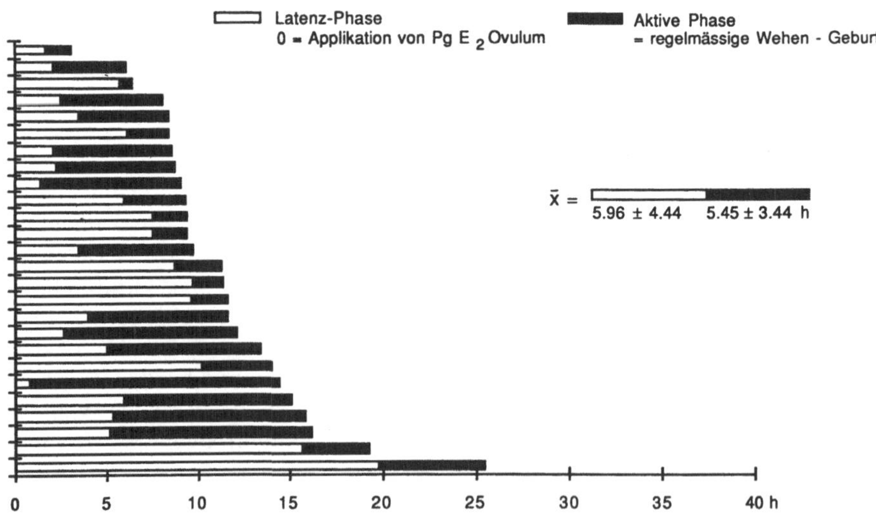


**Abb. 2.** Geburtsverlauf nach Einleitung mit $PGE_2$-Vaginalovula bei Mehrgebärenden. Weitere Angaben s. Abb. 1

**Tabelle 3.** Geburtseinleitung mit Prostaglandin $E_2$ (Vaginalovulum 3 mg)

| | n | Geburtsgewicht g | NSA pH | Apgar 5 min |
|---|---|---|---|---|
| Erstgebärende | 30 | | | |
| Erfolgreich | 22 | 3464 ± 457 | 7,28 ± 0,08 | 8,9 ± 0,6 |
| Versager | 8 | 3388 ± 651 | 7,24 ± 0,13 | 8,4 ± 0,7 |
| Mehrgebärende | 30 | | | |
| Erfolgreich | 28 | 3443 ± 552 | 7,28 ± 0,07 | 8,8 ± 0,8 |
| Versager | 2 | 3140 | 7,20 | 9,0 |

dieser retrospektiven Untersuchung fehlt, und deshalb bestehende Unterschiede nicht objektiviert werden können, besteht der deutliche Eindruck, daß Geburtsverläufe nach Einleitung mit $PGE_2$-Vaginalovulum durch eine vergleichsweise lange Latenzphase bei kurzer aktiver Phase gekennzeichnet sind.

Die kindlichen Daten wie mittleres Geburtsgewicht, Nabelschnurarterien-pH und 5-Minuten-Apgar finden sich für die erfolgreichen Einleitungen bei Erstgebärenden und Mehrgebärenden sowie für die Versager in der Tabelle 3. Hier fanden sich zwischen den einzelnen Gruppen keine signifikanten Unterschiede. Ein Nabelschnurarterien-pH von $\leqq$ 7,20 fand sich bei 5 Kindern aus der Gruppe der Mehrgebärenden und bei 4 Kindern von Erstgebärenden. Bei allen Neugeborenen lag der 5-Minuten-Apgar über 7.

## Diskussion

Nach unseren eigenen Erfahrungen, sowie den der meisten anderen Autoren ist $PGE_2$ verabreicht als Vaginalovulum für die Einleitung am Termin bei Erstgebärenden mit geburtsreifem Befund, wie auch bei Mehrgebärenden gut geeignet (Buchanan et al. 1984; Husslein et al. 1986). Die Einleitung ist in über 90 % erfolgreich, und die Methode kann als sicher mit geringen Nebenwirkungen bezeichnet werden. Gegenüber anderen Verfahren wie Oxytozininfusion oder auch der Applikation von $PGE_2$-Gel bietet diese Methode deutliche praktische Vorteile. Im Gegensatz dazu bleibt die Frage nach einem befriedigenden Verfahren zur Geburtseinleitung bei Erstgebärenden mit unreifem Vaginalbefund wie auch bei Einleitungen, die vor dem Termin vorgenommen werden müssen, ungelöst. Während in unserer Untersuchung bei den Mehrgebärenden in 93 % der Fälle die Einleitung erfolgreich war, lag die Erfolgsrate mit 73 % bei den Erstgebärenden deutlich niedriger. Bei der Wertung dieser Resultate ist zu berücksichtigen, daß es sich hier nicht um risikoarme Patientinnen mit geburtsreifem Befund handelte, sondern in allen Fällen bestand eine medizinische Indikation für die Einleitung. Auch die vergleichsweise hohe Sectiorate von nahezu 23 % der Erstgebärenden, die auf die Einleitung mit regelmäßigen Wehen und beginnender Eröffnung des Muttermundes angesprochen hatten, muß im Zusammenhang mit dem durch die medizinischen Indikationen gegebenen Risikokollektiv gesehen werden.

Auffällig sind die wiederholt beobachteten langen Latenzphasen, die der aktiven Phase der Muttermundsöffnung vorausgehen. Es stellt sich die Frage, ob bei einem niedrigen Zervixscore die Vaginalovula zunächst im Sinne eines Primings der Zervix wirken, und es erst im Anschluß daran zu einer regelmäßigen portiowirksamen Wehentätigkeit kommt. Da es sich bei der vorliegenden Untersuchung nicht um eine prospektiv geplante Studie handelte, läßt sich anhand der Dokumentation der Befunde nicht ableiten, ob ein Zusammenhang zwischen dem anfänglichen Zervixscore und der Dauer der Latenzzeit für die einzelnen Fälle besteht. Möglicherweise ist der intrazervikalen Gabe von $PGE_2$-Gel bei unreifer Zervix der Vorzug vor den Ovula zu geben (Egarter et al. 1986; Silva-Cruz et al. 1985; Thiery et al. 1984; Ulmsten et al. 1985; Yonekura et al. 1985). In der aktiven Phase imponiert die hohe Wehenfrequenz mit bis zu 7 oder 8 Wehen pro 10 min, wobei die Wehenpausen nicht selten vollständig verschwinden. Die hohe Wehenfrequenz geht mit einer raschen Eröffnung des Muttermundes einher. Obwohl in dieser Untersuchung mit einer Ausnahme anhand des CTG keine negative Auswirkung auf den Feten erkennbar war, muß diese Form der Wehentätigkeit als Überstimulation angesehen werden. Die schnelle Aufeinanderfolge der Wehen ohne Pause wird von den Gebärenden als starke Belastung empfunden, und der rasche Ablauf des Geschehens entzieht sich jeder Kontrolle, sei es durch die Gebärende selbst, sei es durch die betreuende Hebamme.

Die schlechte Steuerbarkeit und die Gefahr der Überstimulation wird von zahlreichen Autoren für die verschiedenen Verfahren der lokalen Prostaglandingabe beschrieben (Egarter u. Husslein 1986; Laube et al. 1986; Varma u. Norman 1984). Wahrscheinlich liegt dabei auch ein Problem der Dosierung vor, wobei auch individuelle Unterschiede in der Ansprechbarkeit eine Rolle spielen. Die Suche nach Wegen zur Verbesserung der Steuerbarkeit und Individualisierung der Dosierung muß weitergehen, und so lange diese Probleme nicht befriedigend gelöst sind, ist weiterhin Zurückhaltung in der Anwendung der verschiedenen Methoden zur Geburtseinleitung mit lokaler Verabreichung von $PGE_2$ geboten, d. h. sie sollte auf medizinische Indikationen beschränkt bleiben und unter genauer Überwachung erfolgen. Wegen der Gefahr der Überstimulation stellen Fälle von schwerer Plazentainsuffizienz sowie solche mit vorausgegangener Sectio oder anderen ausgedehnten Operationen am Uterus Kontraindikationen gegen diese Form der Geburtseinleitung dar.

*Danksagung*

Für die wertvolle Hilfe bei der Zusammenstellung und Auswertung der Daten, danke ich Frau Th. Spoerri, Oberhebamme, und Frau B. Benz.

## Literatur

Buchanan D, Macer J, Yonekura ML (1984) Cervical ripenning with prostaglandin $E_2$ vaginal suppositories. Obstet Gynecol 63:659-663

Bung P, Baer S, Djahanschahi D, Huch R, Huch A, Huber JF, Extermann P, Beguin F, Delaboye JF, Germond M (1986) Multizentrische Erfahrungen bei intrazervikaler Applikation eines neuen $PGE_2$-Gels bei Geburtseinleitung. Geburtshilfe Frauenheilkd 46:93-97

Egarter C, Gruenberger W, Husslein P (1986) Prostaglandin $E_2$-Gel zur Reifung der Cervix und/oder zur Geburtseinleitung bei unreifer Portio am Ende der Schwangerschaft. Geburtshilfe Perinatol 190:83-86

Egarter C, Husslein P (1986) Überstimulation bei elektiver Geburtseinleitung mit intravaginaler $PGE_2$ Applikation. Geburtshilfe Perinatol 190:87-91

Husslein P, Egarter C, Sevelda P, Genger H, Salzer H, Kofler E (1986) Geburtseinleitung mit 3 mg $PGE_2$-Vaginaltabletten. Eine Renaissance der programmierten Geburt? Ergebnisse einer prospektiven randomisierten Studie. Geburtshilfe Frauenheilkd 46:83-87

Laube DW, Zlatnik FJ, Pitkin RM (1986) Preinduction cervical ripening with prostaglandin $E_2$ intracervical gel. Obstet Gynecol 68:54-57

Silva-Cruz A, Pinto JM, Tavares JM, Valerio O, Cardoso C (1985) Prostaglandin $E_2$ gel for enhancement of priming and induction of labour at term in patients with unfavorable cervix. Eur J Obstet Gynecol Reproduct Biol 20:331-336

Thiery M, Decoster JM, Parewijck W, Noah ML, Derom R, Van Kets H, Defoort P, Aertsen W, Debruyne G, De Geest K (1984) Endocervical prostaglandin $E_2$ gel for preinduction cervical softening. Prostaglandins 27:429-439

Ulmsten U, Ekman G, Belfrage P, Bygdeman M, Nyberg C (1985) Intracervical versus intravaginal $PGE_2$ for induction of labor at term in patients with an unfavorable cervix. Arch Gynecol 236:243-248

Varma TR, Norman J (1984) A comparison of three dosages of prostaglandin $E_2$ pessaries for ripening the unfavourable cervix prior to induction of labor. Acta Obstet Gynecol Scand 63:17-21

Yonekura ML, Songster G, Smith-Wallace T (1985) Preinduction cervical priming with $PGE_2$ intracervical gel. Am J Perinatol 2:305-310

## Diskussion

**Béguin:** Wie vorhin schon werden wir 3 wichtige Themen zu diskutieren haben: 1. Priming und Einleitung, 2. Kontrolle des Feten und Risiken der Methoden für den Fetus, 3. Indikationen und Kontraindikationen. Vielleicht, nach dem was gerade Herr Schneider gesagt hat, möchte ich zuerst Nils Wiqvist fragen, was er heute denkt über den Vergleich zwischen der Uterusaktivität unter Oxytozineinwirkung bzw. unter Prostaglandineinwirkung.

**Wiqvist:** I think it was shown very early, that the pattern of the contractions following stimulation with Oxytocin and stimulation with prostaglandins where indistinguishable, they where the same. Provided of course, that the uterus is not overstimulated.

**Baumgarten:** Eine generelle Frage an Herrn Haller und dann an Herrn Schneider. Ich glaube, man sollte dieses Schild „Prostaglandin in Geburtshilfe und Gynäkologie“ abwandeln. Es müßte eigentlich heißen: Lokale Anwendung von Prostaglandinen in Geburtshilfe und Gynäkologie, und das führt mich auf den morgigen Tag. Ich bin sicher, daß Kollegen fragen werden: Vaginaltabletten darf ich nicht anwenden bei der unreifen Portio, warum spricht aber kein Mensch von der intravenösen Anwendung von Prostaglandinen bei der unreifen Portio? Wie sollen denn die Kollegen in Deutschland und in Österreich und in der Schweiz die unreife Portio bei der medizinisch indizierten Einleitung jetzt behandeln? Mit Vaginaltabletten, haben Sie auch jetzt gerade gesagt, sind ja die Ergebnisse nicht gerade begeisternd.

**Schneider:** Also ich würde meinen, daß die systemische Anwendung von Prostaglandinen verlassen worden ist - und zu Recht verlassen worden ist - wegen doch hoher systemischer Nebenwirkung bei den Gebärenden, die sich klar ergibt durch den hohen Blutspiegel, wie uns Herr Husslein heute morgen gezeigt hat. Die beste Alternative für die Geburtseinleitung bei der unreifen Portio ist aus meiner Sicht die Prostaglandingelanwendung intrazervikal.

**Baumgarten:** Das PG-Gel ist aber nicht offiziell zugelassen!

**Dennemark:** Zur intravenösen Applikation möchte ich doch sagen, daß Herr Thiery in seinem Buch darauf hingewiesen hat, daß eben auch die intravenöse Applikation nicht steuerbar ist im Gegensatz zur Oxytozinanwendung aufgrund des langen Transportes zu den Erfolgsorganen, d. h. zum Uterus. Weil ja durch Prostaglandindihydrogenase auf diesem langen Weg das Prostaglandin weitgehend umgebaut sein kann, sind doch relativ schwierige Dosisfindungs- oder Dosiswirkungsprobleme damit verbunden. Die intravenöse Prostaglandintherapie bringt bei schlechter Steuerbarkeit stärkere Nebenwirkungen mit sich und hat deswegen wahrscheinlich nicht in dieser Form in unsere Klinikroutine Eingang gefunden.

**Zahradnik:** Entweder haben Sie da Herrn Thiery falsch verstanden oder das entspricht nicht den Erfahrungen, die in der Zwischenzeit in die tausende gehende Fälle gezeigt haben, nämlich: wenn Sie mit $PGE_2$ einleiten und Gefahr laufen zu überdosieren, haben Sie in den meisten Fällen die Möglichkeit durch Abstellen des Tropfes relativ rasch eine Normalisierung des Befundes herbeizuführen; dies im Gegensatz zu einer lokalen oder Depotanwendung. Die lokale Applikation stellt praktisch eine Depotanwendung dar. Ich würde nicht sagen, daß die $PGE_2$-intravenöse-Einleitung heute keinen Stellenwert mehr hat. Weil die Prostaglandine ubiquitär vorkommen und infolgedessen die Möglichkeit der Entstehung von Nebenwirkungen bei systemischer Anwendung größer ist, sucht man den Weg der lokalen Anwendung, aber bis jetzt scheint noch keineswegs entschieden, daß das eine sehr viel besser wäre als das andere.

**Baumgarten:** Herr Zahradnik, gibt es Studien die zeigen, daß die intravenöse Anwendung von $PGE_2$ bei unreifer Zervix besser ist zur Reifung und zur Geburtseinleitung als die intravenöse Verabreichung von Oxytozin?

**Zahradnik:** Dazu gibt es Untersuchungen (Arbeiten aus den Jahren 1976, 1977 und 1978). Eine der ersten Arbeiten, in der ein strenger Vergleich zwischen

Prostaglandin und Oxytozin vorgenommen wurde, hat Herr Steiner bei uns an der Klinik gemacht bei einer ausreichend großen Anzahl von Patienten. Dies wurde 1976 in der Zeitschrift „Geburtshilfe und Frauenheilkunde" publiziert: da war eindeutig festzustellen, je unreifer die Zervix, um so besser ist Prostaglandin anwendbar. Nur in der Zwischenzeit haben wir eben lokalanwendbare Prostaglandine und wir versuchen, auf diese Art und Weise die Dosierung und Nebenwirkungen doch etwas zu reduzieren.

**Baumgarten:** Morgen ist hier eine öffentliche Fortbildungsveranstaltung und Sie können den Leuten für die unreife Portio nicht die Vaginaltablette empfehlen, denn Sie haben selber gehört: dazu ist sie eigentlich nicht da. Dies steht ausdrücklich im Beipacktext. Das Gel gibt es offiziell noch nicht, und ich kann ja nicht darauf warten, und da ist meine Frage: warum spricht man dann also nicht doch über die intravenöse Einleitung? Warum ist die komplett passé mit dem Prostaglandin? Sie ist ja nicht passé, ich wende sie nach wie vor an, wenn ich eine Geburt mit mütterlichem Diabetes einleiten muß oder eine Rhesusinkompatibilität, dann nehme ich das $PGE_2$ i. v. Es ist schlechter steuerbar als das Oxytozin, es hat aber einen Effekt an der Portio und ist dem Oxytozin weitgehend überlegen in dieser Situation. Es ist nichts Ideales, aber ich habe im Moment nichts anderes. Ich kann ja nicht sagen, daß ich etwas besseres habe, wenn das nicht zugelassen ist. Wenn es einmal da ist, kann ich sagen: bitte nehmen Sie das Gel.

**Haller:** Ja ich glaube, das ist das Entscheidende, Herr Baumgarten, Sie haben sicher recht. Es wirkt natürlich intravenös, das ist ganz klar und ist in bezug auf die Wirkung, die wir eigentlich wollen, nämlich die direkte, dem Oxytozin sicher überlegen. Aber es hat Nebenwirkungen, die wir wirklich nicht schätzen, und deshalb sind wir natürlich alle gern zur lokalen Applikation übergegangen, obwohl - wie wir wissen - mehr oder weniger legal. Aber in einigen Monaten haben wir es, dann ist vielleicht diese Diskussion auch im wesentlichen vorbei.

**Baumgarten:** Ich bin absolut überzeugt worden, daß das Gel die Methode der Wahl sein wird, um bei einer unreifen Portio richtig vorzugehen und ich glaube, das steht hier außer Diskussion. Die Frage ist nur: wie weit kann man *heute* einem Kollegen, einem Vorstand einer Abteilung irgendwo im Land draußen, diese Methode empfehlen. Wenn ihm was passiert, wie können wir ihn decken?

**Haller:** Wir haben die Erfahrung gemacht, daß die Geburtshelfer mit diesem Gel angefangen und dabei die Geburten zu wenig überwacht haben. Wer das Gel anwendet, muß ganz genau kardiotokographisch überwachen, sonst ist die Anwendung wirklich nicht zu verantworten.

**Somville:** Herr Schneider, ich hätte 2 Fragen. Habe ich Sie richtig verstanden, daß Sie bei 5 Patientinnen in der Primiparagruppe und bei 4 Patientinnen in der Multiparagruppe einen pH-Wert hatten, der kleiner war als 7,20. Das sind insgesamt 9 von 60 Patientinnen. Waren das pH-Werte von 7,19 oder 7,09?

**Schneider:** Ich kann Ihnen diese Antwort jetzt nicht geben. Ich habe es nicht weiter analysiert auf die Schwere der Azidose, aber das waren mehrheitlich Werte zwischen 7,15–7,20.

**Somville:** Das sind 15 % oder?

**Schneider:** Es sind 15 %.

**Somville:** Zweite Frage: Sie haben über die Tachysystolie gesprochen und dazu gesagt, es kommt dabei häufiger zu einer raschen Eröffnung, die belastend ist für die Patientin. Sie haben ja auch Tokolysen gemacht. Diese Beobachtungen haben wir nicht gemacht, wir haben die Tachysystolie, wie Herr Lichtenegger heute morgen gesagt hatte, auch eher gesehen als eine Wehentätigkeit, die von sehr niedriger Amplitude ist, die für die Patientin nicht belastend ist und wo meistens auch keine Herzfrequenzveränderung auftritt. Hier meine Frage: Sie haben gesagt, Blasensprengung bei 3–4 cm in Ihrem Kollektiv. Haben Sie da die Blasen überwiegend artifiziell gesprengt, oder sind die spontan gesprungen? Vielleicht kann das Auditorium etwas zu dem potenzierenden Effekt von Prostaglandinanwendungen und Blasensprengung sagen. Das scheint mir auch wichtig.

**Schneider:** Die Tachysystolie in der Latenzphase ist von dem, was sich dann in der aktiven Phase abspielt, zu trennen. Da kommen diese sehr häufigen Wehen vor, die zu einer raschen Eröffnung des Muttermundes führen und die als sehr schmerzhaft von den Patientinnen empfunden werden, so daß sie die Kontrolle völlig verlieren, und diese Fälle haben wir wiederholt gesehen, auch nach der ersten Tablette mit Latenzphasen von über 12 h.

**Husslein:** Bei jeder Blasensprengung kommt es physiologischerweise zu einer Stimulation der körpereigenen Prostaglandinsynthese. Jetzt würde man annehmen, daß sich daraus die klinische Konsequenz ergibt, daß es nach jeder Blasensprengung zu einer Erhöhung der Kontraktilität kommt. Wir haben insgesamt sicher schon mit allen Applikationsverfahren, die wir angewendet haben, ungefähr 3000, wenn nicht mehr, Prostaglandineinleitungen durchgeführt und wir haben 2 grundverschiedene Reaktionsmuster nach Amniotomie beobachten können. Gelegentlich tatsächlich eine ganz markante Verstärkung der Kontraktilität, gelegentlich aber, und das haben wir uns sogar bei solchen Überstimulationen zunutze gemacht, verschwindet dieses unreife Kontraktionsmuster. Wir haben auch beobachten können, daß eine Herzfrequenzalteration auf eine Amniotomie sich gebessert hat. Spekulieren könnte man, daß jetzt die körpereigene Prostaglandinsynthese eine verbesserte Induktion von Gapjunctions ausgelöst hat und die Erregungen koordiniert ablaufen. Worauf ich hinaus will ist, trotz unserer großen Erfahrungen würde ich mich nicht trauen zu sagen, daß die Amniotomie immer dieselbe Reaktion auslöst.

**Kubli:** Ich habe noch eine Frage. Sie sagten gerade, die Hyperaktivität kann nach Latenzzeiten von z. B. 12 h auftreten. Wie ist denn die Halbwertszeit der Prostaglandine? Es ist ein bißchen schwer sich vorzustellen, daß Sie 12 h nachdem Sie das Ovulum appliziert haben, eine Hyperaktivität entstanden ist. Wird das dann erst nach 12 h resorbiert und sitzt das irgendwo in der Vagina? Das würde mich schon noch interessieren, was Sie da für Vorstellungen haben. Vielleicht darf ich gleich zurückkommen auf die Frage nach Herrn Baumgarten. Die Ergebnisse, die wir von Ihnen und Herrn Dennemark gehört haben, sind nun, was „fetal outcome" anbetrifft, wesentlich besser als das, was wir vorher gehört haben. Ich glaube, es hängt schon vom Ausgangspatientengut ab. Bei Herrn Dennemark habe ich nicht ganz mitbekommen, was die Indikation zur Prostaglandingabe war. Die Frage ist ja natürlich immer die: Mir scheint, wenn eine Einleitung wirklich indiziert ist, wirklich echt indiziert ist, dann ist der Fetus in Gefahr und dann sollte man nicht so gefährliche Medikamente verwenden, und wenn solche Medikamente toleriert werden, dann müßte man natürlich auch nicht unbedingt einleiten.

**Schneider:** Zunächst zur Frage der Latenzzeit. Ich habe diese Frage heute morgen selber gestellt und muß sie an die Prostaglandinexperten und Pharmakologen weiterleiten. Ich kann auch nur spekulieren, es ist sicher eine Frage der Resorption, die individuell unterschiedlich ist, so wie Herr Wolff das gesagt hatte, wenn man später untersucht: manchmal ist die Tablette noch weitgehend unaufgelöst vorhanden, manchmal ist überhaupt nichts mehr da, aber ich weiß nicht, ob Herr Husslein diesen Faktor einmal systematisch betrachtet hat.

**Husslein:** Ich glaube, es ist völlig unklar, warum es das gibt, aber es ist ein ganz klares Faktum, daß es das gibt. Es ist klar, daß, wenn Sie in der Frühe eine Vaginaltablette applizieren, sie gelegentlich Fälle haben, die erst in der Nacht Wehen bekommen und dort durchaus auch Überstimulationen auftreten können. Die Konsequenz, auch wenn man es nicht versteht, die man daraus ziehen muß, ist, daß, wenn einmal eine Patientin eine Vaginaltablette bekommen hat, sie nach meiner Ansicht zumindest 24 h im Spital bleiben muß.

**Dennemark:** Nochmal zu unseren Indikationen. Grundsätzlich sind keine primären Oxytozineinleitungen an unseren Patientinnen gemacht worden. Es sind insgesamt 11,3 % aller Geburten überhaupt nur eingeleitet worden. An der Spitze der Indikationen waren natürlich die Terminüberschreitungen, und zwar alle mindestens 10 Tage über dem Termin, also ab 11. Tag wurde eingeleitet. Es waren aber auch mehr als 25 % Plazentainsuffizienzen, und zwar oft schwere, dabei, weiterhin Hypertonie mit EPH-Gestose oder ohne, sowie vorzeitiger Blasensprung. Zusätzlich haben wir versucht unser Einleitungskollektiv nach dem Fisher-Score einzustufen, und da waren immerhin 33 % kontrollbedürftige CTG-Befunde und 11 % schwere, nämlich vom Fisher-Score 4 und weniger, einhergehend vorwiegend mit Plazentainsuffizienzen oder mit einer schweren EPH-Gestose beispielsweise. Von diesen 11 Fällen haben 6 Patientinnen, spontan geboren, 5 wurden per Sectio entbunden. Von diesen 11 Patientinnen wies ein Neugeborenes eine schwere Asphyxie mit einem Wert von weniger als 7,1 auf.

**Grünberger:** Ich muß widersprechen, wenn es jetzt geheißen hat, daß die Ergebnisse soviel besser waren als die Ergebnisse von heute früh. Ich glaube, wenn man das Ergebnis von Herrn Schneider kritisch betrachtet, dann muß man doch sagen, und das ist ja glaube ich wichtig für morgen, daß wir uns alle einig sind, daß bei niedrigem Bishop-Score die Einlage einer Tablette, vor allem bei der Primigraviden nicht statthaft ist. Wenn man eine Sectiorate von 33 % hat und 5 % schwere Asphyxien, dann glaube ich, kann man das nicht empfehlen. Ich glaube, man darf die Einlage der Tablette nicht abhängig machen von der Parität und auch nicht von der Tragzeit, weil die Tragzeiten ja über 41 Wochen waren, sondern einzig allein vom Bishop-Score. Wenn wir uns einig sind, daß bei niedrigem Bishop-Score das Gel zu applizieren ist, ist es immerhin ein Fortschritt, und wenn wir weiterhin sagen, daß bei reifer Portio die Tablette angewandt werden soll, können wir darüber diskutieren, ob das eine Indikation ist oder nicht, aber es ist eine Aussage.

**Wolff:** Ich hätte auch noch eine Frage, die in ähnliche Richtung zielt: was heißt eine gute Überwachung mit dem Kardiotokogramm. Es sind ja doch erhebliche Latenzzeiten oft zwischen der Gabe, ob man nun Gel oder Tabletten nimmt, und den Geburten. Wir machten es bisher so, daß wir zunächst eine Stunde Dauerüberwachung gemacht haben nach Einlage und dann in Intervallüberwachungen in ein- oder zweistündigen Abständen. Aber offensichtlich ist das ja nicht genügend, und meine Frage ist eben an die Versammelten hier: was ist denn eine gute Überwachung? Wie lange muß man das CTG überwachen, man kann es ja nicht jetzt 48 h in Dauerbetrieb laufen lassen. Was verstehen wir unter einer suffizienten Überwachung?

**Schneider:** Herr Dennemark hat ja schon versucht, das zu formulieren, und es ist sicher so, daß die initiale Überwachung unumgänglich ist, anschließend die Intervallüberwachung. Ich würde auch meinen, daß die Schmerzhaftigkeit der Wehen ein gutes Kriterium für die Wiederaufnahme der kontinuierlichen Überwachung ist.

**Kubli:** Ich muß einfach noch einmal sagen, wenn Sie eine kindliche Indikation haben zur Einleitung und Sie dann warten bis die Patientin mit Schmerzen kommt und erst dann mit der Überwachung beginnen, dann sind Sie wieder beim Stand wie vor 30 Jahren.

**Schneider:** Deshalb stellt die Plazentainsuffizienz für mich eine Kontraindikation für diese Form der Einleitung dar.

**N.N:** Oder eine Indikation zur Dauerüberwachung.

**Kubli:** Ja gut. Kann jemand die Frage zur verzögerten Reaktion beantworten, ob man die verzögerte Hyperaktivität nach 12 h oder wieviel auch immer, nur bei der Tablette gesehen hat oder auch bei Tablette und Gel. Ist es eine Resorptionsfrage oder ist es eine Frage der biologischen Antwort?

**Schneider:** Herr Lippert kann vielleicht dazu etwas sagen.

**Lippert:** Etwas ganz Grundsätzliches zur Wehenauslösung: die Schwierigkeit bei Auslösung auch mit Oxytozin ist die, daß keine feste Schwelle da ist, eine Schwellendosis, bei der wir sagen können: von hier ab kann man Wehen auslösen. Diese Schwellendosis ist zwar da, aber die ändert sich am Schwangerschaftsende. Das ist einfach, wenn man durch Infusion appliziert. Man kann, wenn man einleitet, mit Oxytozin praktisch jede Schwellendosis einstellen. Das machen übrigens auch die Engländer. Die bleiben nicht bei 20 mE stehen, sondern die gehen hoch bis auf 180 mE. Die Schwierigkeit ist dann, daß die Schwellendosis wieder abfällt, und daß man dann mit der Oxytozindosis zurückgehen muß. Ähnlich ist es natürlich bei Prostaglandin und da ist die einfachste Erklärung, daß die Ansprechdosis tiefer geht und dann die Prostaglandindosis, die von der Tablette geliefert wird, reduziert werden müßte, und das geht leider nicht.

**N.N.:** Warum erst nach 12 h?

**Lippert:** Wir sind nicht in der Lage festzustellen, wann diese Herabsetzung der Schwelle erfolgt. Da sind Parameter, die wir nicht kennen.

# Elektive Geburtseinleitung am Termin zur Verhinderung der Übertragung

C. EGARTER

## Einleitung

Eine der häufigsten Ursachen der Risikoerhöhung einer an sich komplikationslosen Schwangerschaft ist die Ausdehnung der Tragzeit über den 294. Tag nach der letzten Menstruation bzw. die vollendete 42. Schwangerschaftswoche hinaus (Kenneth et al. 1984; Vorherr 1975; Gibb et al. 1982). Zwerdling konnte 1967 an einem Kollektiv von 400 000 Geburten aufzeigen, daß es bei Übertragung wesentlich häufiger zu Geburtsverletzungen, Mekoniumaspiration und fetalem Distress kommt und auch die kindliche Mortalität bis zum Alter von 2 Jahren wesentlich erhöht ist. Dieses höhere Risiko bei Verlängerung der Tragzeit hat verschiedene Ursachen. Erstens besteht bei Patientinnen, bei denen die Plazenta auch nach dem erreichten Geburtstermin normal funktioniert, eine erhöhte Inzidenz an makrosomen Kindern. Freeman et al. (1981) berichtete über eine 25 %ige Inzidenz an Geburtsgewichten über 4000 Gramm in übertragenen Schwangerschaften, was klarerweise mit einer erhöhten Komplikationsrate bei der Geburt, z. B. in Form von Schulterdystokien einhergeht. Weiterhin besteht die Möglichkeit einer abnehmenden Plazentaleistung, was erneut zur höheren antepartalen und intrapartalen Morbidität beiträgt. Schließlich kann es zu einer zunehmenden Plazentadysfunktion kommen, die mit einer Abnahme der Fruchtwassermenge einhergeht. Queenan et al. (1972), sowie später Vorherr (1975) haben auf die pathologische Bedeutung eines Oligohydramnion als Ursache einer großen Zahl von Geburtskomplikationen, insbesondere bei Übertragungen hingewiesen. Ausgelöst durch schwere Nabelschnurkompressionen mit Verschluß der Umbilikalarterien kann es dabei über vagale Mechanismen einerseits zu fetalen Hypertensionen mit prolongierten Dezelerationen kommen. Andererseits kann die vagale Stimulation durch eine erhöhte gastrointestinale Peristaltik zu einer vermehrten Mekoniumfreisetzung führen, ein Mechanismus der die höhere Inzidenz von mekoniumkontaminiertem Fruchtwasser bei Übertragungen erklärt (Hon et al. 1961; Rayburn et al. 1982).

Vor der Einführung hormoneller Methoden zur Plazentadiagnostik und des Kardiotokogramms sowie dessen diagnostischer Weiterentwicklung zum Belastungskardiotokogramm wurde die fetale Gefährdung bei Übertragung aufgrund der insgesamt selten auftretenden Todesfälle, der geringen pathologischen Erklärungsmöglichkeit dieser typischen großen Totgeburten und auch durch das

Fehlen von groben Plazentaanomalien praktisch nicht erkannt. Erst 1954 beschrieb Clifford et al. ein Syndrom, das sich mit den kindlichen Zeichen einer Übertragung befaßte.

Aber auch heute stehen bedauerlicherweise dem Geburtshelfer noch keine verläßlichen Methoden zur prospektiven Diagnostik fetaler Gefahrenzustände zur Verfügung, die eine Vorhersage des Zeitpunktes ermöglichen, ab dem nach Erreichen des Geburtstermines eine Gefährdung des Feten möglich ist. Der Hauptnachteil aller diagnostischen Maßnahmen besteht weiter darin, daß erst eine bereits eingetretene Gefährdung des Feten nachgewiesen werden kann.

Bisher war die Routineeinleitung zur Verhinderung der Übertragung ab einem gewissen Zeitpunkt nach Erreichen des Geburtstermines aufgrund der zur Verfügung stehenden Einleitungsmethoden keine Alternative.

Die intravenöse Gabe von Oxytozin mit oder ohne Blasensprengung erwies sich insofern bei elektiver Geburtseinleitung als nachteilig, da die Rate der anschließenden operativen Entbindungen sowie z. B. das Infektionsrisiko nach vorzeitiger Blasensprengung dadurch erhöht wurde (Gibb 1982). Eine wesentliche Rolle spielt dabei sicherlich die Tatsache, daß bei ca. 70 % der Patientinnen mit Übertragung eine unreife Zervix vorliegt (Vorherr 1975). Dies führte wegen der reinen kontraktionsauslösenden Wirkung des Oxytozin bei rigider Portio häufig zu protrahierten Geburten und damit zu den erwähnten höheren Raten operativer Geburtsbeendigungen.

Substanzen wie Relaxin (Mac Lennan et al. 1980) und Östradiol (Steward et al. 1981) mit alleiniger, lokaler, zervixerweichender Wirkung haben sich für die Routineeinleitung bei komplikationsloser Schwangerschaft ebenfalls als ungeeignet erwiesen.

## Prostaglandin $E_2$ zur Geburtseinleitung

Nun sind erstmals mit den Prostaglandinen physiologisch wirksame Substanzen verfügbar, die sich durch die Kombination ihrer Angriffspunkte, in verschiedenen Studien (Gordon-Wright u. Elder 1979; Kennedy et al. 1982) zur Prophylaxe einer möglichen Übertragung anboten. Das minimale Risiko des aktiven Eingreifens bei noch unbeeinträchtigtem Kind wird gegenüber dem des passiven Zuwartens bis zum eventuellen Vorliegen von pathologischen Ergebnissen der Überwachungstests von uns dabei bewußt in Kauf genommen, insbesondere deshalb, weil in ausgedehnten, prospektiven Studien keinerlei Nachteile in bezug auf das kindliche „Outcome“ sowie hinsichtlich operativer Frequenz nachgewiesen werden konnte (Egarter et al. 1985).

Zudem erfreuen sich Prostaglandine, vor allem in Form von intravaginal verabreichten Tabletten (Prostin $E_2$, Upjohn, Crawley, Kalamazoo) aufgrund ihrer einfachen Applikation, der bei risikoarmen Schwangerschaften nicht kontinuierlich notwendigen Geburtsüberwachung und der insgesamt verkürzten Wehendauer, zunehmender Beliebtheit bei den Patientinnen, was wir anhand von Fragebogenaktionen, sowie dem freien Entschluß zur Geburtseinleitung nach unpräjudizierter Information der jeweiligen Patientin entnehmen konnten (Husslein et al. 1986).

Die Applikation der 3 mg $PGE_2$-Vaginaltabletten erfolgt grundsätzlich im Zuge einer vaginalen Untersuchung in den hinteren Scheidenfornix, so daß die Patientin unmittelbar danach völlig mobil ist. Die Mehrzahl der Patientinnen mit risikoarmen Schwangerschaften, insbesondere beim Fehlen von Wehen wird keiner routinemäßigen Dauerüberwachung zugeführt. Die Dokumentation des kindlichen Wohlbefindens mittels externem CTG wird nach rund 3 h bzw. beim Auftreten von Kontraktionen durchgeführt. Wehen treten zumeist erst nach einer Latenzzeit von 3-5 h auf, so daß wir die Reapplikation einer $PGE_2$-Tablette frühestens nach 6 h erwägen. Die diskontinuierliche Überwachung ist unserer Meinung nach bei gesunden Schwangeren am Termin, bei welchen die prophylaktische Geburtseinleitung zur Vermeidung von Komplikationen der Übertragung durchgeführt wurde, sowohl aufgrund theoretischer Überlegungen, als auch aufgrund unserer umfangreichen praktischen Erfahrung absolut vertretbar.

In einer prospektiv randomisierten Studie an 354 Schwangeren konnten wir nachweisen, daß die Ergebnisse bei elektiver Geburtseinleitung mit $PGE_2$ nach

**Tabelle 1.** Termin ohne Risiko. Erstgebärende ohne Wehen (*BS* - Bishop-Score)

| BS < 4 | 376 | | | |
|---|---|---|---|---|
| 1 Tablette | 2 Tabletten | „Versager" | Sectio | Forceps |
| 225<br>(59,8 %) | 78<br>(20,7 %) | 73<br>(19,4 %) | 15<br>(3,9 %) | 10<br>(2,6 %) |
| 9mal Sectio<br>(3,6 %)<br>5mal Forceps<br>(2,3 %) | 2mal Sectio<br><br>2mal Forceps | 4mal Sectio<br>(5,5 %)<br>3mal Forceps<br>(4,1 %) | | |
| 1. Tabl. - Geburt[a]<br>12,6 ± 4,4 | | Wehenbeginn - Geburt[a]<br>7,8 ± 4,2 | Blasensprung - Geburt[a]<br>4,8 ± 3,4 | |
| BS > 4 | 566 | | | |
| 1 Tablette | 2 Tabletten | „Versager" | Sectio | Forceps |
| 382<br>(67,5 %) | 78<br>(13,7 %) | 106<br>(18,7 %) | 12<br>(2,1 %) | 9<br>(1,6 %) |
| -<br>(0,6 %)<br>3mal Forceps<br>(1,9 %) | 3mal Sectio<br><br>6mal Forceps | 9mal Sectio<br>(8,4 %)<br>- | | |
| 1. Tabl. - Geburt[a]<br>10,2 ± 4,9 | | Wehenbeginn - Geburt[a]<br>6,6 ± 3,5 | Blasensprung - Geburt[a]<br>3,2 ± 2,1 | |

[a] Geburtsintervall ohne „Versager" und operative Geburtsbeendigung.

**Tabelle 2.** Termin ohne Risiko. Mehrgebärende ohne Wehen *(BS* - Bishop-Score)

| BS < 4 | 357 | | | |
|---|---|---|---|---|
| 1 Tablette | 2 Tabletten | „Versager“ | Sectio | Forceps |
| 304<br>(90,7 %) | 39<br>(5,3 %) | 14<br>(3,9 %) | 5<br>(1,4 %) | 6<br>(1,7 %) |
| 2 mal Sectio<br>(0,6 %)<br>1mal Forceps<br>(1,2 %) | -<br><br>3mal Forceps | 3mal Sectio<br>(21,4 %)<br>2mal Forceps<br>(14,3 %) | | |
| 1. Tabl. - Geburt[a]<br>9,6 ± 3,9 | | Wehenbeginn - Geburt[a]<br>5,5 ± 3,4 | Blasensprung - Geburt[a]<br>2,6 ± 2,0 | |
| BS > 4 | 398 | | | |
| 1 Tablette | 2 Tabletten | „Versager“ | Sectio | Forceps |
| 360<br>(90,4 %) | 29<br>(7,3 %) | 9<br>(2,3 %) | 2<br>(0,5 %) | 2<br>(0,5 %) |
| -<br><br>-<br>(0,5 %) | -<br><br>2mal Forceps | 2mal Sectio<br>(22,2 %)<br>- | | |
| 1. Tabl. - Geburt[a]<br>8,3 ± 4,0 | | Wehenbeginn - Geburt[a]<br>4,7 ± 3,0 | Blasensprung - Geburt[a]<br>1,9 ± 1,6 | |

[a] Geburtsintervalle ohne „Versager“ und operative Geburtsbeendigung.

**Tabelle 3.** Fetal outcome, Patienten *ohne* Risiko und Blasensprung. (n = 2045)

| 5-Minuten-Apgar-Wert ≧ 7 | | | |
|---|---|---|---|
| Ausnahmen: | 4mal 6 | 10′ : | 8 |
| | 1mal 5 | 10′ : | 9 |

| pH Erstgebärende | | |
|---|---|---|
| (n = 198) | pH | 7,3 ± 0,05 |
| | Azidose | (pH < 7,20) n = 8; 4,1 % |
| | Präazidose | (pH 7,20-7,25) n = 18; 9,1 % |
| **pH Mehrgebärende** | | |
| (n = 123) | 7,31 ± 0,07 | |
| | Azidose | (pH < 7,20) n = 4; 3,3 % |
| | Präazidose | (pH 7,20-7,25) n = 16; 13,0 % |

| | Erstgebärende<br>(n = 942) | Mehrgebärende<br>(n = 755) |
|---|---|---|
| Gewicht | 3219 ± 405 | 3409 ± 371 |
| Länge | 50,2 ± 1,8 | 50,6 ± 1,5 |
| 1 Neugeborenes gestorben wegen Vitium | | |

Erreichen des Geburtstermines denen bei kontrolliertem Zuwarten bis zur 42. SSW überlegen waren.

In beiden Gruppen gab es keine signifikanten Unterschiede bezüglich der Geburtsgewichte, Apgar- und Nabelschnurblutgaswerte, Inzidenz an protrahierten Geburten, sowie im Wochenbettverlauf. In der Zuwartegruppe kam es zu einer erhöhten Rate an Übertragungszeichen bei den Neugeborenen, sowie zu einem kindlichen Todesfall 3 Tage nach dem errechneten Geburtstermin. In der Gruppe mit elektiver Geburtseinleitung lag zudem die Anzahl der operativen Geburtsbeendigungen niedriger, die Geburtszeiten waren signifikant verkürzt.

Unlängst konnten wir durch die retrospektive Auswertung der Daten von über 2000 elektiven Geburtseinleitungen diese Tendenzen der prospektiven Studie voll bestätigen (Kofler et al. 1986).

Die Ansprechraten auf die Applikation von 3-mg-$PGE_2$-Vaginaltabletten am Termin war dabei überaus hoch und relativ unabhängig vom bestehenden Zervixscore (Tabelle 1 und 2). Das Wohlbefinden der Neugeborenen, als entscheidendster Punkt bei allen Formen der Geburtseinleitung, entsprach auch in diesem großen Kollektiv der Norm (Tabelle 3).

## Schlußfolgerungen

Ab dem errechneten Geburtstermin entsteht neben der zunehmenden Erwartungshaltung der Schwangeren, ein zunächst allerdings noch geringes, ab der 42. SSW jedoch stärker zunehmendes Risiko der Gefährdung des Feten durch Übertragung. Da ein wesentlicher Nachteil aller Überwachungsmöglichkeiten darin besteht, daß keine genaue prognostische Vorhersage einer Gefährdung des Feten möglich ist, sollte man die rechtzeitige Beendigung der Schwangerschaft durch entsprechend geeignete Methoden erneut verstärkt in Betracht ziehen.

Mit dem Erreichen der vollendeten 42. SSW ist aufgrund der eindeutigen Erhöhung der perinatalen Morbidität sowie Mortalität eine absolute Einleitungsindikation gegeben.

Aufgrund der Tatsachen, sowie der Zustimmung der meisten Schwangeren, bevorzugen wir zunehmend - auch bei Fehlen von Risiken - nach Erreichen des abgesicherten Geburtstermines die Geburtseinleitung mittels vaginaler $PGE_2$-Tablettenapplikation.

Bei bereits bestehenden Risiken und medizinischer Indikation zur Beendigung der Schwangerschaft ist ebenfalls $PGE_2$ den klassischen Formen der Geburtseinleitung überlegen.

## Literatur

Clifford SH (1954) Postmaturity with placental dysfunction. Clinical syndromes and pathologic findings. J Pediatr 44:1

Egarter C, Husslein P, Kofler E (1985) Vergleich zwischen aktivem versus expectativem Verhalten am Geburtstermin. Gynäkol Rdschau 25:253–255

Freeman RK, Garite TJ, Modanlou H, Dorchester W, Rommal C, DeVaney M (1981) Postdate pregnancy: utilization of contraction stress testing for primary fetal surveillance. J Obstet Gynecol 140:128
Gibb DMF, Cardozo LD, Studd JWW, Cooper DJ (1982) Prolonged pregnancy: Is induction of labor indicated? Br J Obstet Gynecol 89:292
Gordon-Wright AP, Elder MG (1979) Prostaglandin $E_2$ tablets used intravaginally for the induction of labour. Br J Obstet Gynecol 86:32-36
Hon EH, Bradfield AH, Hess OW (1961) The electronic evaluation of fetal heart rate V. The vagal factor in fetal bradycardia. Am J Obstet Gynecol 82:291
Husslein P, Egarter C, Salzer H, Genger H, Sevelda P, Kofler E (1986) Geburtseinleitung mit 3 mg PG $E_2$ Vaginaltabletten. Eine Renaissance der Programmierten Geburt? Geburtshilfe Frauenheilkd 46:83-87
Kennedy JH, Gordon-Wright AP, Stewart P, Calder AA, Elder MG (1982) Induction of labor with a stable-based Prostaglandin $E_2$ vaginal tablet. Eur J Obstet Gynecol Reprod Biol 14:203-208
Kenneth JL, Quirk JG, Cunningham FG, Nelson SD, Santos-Ramos R, Toofanian A, De Palma RT (1984) Prolonged pregnancy, observations concerning the causes of fetal distress. Am J Obstet Gynecol 150:465-473
Kofler E, Egarter C, Husslein P (1986) Erfahrungen bei 2149 Geburtseinleitungen mit PG $E_2$ Vaginaltabletten. Geburtshilfe Frauenheilkd 46:863-868
Max Lennan AH, Green RC, Bryant-Greenwood GD, Greenwood FC, Seamark RF (1980) Ripening the human cervix and induction labor with purified porcine relaxin. Lancet I:220
Queennan JT, Thompson W, Whitfield CR, Shah SI (1972) Amniotic fluid volumes in normal pregnancies. Am J Obstet Gynecol 114:34
Rayburn WF, Motley ME, Stempel LE, Gendreau RM (1982) Antepartum prediction of the postmature infant. Obstet Gynecol 60:148
Steward P, Kennedy JM, Barlow DH, Calder AA (1981) A comparison of estradiol and PG $E_2$ for ripening the cervix. Br J Obstet Gynecol 88:236
Vorherr H (1975) Placental insufficiency in relation to postterm pregnancy and fetal postmaturity. Am J Obstet Gynecol 123:67
Zwerdling MA (1967) Factor pertaining to prolonged pregnancy and its outcome. Pediatrics 40:202

## Diskussion

**Huch:** Wenn Sie von einer erhöhten Mortalität in der Kontrollgruppe sprechen, kann das doch ein Zufallsergebnis sein!

**Husslein:** Man muß klar herausheben, daß man aus diesem einen Katastrophenfall mit Nabelschnurumschlingung am 3. Tag nach dem Termin überhaupt keine Konsequenzen ziehen kann.

**Kubli:** Was mich irritiert ist, wenn ich es richtig verstanden habe, die Gruppe von Frauen ohne Risiko am Termin mit einer unreifen Zervix, die Sie elektiv einleiten. Zumindest in der Bundesrepublik, wahrscheinlich auch in der Schweiz, macht das die schwangere Frau schlicht und einfach nicht mit, und es kann deshalb eigentlich auch kein Diskussionsthema für uns sein. Ein anderer, ebenfalls schon häufig diskutierter Punkt bei Nichtrisikoschwangerschaften mit unreifer Zervix ist, wenn man wirklich Angst hat um den Feten, daß es heute sehr gute Überwachungsmethoden gibt. Des weiteren gibt es meines Erachtens keine biologische Übertragung, sprich Plazentainsuffizienz, mit normalem Fruchtwasservolumen. Wenn Sie wissen wollen, ob eine biologische Terminüberschreitung vorliegt und ob diese wirklich mit einer Gefährdung des Feten einhergeht, so können Sie heute neben dem CTG das Fruchtwasser sehr viel besser beurteilen als früher, und deshalb ist eine medizinische Begründung der elektiven Einleitung am Termin wirklich schwer zu erbringen.

**Egarter:** Tatsache ist jedoch, daß, wenn einmal ein Oligohydramnion besteht, auch schon eine Gefährdung des Feten möglich ist, und genau dies wollen wir mit der prophylaktischen Einleitung verhindern.

**Hickl:** Ich habe noch eine Frage an Sie und an Herrn Wolff zum Risikofaktor der Vaginaltablette und zur Problematik der Intensivüberwachung. Für mich ist - wenn ich es richtig aufgeschrieben habe - völlig unverständlich, daß Sie in Ihrem Kollektiv eine Frequenz von Nabelschnur-pH-Werten unter 7,2 von etwa 4 % und Herr Wolff eine solche von 46 % aufweist. Es drängt sich hier die Frage auf, ob dies eine Folge der Vaginaltablette oder auch eine Frage der Qualität der Intensivüberwachung ist.

**Egarter:** Ich glaube, daß die Unterschiede prinzipiell dadurch bedingt sind, daß wir verschiedene Ausgangskollektive haben. Bei Herrn Wolff ist es ein Risikokollektiv; bei uns ein risikoarmes Kollektiv am Geburtstermin.

**Baumgarten:** Die Anzahl Ihrer elektiven Einleitungen ist sicher zu hoch. Es ist einerseits die Frage der Berechtigung und andererseits die Frage zu stellen, welche Parameter für die Zukunft empfohlen werden, die erfüllt sein müssen, damit man sagen kann: „Ich versuche jetzt, diese Geburt über der 40. Woche einzuleiten."

**Egarter:** Da bei uns die Ausgangskollektive durchaus vergleichbar waren und die eingeleitete Gruppe insgesamt zumindest ebenbürtig abgeschnitten hat, besteht aufgrund dieser prospektiven Studie zumindest keine Kontraindikation, jede risikoarme Schwangerschaft nach Erreichung des Geburtstermines einzuleiten.

**Husslein:** Die günstigste Konstellation für die Prostaglandinvaginaltablette, wie für jede Wehenstimulation, ist eine reife Zervix ungefähr am errechneten Geburtstermin. Unsere Studie verglich die Einleitung dieses risikoarmen Kollektivs am Termin mit günstiger Zervix mit dem Abwarten des spontanen Wehenbeginns. Wir behaupten also nicht, daß das Einleiten besser ist, wir behaupten nur, daß das Einleiten gleichwertig ist. Und wenn es von der Effizienz und der Risikosituation her gleichwertig ist, kommt meiner Ansicht nach eine Fülle von zusätzlichen Indikationen zum Tragen: eine etwas erhöhte Gewichtszunahme, was eigentlich keine starke Indikation darstellt, ein leicht erhöhter Blutdruck, ein etwas fragliches CTG, etc.

**Baumgarten:** Da beginne ich mich jetzt auch wieder zu wundern. Wir leben heute in einer Zeit, wo man einerseits wahnsinnig vorsichtig sein muß, wenn man Geburtshilfe betreibt; andererseits wollen die Leute heute alle möglichst zu Hause entbinden oder im Spital und nach 3 h nach Hause gehen. Jetzt beginnen wir zu studieren, ob man eine elektive Geburtseinleitung mit Prostaglandinvaginaltabletten machen soll oder nicht. Es ist doch nichts Neues, daß bei der elektiven Geburtseinleitung, wenn sie halbwegs berechtigt, d. h. wenn die Portio reif ist, die Amniotomie oder Oxytozin oder PG-Vaginaltabletten oder aber das Zuwarten immer ähnliche Ergebnisse haben. Die echte Übertragung ist etwas, was es kaum gibt. Ich sehe also den Sinn dieser Studien nicht ganz ein. Ich finde, wenn ich ein Wehenmittel am Termin verwende, dann muß ich das heute begründen. Und wenn ich ein Wehenmittel verwende, dann ist das für mich bereits eine Geburt mit erhöhtem Risiko, und ich habe diese Geburt von Anfang an zu überwachen. Bei optimaler Geburtshilfe muß - und ich bitte mich andernfalls zu korrigieren - ein Wehenmittel steuerbar sein, das ist eine grundsätzliche Voraussetzung. Ein Wehenmittel muß eine kurze Halbwertszeit haben und damit regulierbar bleiben. Das ist bei der Vaginaltablette nicht der Fall.

**Huch:** So leid es mir tut, Herr Husslein, ich kann Ihrem Denken nicht zustimmen, wir könnten Prostaglandin in Zürich so nicht anwenden. Im Prinzip aber, wenn ich Ihr Denken fortsetze, kommen wir zu einem sehr ähnlichen Ergebnis, nur zu einem sehr viel späteren Zeitpunkt, d. h. 12 Tage nach dem Termin, um prospektiv weitere größere Risiken zu vermeiden. Eines der größten Risiken, die wir vermeiden wollen ist z. B. die Schnittentbindung. Wenn wir dieses Problem ausdiskutieren, müssen wir die Risiken der möglichen operativen Verfahren, die Risiken des Feten ausbalancieren gegenüber den Verfahren, die wir anwenden, und in einem kann ich Herrn Baumgarten nur zustimmen: Es ist unumgänglich, daß wir gut steuerbare Verfahren anwenden. Und genau an dem Punkt ist es wichtig zu diskutieren, wie groß das Risiko erstens der Anwendung eines $PGE_2$-Gels gegenüber dem Risiko des weiteren Zuwartens und einer möglicherweise folgenden Schnittentbindung ist, zweitens der $PGE_2$-Tablette und des weiteren Zuwartens und drittens der i.v.-Anwendung von PG. Um es positiv auszudrükken: Jeder macht etwas Grundverschiedenes mit unter Umständen sehr unterschiedlichen guten Ergebnissen.

**Kubli:** Eine Verständnisfrage, Herr Huch. Wenn die Schwangerschaft 12 Tage über dem Termin ist, werden Sie dann *immer* aktiv in Zurüch? Sie haben gesagt 12 Tage über dem Termin: Dies ist ein kritischer Punkt, und die Frage ist: Was machen Sie dann?

**Huch:** Wir haben ein bestimmtes Schema der Betreuung von Terminüberschreitungen. Wir bestellen die Patientin am 7. Tag und führen einen Nonstress-Test durch, am 10. und 12. Tag ebenfalls, und entscheiden uns spätestens am 14. Tag im Gegensatz zu Ihrer bekannten Schule doch, das Kind zu entbinden.

**Kubli:** Auch darüber kann man natürlich - wie wir alle wissen - geteilter Meinung sein.

**Grünberger:** Mir scheint, daß ein Konsens insofern gefunden wurde als die intrazervikale Gabe eines Gels bei unreifer Portio günstig, das Gel jedoch nicht registriert ist. Andererseits besteht hier der Konsens, daß die Vaginaltablette nur bei reifer Zervix und auch bei nicht allzu weicher Indikation gegeben werden sollte. Die Gefahr bei der registrierten Tablette besteht meiner Meinung nach darin, daß der in der Praxis tätige Kollege diese Tablette in der Ordination einführt und der Patientin noch 2 mitgibt und sagt: „Wenn Sie um 12 Uhr Mitternacht noch immer keine Wehen haben, dann verwenden Sie noch eine." Das ist die Gefahr, noch dazu, wo wir die Resorptionsraten nicht kennen und die Patientin dann auch nicht überwacht ist.

**Schneider:** Herr Grünberger, ich bin Ihnen dankbar für Ihren Kommentar. Ich fürchte, daß wir einen Konsensus auch in diesem Expertengremium nicht oder kaum erreichen werden, aber das ist charakteristisch für viele Expertengremien. Ich stimme völlig mit Ihnen überein, daß die Anwendung der Vaginaltablette, der Prostaglandine lokal überhaupt, keine einfache Methode ist. Diese Idee, man gibt der Patientin eine Tablette und sie läuft dann herum, geht vielleicht nach Hause und irgendwann kommt sie und gebärt, ist zwar sehr attraktiv, davon kann aber überhaupt nicht die Rede sein. Die Anwendung muß differenziert erfolgen, erfordert viel Erfahrung, mit Berücksichtigung der Indikation, des Reifegrades der Zervix, der individuellen Ansprechbarkeit, Überwachung etc. Das ist das Allerwesentlichste, was wir weitergeben sollen.

**Grünberger:** Darf ich kurz zu der attraktiven Idee noch etwas sagen? Bei uns ist es so, daß die Tablette in jedem Ambulatorium - und das wird mir Herr Husslein bestätigen - zur Verfügung steht, daß Hebammen manchmal über die Potenz dieses Mittels nichts wissen und vor allem daß Kollegen, die in der Praxis arbeiten, glauben, es unkontrolliert anwenden zu können: Das würde der Tablette sehr schaden, wenn in Zukunft das eine oder andere passieren sollte.

**Husslein:** Ich kann nur unterstützen, was Herr Grünberger gesagt hat, möchte aber gerne noch Herrn Prof. Huch antworten. Ich gebe Ihnen vollständig recht, daß wir am Termin sehr kleine Risiken gegeneinander abwägen. Die Frage ist nun, ob das Einlegen einer Vaginaltablette bei optimalen Bedingungen, d. h. 1. fehlendes sonstiges Risiko, 2. günstiger Zervixscore und 3. Erreichen des Geburtstermines ein großes oder kleines Risiko darstellt. Aufgrund unserer sehr großen Erfahrung glaube ich sagen zu können, daß es nur ein sehr kleines Risiko darstellt. Wenn kleine Risiken gegeneinander abgewogen werden, kommt meiner Ansicht nach auch die Frage der Annehmlichkeit dazu, nämlich ob eine Patientin lieber alle 2 Tage zu einem CTG und zusätzlichem Ultraschall und evtl. auch noch zur Amnioskopie kommt, oder ob sie sich nicht eben lieber schon am 285. Tag mit einer medizinisch gleichwertigen Methode einleiten läßt.

**Baumgarten:** Ich komme noch einmal auf das bukale Oxytozin zurück. Warum haben wir so vehement gegen diese bukale Methode angekämpft? Weil genau das geschehen ist, was jetzt mit der Vaginaltablette passiert. Jeder Landarzt hat den Frauen eine Schachtel von diesen Tabletten mitgegeben und diese sind dann mit der Uterusruptur zu uns gekommen. Herr Egarter hat weiter in seinem Vortrag erwähnt, er habe die Patientinnen gefragt, ob sie mit dieser Methode einverstanden wären. Auf gut wienerisch kann ich nur sagen: No na, wenn ich der Patientin einerseits sage, Sie bekommen eine Tablette und werden nicht überwacht und bekommen auch ein Kind oder andererseits, Sie müssen jeden zweiten Tag zum Kardiotokogramm und zur Amnioskopie kommen, was soll der Laie da für eine andere Wahl haben als zu sagen, mir ist die Tablette lieber?

**Breckwoldt:** Ganz kurz zum Schluß. Ich meine, man muß ganz klar betonen, daß die Einleitung einer Geburt eine medizinische Handlung ist, und das Entscheidende dabei ist immer die Indikation. Ich denke es geht darum, die Indikation für die Geburtseinleitung herauszuarbeiten, denn es gibt nichts Physiologischeres als eine normale Spontangeburt. Es geht einfach um die Stellung der Indikation, und nur wenn eine Einleitung indiziert ist, dann ist sie auch gerechtfertigt; alles andere sollte man lieber vergessen.

# Prostaglandine zur Behandlung der Uterusatonie

# Postpartale Uterusatonie und Prostaglandine

S. Heinzl

## Einleitung

Von postpartalen Blutungen spricht man, wenn der Blutverlust die Menge von 500 ml im Anschluß an eine Geburt übersteigt. Die Ursachen können Verletzungen der Geburtswege, Störungen der Plazentalösung, Blutgerinnungsstörungen, eine Uterusatonie und ganz selten eine Inversio uteri sein (Lucas 1980; Watson 1980). Zahlenmäßig steht die Uterusatonie mit 75–83 % aller im Vordergrund (Gaudenz u. Käser 1981; Hellman u. Pritchard 1976). Die prädisponierenden Faktoren für eine Uterusatonie sind sehr unterschiedlich:

Rascher Geburtsverlauf,
Langer, schleppender Geburtsverlauf,
Allgemeinanästhesie,
Uterus myomatosus,
makrosomes Kind,
Hydramnion,
Mehrlinge,
Mehrgebärende,
Wehenmittel unter der Geburt,
Status nach postpartaler Uterusatonie,
intrauteriner Fruchttod,
Fruchtwasserembolie,
MG $SO_4$ unter der Geburt.

Die Diagnosestellung einer postpartalen Atonie geschieht quasi im Ausschlußverfahren. Bei einer normalen Geburt und primär vermehrtem Blutverlust wird folgendermaßen vorgegangen:

1. Halten bzw. Massieren des Uterus,
2. Gabe von Uterotonika,
3. Revision der Geburtswege,
4. Nachkürettage.

Wenn diese Maßnahmen nicht den gewünschten Erfolg bringen, empfiehlt sich heute die Gabe von Prostaglandin. Blutet es trotz der Prostaglandinapplikation weiter, so muß eine Laparotomie durchgeführt werden. Dabei kann eine Unterbindung der Uterinarterien, der A. iliacae internae als auch die Hysterektomie nötig werden. Anstelle der Laparotomie kann auch eine Embolisation in Frage kommen (Pais et al. 1980). Alle diese Interventionen werden selbstverständlich von intensivmedizinischen Maßnahmen (Volumenersatz etc.) begleitet.

Das meiste ist längst bekannt. Erst in den letzten Jahren wurde jedoch die Gabe von Prostaglandin in diesen Therapieplan aufgenommen (Lucas 1980; Watson 1980). Prostaglandine sind nämlich in der Lage, das Myometrium sehr schnell zur Kontraktion anzuregen. Dies hat sich bei den Geburtseinleitungen in allen Schwangerschaftsdritteln gezeigt. Erst relativ spät - nämlich 1977 - wurde versucht, diesen Effekt postpartal auszunützen (Takagi et al. 1977; Zahradnik et al. 1977).

## Eigene Ergebnisse

Wir haben an unserer Klinik diese Möglichkeit nach vorher einzelnen Versuchen 1980 in die Routine eingeführt. Vom 1. Januar 1980 bis zum 30. November 1986 haben wir 28 Fälle mit atonischer Nachblutung beobachtet, bei welchen der Einsatz von Prostaglandin notwendig wurde. Dies sind 2,3‰, 2 von 12 393 Geburten.

Die Diagnose einer atonischen Nachblutung wurde nur dann gestellt, wenn der Blutverlust über 500 ml betrug und die Blutung trotz Oxytozin und Methergingabe sowie Uteruskompression nicht stoppte. Des weiteren wurde eine Verletzung der Geburtswege sowie eine Plazentaretention durch eine Revision des Geburtskanals ausgeschlossen. Allen Patientinnen wurde Prostaglandin intravenös verabreicht. Acht Frauen erhielten Prostaglandin $F_{2\alpha}$ in einer Dosierung von 5,0-40,0 $\mu$g/min, 5 Frauen Prostaglandin $E_2$ in einer Dosierung von 0,5-5,0 $\mu$g/min und 15 Frauen Sulproston in einer Dosierung von 4,0-8,0 $\mu$g/min.

Unterschiedliche Prostaglandine kamen deshalb zur Anwendung, da uns das bestgeeignete Präparat - nämlich Prostaglandin $F_{2\alpha}$ - nicht immer zur Verfügung stand. Bei allen Patientinnen erfolgte die Applikation unter Intensivüberwachung. Das Prostaglandin wurde bei allen Patientinnen anfänglich in der Maximaldosierung verabreicht. Kam die Blutung zum Stillstand, so wurde halbstündlich die Dosis reduziert. In der Regel wurde die Prostaglandinapplikation ca. 4-6 h nach Therapiebeginn beendet.

**Tabelle 1.** Klinische Daten

| | |
|---|---|
| Alter | 27,5 Jahre (19-42) |
| SSW | 40 Wochen (37-42) |
| Parität | 10 Primiparae 18 Multiparae) |
| Geburtsdauer | 2-10 Stunden ($\bar{x}$ = 5 h 45 Min.) |
| Geburtsmodus | 24 Spontan 4 Forceps |
| Geburtsgewicht | 2760-4380 g ($\bar{x}$ = 3730 g) |

Bei den 21 Patientinnen handelt es sich um Frauen, die sich vom Normalkollektiv nur geringfügig unterscheiden. Lediglich der Anteil an Mehrgebärenden und die etwas kürzere Geburtsdauer ist auffallend (Tabelle 1).

Die Blutungen setzten zu recht unterschiedlichen Zeiten ein. Bei 12 Frauen innerhalb von 10 min nach der Geburt, bei 10 Frauen innerhalb von 1 h, bei 3 Frauen innerhalb von 2 h, bei 2 Frauen innerhalb von 3 h und bei 2 Frauen ist der effektive Blutungsbeginn nicht mehr rekonstruierbar.

Bei 26 von 28 Frauen konnte durch die Gabe von Prostaglandin die atonische Blutung erfolgreich gestoppt werden. Lediglich in 2 Fällen mußte trotz dieser Therapie die postpartale Hysterektomie durchgeführt werden. Bei der einen Frau wurde die schwere atonische Blutung erst 3,5 h nach der Geburt bemerkt. Wann die Blutung begann, ist nicht mehr eruierbar. Der Blutverlust betrug bis zum Einsatz des Prostaglandins bereits 4000 ml. Eine Gerinnungsstörung war bereits manifest. Da die Blutung trotz aller Maßnahmen nicht zum Stillstand kam, mußte die Gebärmutter entfernt werden. Bei der anderen Frau handelt es sich um eine Zuweisung von außen. Bei Eintritt, 4 h post partum, wurde der Blutverlust auf ca. 5000 ml geschätzt. Auch hier war die Koagulapathie bereits recht ausgeprägt. Da nach kurzfristiger Prostaglandinapplikation die Blutung weiter ging, wurde chirurgisch interveniert. Durch die Gabe von Prostaglandin konnten die Blutverluste im Rahmen gehalten werden.

Bei 10 Frauen betrug der Gesamtblutverlust weniger als 1000 ml, bei 13 weniger als 1500 ml, bei 3 weniger als 2000 ml. Lediglich bei den vorher erwähnten Frauen, die hysterektomiert werden mußten, war der Blutverlust recht hoch. Bei allen 28 Frauen sind keine nennenswerten Nebenwirkungen aufgetreten. Alle konnten bis auf die 2 operierten Patienten die Klinik am 5.–7. Tag nach der Geburt verlassen.

Die hier dargestellten Ergebnisse wie auch die bisherigen Literaturangaben zeigen, daß Prostaglandin erfolgreich zur Behandlung einer postpartalen Atonie eingesetzt werden kann. Darüber sind sich wahrscheinlich alle einig, obwohl bisher keine soliden Studien vorhanden sind.

## Offene Fragen

Die offenen Fragen, die es, so glaube ich wenigstens, zu diskutieren gibt, sind: Welches Präparat sollte angewendet werden, welcher Applikationsweg ist der richtige und ob Studien in diesem Bereich überhaupt vertretbar sind.

Nun zur ersten Frage: Aufgrund theoretischer Überlegungen eignet sich zur Tonisierung des Uterus das natürliche Prostaglandin $F_{2\alpha}$ und dessen Abkömmlinge am besten (Karim u. Amy 1978). Hier liegen auch die meisten Berichte in der Literatur vor. Prostaglandin $F_{2\alpha}$ bewirkt eine Tonisierung des gesamten Uterus, während bei $E_2$ vor allem das Corpus uteri kontrahiert wird. Darüber hinaus bewirkt $F_{2\alpha}$ eine periphere Vasokonstriktion, was bei bedrohlichen Blutungen nicht ungünstig sein kann. Dies war auch der Grund, weshalb wir uns primär für die Indikation von Prostaglandin $F_{2\alpha}$ einsetzten. Da eine Zeitlang das Prostaglandin $F_{2\alpha}$ für uns nicht mehr erhältlich war, mußten wir auf Prostaglandin $E_2$ und Sulproston ausweichen. Dabei konnten wir feststellen, daß bei allerdings sehr kleiner Fallzahl keine klinisch relevanten Unterschiede festzustellen waren. Die beiden Versager waren nämlich in der Prostaglandin $E_{2\alpha}$- und der Prostaglandin $E_2$-Gruppe zu finden. Auch in der Literatur sind bisher zuwenig Fälle bekannt, um diese Frage eindeutig zu beantworten. Wir glauben deshalb, daß die Wahl der Prostaglandine trotz der theoretischen Einwände nicht von so eminenter Bedeutung ist.

Eine weitere Frage sind die Ansichten bezüglich des Applikationsweges. Diskutiert werden die intramyometrale, die intrauterine, die intravenöse, die intramuskuläre wie auch die intravaginale Applikation (Bruce et al. 1982; Gödicke 1985; Hertz et al. 1980; Thiery u. Parewijck 1985; Toppozada et al. 1981).

Die meisten Autoren empfehlen die direkte Gabe ins Myometrium. Dabei besteht aber die Gefahr der intravasalen Applikation, was bei diesem potenten Pharmakon nicht ungefährlich sein kann. Über Todesfälle wurde bereits berichtet (Pais et al. 1980).

Bei der intrauterinen Applikation, sei es in Form einer Tamponade oder einer direkten Gabe von Prostaglandinlösung ins Kavum, weiß man über die Resorption nichts genaues. Über die Wirkung der Tamponade im allgemeinen liegen auch keine seriösen Studien vor (Hesler 1975; Lucas 1980). Hingegen ist bei der intravenösen Applikation genau bekannt, wohin und wieviel von der Substanz gegeben wurde. Wegen der kurzen Halbwertszeit natürlicher Prostaglandine scheint eine kontinuierliche Abgabe ebenfalls sinnvoll. Treten Nebenwirkungen auf, so kann die Abgabe im Gegensatz zur Depotapplikation sofort gestoppt werden. Die intramuskuläre Applikation, die nur mit Derivaten möglich ist, scheint uns im akuten Stadium nicht so günstig, da der Wirkungseintritt verzögert zur Geltung kommt. In einem späteren Zeitpunkt kann jedoch diese Applikation zur Stabilisierung der Situation günstig sein. Dasselbe gilt natürlich auch für die intravaginale Applikation, die bisher sehr selten zur Anwendung kam.

Wenn man die bisherigen Publikationen miteinander vergleicht, so kommt man zu dem Ergebnis, daß alle Prostaglandine und alle Applikationswege zum Erfolg führen können.

Alle Autoren, die über eine größere Fallzahl verfügen, erreichen Erfolgsraten zwischen 85 und 98 % (Andrinopoulos u. Mendenhall 1983; Corson et al. 1977; Hayashi et al. 1984; Henson et al. 1983; Jacobs u. Arias 1980). Dabei muß aber betont werden, daß bisher sehr wenige Arbeiten bekannt sind, die über ein Patientengut von mehr als 20 Fällen berichten.

Zur letzten Frage, ob Studien in diesem Bereich noch vertretbar sind, glaube ich, daß man heute keinem Patienten in einer solch bedrohlichen Situation Prostaglandin vorenthalten darf. Meiner Meinung nach wäre dies ethisch nicht vertretbar. Andererseits könnte man aber bezüglich der optimalen Präparatwahl und des günstigsten Applikationsweges eine Untersuchung starten, um diese bis heute unterschiedlich beantworteten Fragen zu klären. Wegen der geringen Fallzahl, die jede Klinik - Gott sei Dank - hat, wäre hier eine Multicenterstudie angezeigt. Ich glaube, dies wäre der Ort, eine solche Untersuchung anzuregen.

## Zusammenfassung

Zum Schluß möchte ich nochmals das Vorgehen bei postpartaler Atonie an unserer Klinik kurz zusammenfassen:

1. Halten bzw. Massieren des Uterus,
2. Uterotonika (Oxytozin, Methylergometrinmaleat),
3. Revision der Geburtswege inkl. Kürettage,
4. Beginn der PG-Applikation bei einem Geburtsverlust von über 500 ml. Intravenöse Applikation von Nalador unter strenger Überwachung (Beginn mit 8 μg/min, sobald die Blutung sistiert, langsames Ausschleichen der Medikation),
5. chirurgische Intervention.

Wir sind mit diesem Vorgehen die letzten Jahren recht gut gefahren und möchten heute auf die Prostaglandinapplikation bei postpartalen Blutungen nicht mehr verzichten.

## Literatur

Andrinopoulos GC, Mendenhall HW (1983) Prostaglandin $F_2$-alpha in the management of delayed postpartum hemorrhage. Am J Obstet Gynecol 146:217–220
Bruce SL, Richard HP, van Dorsten JP (1982) Control of postpartum uterine atony by intramyometrial prostaglandin. Obstet Gynecol 59:47–50
Corson SL, Bolognese RJ (1977) Postpartum uterine atony treatment with prostaglandins. Am J Obstet Gynecol 129:918–919
Gaudenz R, Käser O (1981) Peripartuale Notfallsituation von seiten der Mutter. In: Käser O et al. (Hrsg) Gynäkologie und Geburtshilfe, Bd II/2. Thieme, Stuttgart
Gödicke HD (1985) Therapy of the postpartum hemorrhage with the synthetic prostaglandin $E_2$-derivative Nalador-report of 111 cases. Arch Gynecol 237:205
Haller U, Kubli F (1978) Klinische Nebenwirkungen und Komplikationen der Prostaglandine. Gynäkologe 11:39
Hayashi RH, Castillo MS, Noah ML (1984) Management of severe postpartum hemorrhage with a prostaglandin $F_2$-alpha analogue. Obstet Gynecol 63:806–808
Heinzl S, Hendry M (1986) Die Behandlung der postpartalen Atonie mit Prostaglandinen. Z Geburtshilfe Perinatol 190:92–94
Hellman LM, Pritchard JA (1976) Williams Obstetrics, 15th edn. Appleton-Century-Crofts, New York
Henson G, Gough DJ, Gillmer MDG (1983) Control of persistent primary postpartum hemorrhage due to uterine atony with intravenous prostaglandin $E_2$. Case report. Br J Obstet Gynaecol 90:280–282
Hertz H, Sokol RJ, Dierker LJ (1980) Treatment of postpartum uterine atony with prostaglandin $E_2$ vaginal suppositories. Obstet Gynecol 56:129–130
Hester JD (1975) Postpartum hemorrhage and reevaluation of uterine packing. Obstet Gynecol 45:501–504
Jacobs MM, Arias F (1980) Intramyometrial prostaglandin $F_2$-alpha in the treatment of severe postpartum hemorrhage. Obstet Gynecol 55:665–666
Karim SMM, Amy JJ (1978) Prostaglandins and human reproduction. In: McDonald RR (ed) Scientific basis of obstetrics and gynecology. Churchill Livingstone, London
Lucas WE (1980) Postpartum hemorrhage. Clin Obstet Gynecol 23:637–646

Pais SO, Glickman M, Schwartz P (1980) Embolization of pelvic arteries for control of postpartum hemorrhage. Obstet Gynecol 55:754–758
Takagi S, Yoshida T, Togo Y, Tochigi H, Abe M, Sakata H, Fujii TK, Takahashi H, Tochigi B (1977) The effects of intramyometrial injection of prostaglandin $F_2$-alpha on severe postpartum hemorrhage. Obstet Gynecol Surv 32:205–206
Thiery M, Parewijck W (1985) Local administration of (15 S)-methyl $PGF_2$-alpha for management of hypotonic post-partum hemorrhage. Z Geburtshilfe Perinatol 189:179–180
Toppozada M, El-Bossaty M, El-Rahman HA, Shams El-Din AH (1981) Control of intractable atonic postpartum hemorrhage by 15-methyl prostaglandin $F_2$-alpha. Obstet Gynecol 58:327–330
Watson P (1980) Postpartum hemorrhage and shock. Clin Obstet Gynecol 23:985–1001
Zahradnik HP, Steiner H, Hillemanns HG, Breckwoldt M, Ardelt W (1977) Prostaglandin $F_2$-alpha und 15-Methyl-Prostaglandin $F_2$-alpha-Anwendung bei massiven uterinen Blutungen. Geburtshilfe Frauenheilkd 37:493

## Diskussion

**Huch:** Die erste Frage wäre, welches PG an welchem Ort zu welcher Zeit?

**Haller:** Es wurde lange Zeit propagiert, das $F_{2\alpha}$ für die postpartale Phase zu verwenden. Kann dies aufgrund der Basler-Studie nicht bestätigt werden?

**Heinzl:** Von der Theorie her wäre es das beste, aber es hat sich bei unserer kleinen Fallzahl nicht gezeigt, daß es unbedingt erforderlich ist.

**Rath:** Warum nicht das Sulproston, es ist doch ein uterusselektives Präparat; es hat auch eine 10fach geringere Wirkung auf die glatte Bronchialmuskulatur, auf die Gefäße und auf die anderen glatten Muskelorgane. Das Sulproston ist nach meinem Dafürhalten eigentlich das Medikament der Wahl bei der postpartalen Atonie; ich würde auch die intravenöse Sulprostonapplikation vorziehen.

**Heinzl:** In den meisten Fällen haben wir ja Sulproston verwendet. Der Grund, weshalb ich am Sulproston festhalten möchte ist der, daß wir damit im Hause nur mit *einem* PG arbeiten. Wir verwenden es bei den Aborten - diese Fälle sind recht selten - so lernen alle besser mit der Substanz umzugehen, als wenn eine Vielzahl von Substanzen für jede Indikation besteht. Das sind rein praktische Gründe.

**Zahradnik:** Man kann diese Frage - wie bei den PG allgemein - so beantworten, daß die Behandlung der atonischen Blutung unter historischen Zwängen stand. Als die ersten Versuche gemacht wurden, stand nur $PGF_{2\alpha}$ zur Verfügung, in geringem Umgang $PGE_2$. Man sah bei $PGF_{2\alpha}$ in *den* Dosen, in denen es verwendet wird, und es wird ja überdosiert, da wir ja die Kontraktur haben mit den entsprechenden Druckveränderungen, sehr viel besseres, schnelleres und konsequenteres Eintreten einer Kontraktur als mit $PGE_2$. Und so ist es zu verstehen, daß $PGE_2$ weniger angewandt wurde.

Wieder historisch zu sehen ist das Hinzukommen von Nalador. Das Nalador zeigt bei etwas höherer Dosierung - i.v.-Applikation - ähnliche Kontraktionsverläufe wie $F_{2\alpha}$. Wir blicken in der Zwischenzeit auf eine 10jährige Anwendung von $PGF_{2\alpha}$ bei diesen Notfällen; das Handling und Management hat sich so gut eingespielt, daß nicht nur diejenigen, die damit umzugehen verstehen, es anwenden, sondern es wird wirklich routinemäßig bei uns angewandt, wenn die Blutung etwas stärker ist als normal, und erst recht dann, wenn ein Risikofall besteht. Es wird dann routinemäßig $F_{2\alpha}$ intrevenös in der angegebenen Dosierung appliziert, also nicht über 100–150 $\mu$g. Wir applizieren 5 mg in einer 1000-ml-Flasche und lassen es so einlaufen. Wenn Sie es dann sogar im Schuß laufen lassen, kommen Sie nicht über 100-150-200 $\mu$g/min.

**Wiqvist:** I am wondering why you use such a low dose of $PGF_{2\alpha}$, because if you injected intravenously at an intact pregnancy and mid-pregnancy, 100 $\mu$g is the threadfull dose, I have to go up to 200 or 300 $\mu$g to have a strong contraction in all cases.

**Zahradnik:** Dann wurde ich falsch verstanden. Wir verwenden die Dosis, die notwendig ist, um die Blutung zum Stillstand zu bringen. Wir erreichen mit dieser Anwendungsart einen Level, der über 200–250 $\mu$g/min liegt, so ist das zu verstehen. Im Durchschnitt wird es dann auf diese Dosis von 50–150 $\mu$g/min hinauslaufen und der Uterus gut kontrahiert ist.

**Schüssler:** Herr Zahradnik, ich wundere mich ein bißchen. Sie fangen logisch an und sagen, Sulproston ist für Sie das Medikament, was systemisch gegeben die wenigsten Nebenwirkungen an sämtlichen Organsystemen hat - bis auf den Uterus - und sagen dann in der Folge, daß Sie aber weiter an einem Management festhalten für die atonische Nachblutung mit $PGF_{2\alpha}$ i. v. Das verstehe ich nicht ganz. In einer so vulnerablen Phase für die Patientin wie bei einer atonischen Nachblutung, wo nicht nur Kreislaufprobleme, sondern heikle Gerinnungssituationen, pulmonale Probleme über Infusion usw. auftreten, meine ich, sollte man das Medikament einsetzen, das erwiesenermaßen die wenigsten Nebenwirkungen an sämtlichen Kreislauf- und sonstigen Systemen hat. Ich kann mich nur dem anschließen, was Herr Heinzl gesagt hat: Wenn sämtliche üblichen Maßnahmen, also Oxytozin-, Methergingabe ausgeschaltet sind und es zu einer weiteren stärkeren vaginalen Blutung kommt, bietet sich die Verwendung von Sulproston an, und zwar in Dosen, wie Sie sagen, zwischen 4 und 8 $\mu$g/min, wahrscheinlich reichen 4 $\mu$g/min. In den meisten Fällen kann man sich auch schnell von diesem Régime wieder trennen, meistens sind die Patientinnen nach 2 h frei von jeglicher Medikation, der Uterus ist gut tonisiert, es gibt keine Probleme. Das wird Herr Rath auch bestätigen.

**Huch:** Gibt es hierzu widersprüchliche Auffassungen?

**Grünberger:** Kein Widerspruch, sondern Kommentar: Ich habe bei einer Multicenterstudie mitgemacht, die Kollege Goedecke in Berlin publiziert hat. Auch in Florenz wurde schon über 40 Fälle berichtet, wo wir 100 $\mu$g Sulproston intrazervikal applizierten, also intramyometral über die Vagina, sind dann aber durch schlechtere Ergebnisse auf 500 $\mu$g durch die Bauchdecken übergegangen, und wir haben in den letzten 6 Jahren keine einzige Hysterektomie gehabt, vorher aber alle 2 Jahre einmal. Wir hatten keine einzige negative Erfahrung mit der transabdominellen intramyometralen Gabe.

**Huch:** Sie führen Ihren besseren Erfolg darauf zurück, daß Sie statt i. v. intramyometral verabreicht haben?

**Grünberger:** Wir haben nie i. v. appliziert. Vorher haben wir kein Sulproston gegeben. Es ist eine Applikationsvariante.

**Huch:** Können wir uns darauf einigen, daß die i. v.-Gabe in der Regel bei liegender Kanüle doch in der Routinepraxis einfacher ist?

**Grünberger:** Das muß ich ein bißchen abschwächen. Wenn die Patientin schon starken Blutverlust hat - oft sind es Patientinnen, die eine lange Geburt hinter sich hatten, seit ca. 10–12 h nüchtern waren und bereits jede Menge an Konserven erhielten - muß zumindest auf der zweiten Seite noch eine Kanüle gelegt, es muß die Motorspritze hergerichtet werden etc. Die Dosierungsfrage ist in der Nacht für junge Mitarbeiter sehr kompliziert, das muß für die Praxis berücksichtigt werden.

**Heinzl:** Aber diese Frage haben wir gelöst, bei uns gibt es ein fixes Schema, das alle Hebammen kennen. Man ruft: „Prostaglandin“, dann weiß jeder, was er zu tun hat.

**Grünberger:** Aber man könnte bei Unklarheiten sagen: Wenn ich eine Ampulle mit 500 μg/min habe, und bevor ich hysterektomiere, spritze ich schnell, das geht rascher, da kann nichts passieren.

**Heinzl:** Es sind Fälle bekannt, bei denen ein Teil der Prostaglandine intravasal gelangte. Das gibt ernstzunehmende Komplikationen.

**Huch:** Die klinischen Auffassungen sind etwas unterschiedlich. Herr Heinzl ist mehr auf der prospektiven Seite, er sagt, wenn 500 ml Blutverlust drohen, dann werde ich mit diesem Regime eingreifen. Andere greifen etwas später ein und haben damit auch die größeren Probleme. Wir neigen hier in der Schweiz mehr zu diesem Denken.

**Haller:** Ich meine, daß das Procedere von Herrn Grünberger etwas für sich hat, bevor man zur Hysterektomie übergeht, weil man noch die letzte Chance nützen möchte. Aber generell müssen wir Vorsicht walten lassen, wenn wir Richtlinien für die Praxis herausgeben, denn überall dort, wo wir Gefahr laufen, daß wir eine Bolusinjektion riskieren, können wir lebensbedrohliche Zustände hervorrufen. Das mußten wir vor 15 Jahren erleben bei der intraamnialen PG-Applikation in der Frühschwangerschaft bei nicht korrekter Injektion. Also, wenn wir irgendwo einen Bolus setzen, dann ist die Katastrophe programmiert, wenn dieser Bolus ins Gefäßsystem gelangt.

**Baumgarten:** Ich habe zu wenig Erfahrung, wir haben das 3- bis 4mal verwendet. Was spricht gegen die doch am einfachsten zu handhabende, gesicherte, rein intramuskuläre Applikation?

**Huch:** Es gibt viele hier, die Ihnen in diesem Punkt nicht zustimmen. Wir haben viele Krankenhäuser, die weniger als 1000 Entbindungen pro Jahr aufweisen. Bei dieser Frequenz kann man sich leicht ausrechnen, wie selten - bei 4, 6 oder 10 Assistenten und 4 oder 5 Oberärzten - dieses Ereignis auf eine bestimmte Person zutrifft; dann müssen wir sehr sichere Verfahren haben.

**Schüssler:** Es gibt einen einfachen, stichhaltigen Einwand: Wenn eine Patientin eine starke postpartale Nachblutung hat, dann muß mit einer Gerinnungsstörung gerechnet werden; ich würde folglich in einem solchen Fall keine i. m.-Applikation vornehmen.

# Prostaglandine zur Behandlung der Uterusatonie

M. Litschgi

In der Datenbank der Arbeitsgemeinschaft Schweizerischer Frauenkliniken, in der die Daten von 59 Frauenkliniken gespeichert sind, finden wir in der Zeit vom 1. Januar 1983-29. September 1986 105 437 Patientinnen mit einem Klinikeintritt zur Geburt. Von diesen 105 437 Geburten zeigten 1924 Fälle eine postpartale Atonie. Die Definition der postpartalen Atonie lautet dabei: postpartale Atonie, Blutverlust ≧ 500 ml.

Diese 1924 Fälle entsprechen 1,824 % aller Geburten. Die Perzentilenverteilung dieser Patientinnen zeigt folgende Aufstellung:

| | |
|---|---|
| Min. | 0 % |
| 25. Perzentile | 0,91 % |
| 50. Perzentile | 1,82 % |
| 75. Perzentile | 2,5 % |
| Max. | 4,83 % |

Die entsprechenden Vergleichszahlen der Frauenklinik Schaffenhausen lauten:

3315 Geburten
79 Atonien postpartal = 2,38 % aller Geburten

Unsere Klinik liegt demnach im Vergleich zu den anderen Kliniken nahe der 75. Perzentile (Klinikprofil).

Diese Zahl erstaunte uns sehr, führen wir doch unmittelbar bei Geburt des kindlichen Kopfes eine Prophylaxe mit 5 E Syntocinon intravenös durch. Anscheinend ist unsere Dosierung zu klein oder es sollte möglicherweise vermehrt Methergin eingesetzt werden; oder andere Gründe sind zu analysieren. Über die Ursachen der postpartalen Atonie soll hier nicht diskutiert werden. Hier soll nur das Management der postpartalen Atonie näher betrachtet werden. Diese 79 postpartalen Atonien wurden folgendermaßen behandelt:

Bei 49,36 % aller Fälle wurde, nachdem die Blutung nicht beherrscht werden konnte, zusätzlich die Kürettage (n = 39) zur Behandlung der Atonie durchgeführt.

Bei 19,9 % aller Fälle (n = 15) gelangte in Kombination mit Syntocinon, Methergin und Kürettage, Sulproston (Nalador)-Infusion zur Anwendung. Nur in 6,3 % (n = 5), bei denen durch nochmalige Gabe von Syntocinon/Methergin alleine kein Erfolg eintrat, wurde Sulproston in Verbindung mit Syntocinon und Methergin verwendet.

**Tabelle 1.** Behandlung postpartaler Atonien

| Behandlung mit: | [n] | [%] |
|---|---|---|
| Syntocinon<br>Methergin i.v. | 35 | 44,3 |
| Syntocinon<br>Methergin i.v.<br>Kürettage | 24 | 30,4 |
| Syntocinon<br>Methergin i.v.<br>+ Sulprostoninfusion<br>Kürettage | 15 | 18,9 |
| Syntocinon<br>Methergin i.v.<br>+ Sulprostoninfusion | 5 | 6,3 |

Bei den 39 Fällen war immerhin bei 15 Patientinnen eine Sulprostongabe nötig (38,5 %), um einen Blutungsstop zu erreichen.

Die Erfolgsrate bei den mit Sulproston behandelten Patientinnen war nur 2mal verzögert. Bei allen anderen 18 Frauen trat die Wirkung sehr rasch und zufriedenstellend ein.

Der mittlere Blutverlust bei den mit Sulproston behandelten Patientin betrug 1100 ml, derjenige bei den anderen Fällen lag bei 1300 ml.

Die mittlere Zeitdauer bis die Blutung sich normalisierte lag bei 15 min, die Infusionsdauer betrug in jedem Falle mindestens 1 h, maximal 6 h.

Bei den 20 Patientinnen mit Prostaglandininfusionen zeigten sich 4mal Nebenwirkungen, die mit einer Ausnahme allesamt auf den Blutverlust zurückzuführen waren und unter entsprechender Volumensubstitution sich sofort besserten. In einem Fall zeigte sich ein Temperaturanstieg über 40° während der Sulprostongabe. Die Entfieberung trat nach Absetzen der Infusion unverzüglich wieder ein.

Entscheidend für den Erfolg der Behandlung der postpartalen Atonie ist:

- Rasches Handeln.
- Standardisiertes Vorgehen.
- Die sichere Entleerung des Cavum uterii.
- Der möglichst frühe und rasche Einsatz von Prostaglandinen.
- Die genügende Menge von Prostaglandinen.

## Diskussion

**Breckwoldt:** Man muß sich zunächst vergewissern, ob die Plazenta vollständig ist und ob es sich eventuell um eine Plazentaretentionsblutung handelt. Bei einer reinen Atonie verbietet sich die Kürettage. Die Kürettage ist nur indiziert, wenn die Plazenta oder Teile davon retiniert sind.

**Litschgi:** Aus welchem Grunde soll es verboten sein, eine Kürettage zu machen, wenn sie mit Erfolg durchgeführt wird und die Blutung nachher steht?

**Wiqvist:** Wir meinen, daß das Asherman-Syndrom häufiger auftritt nach einer Kürettage im Anschluß an eine Termingeburt.

**Huch:** Es gibt viele Schulen, die der gleichen Meinung sind.

**Kubli:** Wenn wir von Schulen reden, von jungen Assistenten: Wann sollen diese die Kürette in die Hand nehmen, d. h. ab welchem Blutverlust? Das ist keine leichte Entscheidung. Was sagen Sie Ihren Assistenten? Wie ist die Lehrmeinung?

**Litschgi:** Die Frage des Blutverlustes bei einer postpartalen Blutung ist weitgehend eine Frage der Zeit, bis Sie eine aktive Maßnahme getroffen haben. Sie brauchen Maßnahmen, die auch der junge Assistent durchführen kann und deshalb ist es so wichtig, daß man diese standardisiert und nicht zu kompliziert macht, was mit Prostaglandinen jederzeit möglich ist.

**Huch:** Neigen wir mehrheitlich zu der Meinung, daß wir in einer solchen Situation nicht kürettieren?

**Breckwoldt:** Die Gabe von PG als erste Maßnahme bringt den Vorteil, daß wir eine bessere Tonisierung des Myometriums erreichen, und wenn Sie dann wirklich hinterher noch kürettieren müssen, ist die Perforationsgefahr geringer.

**Baumgarten:** Kommen wir zur Schulmeinung zurück; wir haben gelernt, Oxytozin beim Uterus mit Kind und postpartal Methergin zu geben. Wozu geben Sie überhaupt 5 Einheiten Oxytozin? Es ist zwar schon 20 Jahre her, aber ich habe gehört, daß es zu einem Oxytozinschock kommen kann; die Gabe von über 2 Einheiten Oxytozin i.v. kann auch eine negative Reaktion auslösen. Tokogramme von solchen Fällen besitze ich selber noch. Warum also diese hohen Dosen i.v. Syntocinon, warum nicht gleich Methergin?

**Husslein:** Ich wollte fragen, schauen Sie Ihre Plazenta eigentlich an?

**Litschgi:** Auf jeden Fall einen Blick auf die Plazenta und eine sehr großzügige Indikation zur Kürettage.

**Huch:** Sie verlieren natürlich keine Zeit, wenn Sie zunächst zum PG greifen, tonisieren und sagen: „Die Plazenta ist möglicherweise nicht vollständig“ und haben dann eine wesentlich bessere Ausgangssituation.

**Kubli:** Wenn ich eine Plazenta im Kavum vermute, dann kürettiere ich nicht, sondern taste manuell nach.

**Grünberger:** Wenn wir schon bei der Schulmeinung waren oder was wir gelernt haben, dann muß ich schon fragen: Was spritzen wir bei Durchtritt des Kindes? Ich bin der Meinung, daß man das Syntocinon bei Durchtritt des Kindes spritzt und nicht Methergin, sonst können wir überhaupt nicht sicher sein, daß die Plazenta vollständig ist, weil sie nicht mehr ausgestoßen wird, wenn wir zu viel Methergin spritzen. Falls sich diese Meinung geändert haben sollte, dann möchte ich darüber aufgeklärt werden.

**Huch:** Ich darf Sie ganz kurz aufklären, daß mehrheitlich Syntocinon gespritzt wird, daß es aber immer noch Kliniken gibt, wo akzeptiert wird, Methergin bei Durchtritt des Kindes zu spritzen.

**Kubli:** Ich schließe mich hier insofern der Mehrheit an, als wir meinen, der erste Schritt - auch der einfachste - ist der Versuch einer medikamentösen Blutstillung, wahrscheinlich mit Prostaglandinen in dieser Situation, und daß Sie sich dann eventuell die Kürettage ersparen können.

# Uterusatonie - Wandel der Behandlungsmethoden in den letzten 20 Jahren
## (UFK Freiburg 1966-1986)

H. P. ZAHRADNIK, L. QUAAS, M. BRECKWOLDT

## Einführung

Die atonische Nachblutung und die Subinvolution des Uterus post partum sind lebensgefährliche Komplikationen im Wochenbett.

Die Definition der postpartalen Atonie variiert. Die einen verstehen darunter eine Blutung von mehr als 500 ml während der ersten 24 h nach der Geburt des Kindes; andere meinen damit Blutungen post partum, die mit einer Beeinträchtigung der Patientin einhergehen. Im ersten Fall wird der Blutverlust häufig unterschätzt, im zweiten Fall ist eine subjektive Beurteilung der Situation als Fehlerquelle zu beachten.

Einigkeit herrscht bei der Benennung von Risikogruppen für das Auftreten einer Atonie. Hydramnion, Mehrlinge oder ein großes Kind, Multiparae und Zustand nach operativen Entbindungen werden meistens angegeben. Als relatives Risiko gelten z. B. Atonien in der Vorgeschichte, Anämie, Hypovolämie und Präeklampsie aber auch die Gabe bestimmter Schmerzmittel oder Anästhesieformen unter der Geburt (Toppozada 1986).

Mechanische oder herkömmliche medikamentöse Maßnahmen sind für die Behandlung der postpartalen Atonie ungenügend. Bessere Therapieformen müssen gefunden werden.

Prostaglandine (PG) ebenso wie Oxytozin bringen den Uterus äußerst effektiv zur Kontraktion (Andersson et al. 1983). Dieser Vorgang ist kalziumabhängig (Forman et al. 1983). Daneben spielen die PG auch eine entscheidende Rolle bei der Regulation des uterinen Blutflusses und modulieren die Neurotransmitterfreisetzung sowie -wirkung im uterinen Gefäßsystem (Clark et al. 1977).

Zur Geburt führende Wehen und Lösung der Plazenta sind mit der uterinen Bildung großer Mengen an PG verbunden (Zuckerman et al. 1978). Infolgedessen scheint es nur logisch zu sein, diese Substanz bei postpartalen Dysfunktionen des Uterus therapeutisch einzusetzen, zumal die bisher verwendeten Maßnahmen (Friedman 1957) revisionsbedürftig sind.

## Therapeutisches Vorgehen im klinischen Alltag

1. Seit dem ersten klinischen Erfolg mit der Anwendung von $PGF_{2\alpha}$ und 15-Methyl-$PGF_{2\alpha}$ im Jahre 1976 (Zahradnik et al. 1977) wird in unserer Klinik fast schon routinemäßig sowohl bei den oben aufgeführten Risikogruppen, als auch bei dem Verdacht auf eine sich entwickelnde *postpartale Atonie meistens Minprostin* $F_{2\alpha}$ in der oben zitierten Dosierung i.v. appliziert. 15-Methyl-$PGF_{2\alpha}$ i.m. kam insgesamt bei 4 Notfallsituationen zum Einsatz, wurde aber trotz optimalen therapeutischen Effekts wegen zu starker lokaler und systemischer Nebenwirkungen später nicht mehr verwandt.

Dieses überwiegend prophylaktische Vorgehen führte dazu, daß das Problem der massiven Blutung bei postpartaler Atonie nur noch äußerst selten in Erscheinung tritt, wie später gezeigt werden soll.

2. $PGF_{2\alpha}$ kommt ubiquitär im Organismus vor. Die therapeutische Anwendung dieser Substanz führt deshalb neben erwünschten Wirkungen am Uterus auch zu erheblichen unerwünschten Reaktionen in anderen Organsystemen. PG mit größerer uteriner Selektivität wie z. B. das $PGE_2$-Derivat Nalador bieten sich infolgedessen zur Behandlung der postpartalen Atonie oder der Subinvolution des Uterus an (Schenk 1981). Innerhalb einer früheren Untersuchung wurde in unserer Klinik bei direkt *postpartum auftretender Atonie* 13mal mit *Nalador i.v.* in einer Dosierung von 5–6 μg/min behandelt. Daneben bekamen 53 Patientinnen mit einer Subinvolution im Wochenbett 500 μg Nalador i.m. (bis maximal 3mal/Tag) verabreicht. In den meisten Fällen wurde die Naladoranwendung 1–2 Tage über den Zeitpunkt der Normalisierung des Befundes hinaus noch weitergeführt. Bei 12 oder 13 atonischen Nachblutungen war die Naladorinfusion erfolgreich. Im Durchschnitt 10 min nach Beginn der Infusion reduzierte sich die Blutungsstärke auf das übliche Maß. Eine Patientin blutete trotz Naladorinfusion unvermindert weiter. Es handelte sich um einen Zervixriß. 2 Patientinnen klagten über kräftige Kontraktionen des Uterus; einmal trat Übelkeit und Brechreiz auf. Der weitere Wochenbettverlauf war bei den so behandelten Frauen normal, der Klinikaufenthalt war um 2 Tage verlängert. Stillen und Gedeihen der Säuglinge waren ebenfalls unauffällig. Bei 45 von 53 Patientinnen, die wegen einer *Subinvolution des Uterus i.m.* mit *Nalador* behandelt wurden, konnte innerhalb von 6–8 h eine Normalisierung des Wochenbettverlaufs erreicht werden. Unter den 8 Patientinnen, die als „Therapieversager" anzusehen sind, waren 3 Wundinfektionen und 5 Endometritiden post partum. Zweimal klagten Frauen direkt nach der Naladorapplikation über Übelkeit und Brechreiz. 30 Frauen gaben ein nicht behandlungsbedürftiges verstärktes Ziehen im Unterleib an. Der stationäre Aufenthalt war in der erfolgreich behandelten Patientengruppe gegenüber einem Normalkollektiv nicht verlängert. Stillen und Gedeihen der Kinder waren durch die teilweise über mehrere Tage andauernde Naladorgabe nicht beeinträchtigt.

3. In einer jüngst eingeleiteten retrospektiven Analyse wurden die postpartalen Atoniefälle der Jahre 1966 bis September 1986 untersucht. In den Jahren 1966–1976 standen noch keine Prostaglandine zur Verfügung. 1976 bis September

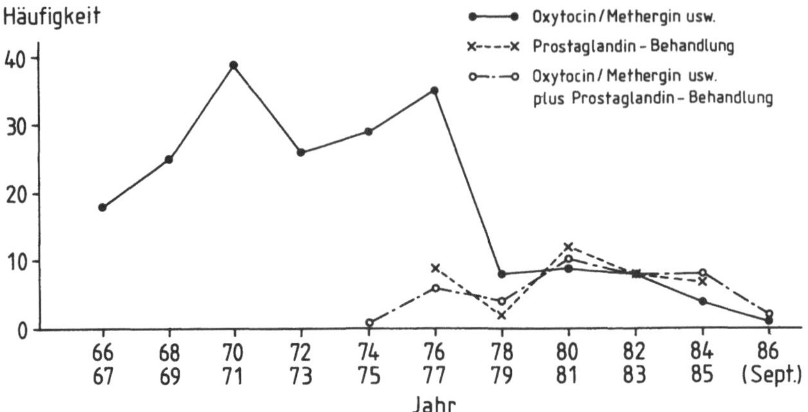


**Abb. 1.** Atoniehäufigkeitsverteilung und Behandlungsschemata von 1966–1986

1986 wurden PG therapeutisch eingesetzt. Somit ergaben sich 2 Kollektive, die jeweils 138 (1966–1975) bzw. 142 (1976–1986) Patientinnen umfaßten (Abb. 1).

Bei der Gesamtheit der Patientinnen fand sich ein Alters-Häufigkeitsgipfel bei etwa 30 Jahren. Bezüglich der Parität überwiegt die Gruppe der Erstgebärenden mit 46,7 % (Abb. 2). Multiparae (3 Geburten und mehr) hatten bei einer Atonie einen deutlich höheren Blutverlust als Erst- oder Zweitgebärende. Die nach Atoniebehandlung auftretende Rate an Subinvolutionen im Wochenbett war unabhängig von Gravidität und Parität. Eine Häufung an atonischen Nachblutungen war bei untergewichtigen Frauen zu verzeichnen, die insgesamt 46,2 % des angesprochenen Kollektivs ausmachten. Im Vergleich zum Sollge-

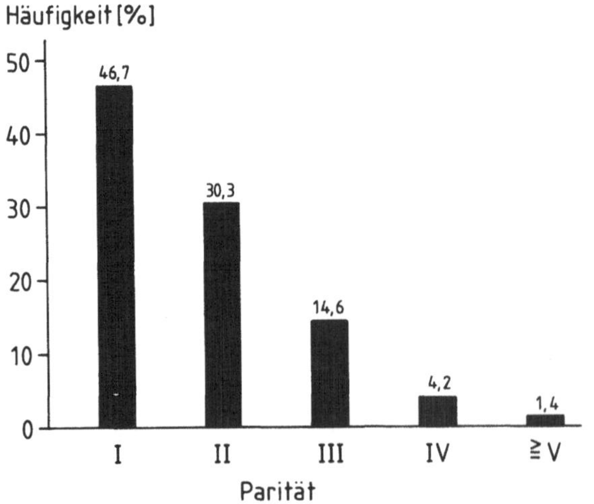


**Abb. 2.** Paritätsabhängige Häufigkeitsverteilung der Atonie

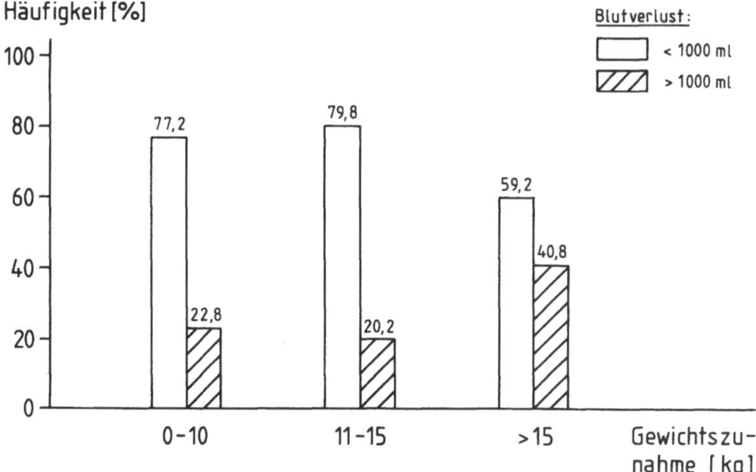


**Abb. 3.** Atoniebedingter Blutverlust und Gewichtszunahme in der Schwangerschaft

wicht (24,8 %) trug ein Übergewicht (28,9 %) nur unwesentlich zu einer Vermehrung der Atoniehäufigkeit bei.

Die Patientinnen mit Sollgewicht wurden zu 89,4 % spontan entbunden, sie hatten bei einer Atonie den geringsten Blutverlust und selten eine Subinvolution im späteren Wochenbettverlauf.

Die durchschnittliche Gewichtszunahme aller Frauen mit einer postpartalen Atonie betrug 13,1 kg. 24,2 % aller Atoniepatientinnen hatten während ihrer Schwangerschaft mehr als 15 kg zugenommen. Je größer die Gewichtszunahme, um so häufiger war der Atonie eine vaginale operative Entbindung vorausgegangen und um so häufiger kam es im weiteren Wochenbettverlauf zu einer behandlungsbedürftigen Rückbildungsstörung (4 % bei normaler Gewichtszunahme, 12 % bei Gewichtszunahme über 15 kg). Ebenso war in dieser genannten Gruppe in 40,8 % der Fälle ein Blutverlust von über 1000 ml zu verzeichnen, während in der Gruppe mit geringerer Gewichtszunahme der Anteil bei 20 % lag (Abb. 3).

Das durchschnittliche Geburtsgewicht aller Kinder betrug 3539,7 g. Die Apgar-Werte nach 1 min waren 5mal unter 8 und somit bei 272 Geburten im Normbereich; 14mal (5 %) wurden Mehrlinge entbunden. Bei annähernd 50 % aller Kinder fanden wir ein Geburtsgewicht zwischen 3250 und 3750 g. Etwa 1/4 aller Kinder hatte ein Geburtsgewicht über 3750 g, deren Mütter bei einer Atonie in 36,6 % aller Fälle einen vermehrten Blutverlust (über 1000 ml) aufwiesen. Je leichter die Kinder waren, um so seltener fanden wir einen atoniebedingten Blutverlust von über 1000 ml (unter 3200 g Geburtsgewicht in 14,3 %).

Dreizehnmal (5 %) wurden uterine Anomalien diagnostiziert. Einmal war es ein Uterus bicornis/bicollis, in den übrigen Fällen handelte es sich jeweils um einen Uterus myomatosus. Bei 30 Patientinnen (11,2 %) war die Plazenta in erheblichem Maße infarziert. In 12,6 % der Nachblutungen war eine manuelle Plazentalösung vorausgegangen, 16,7 % dieser Frauen hatten anamnestisch eine

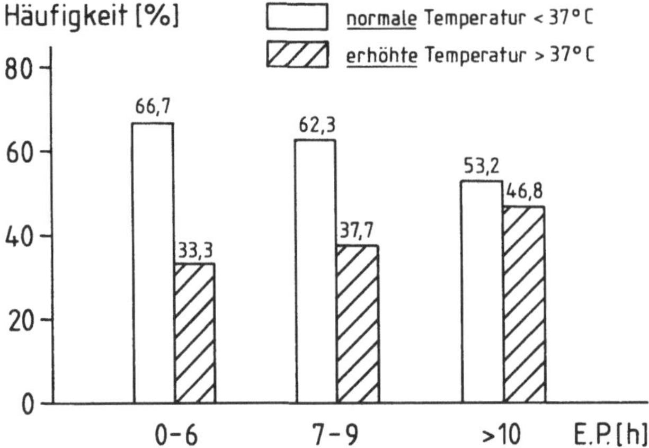


**Abb. 4.** Wochenbettverlauf nach Atonie und Dauer der Eröffnungsperiode (E. P.)

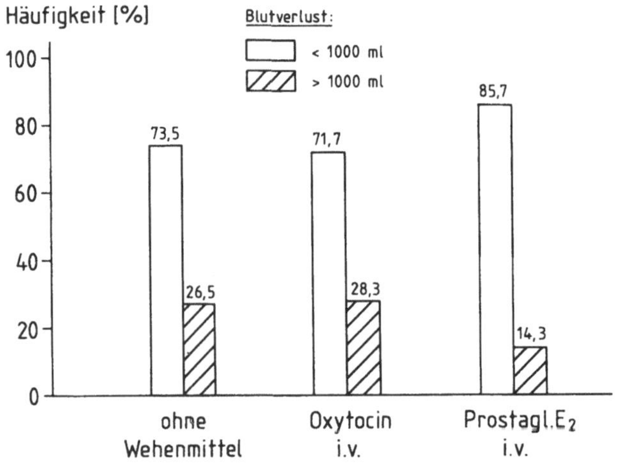


**Abb. 5.** Atoniebedingter Blutverlust und Wehenmittel intra partum

Abrasio. Ohne vorhergehende Ausschabung kam es nur in 11,7 % zu einer normalen Plazentalösung mit nachfolgender Atonie.

Bei erheblich verlängerter Austreibungsperiode (über 1 h) war ein erhöhter Blutverlust (über 1000 ml 42,3 %; unter 1000 ml 25 %) zu verzeichnen. Eine deutliche Steigerung der gestörten Wochenbettverläufe fanden wir bei verlängerter Eröffnungsperiode von über 10 h (Abb. 4).

Wenn während der Geburt Oxytozin i.v. zur Geburtseinleitung oder Wehenunterstützung gegeben wurde, so war die Rate an Frauen, die atoniebedingt mehr als 1000 ml Blut verloren, nur unwesentlich höher als bei Patientinnen ohne Wehenmittel. Wurde als Wehenmittel allerdings Minprostin $E_2$ i.v. verwandt, so

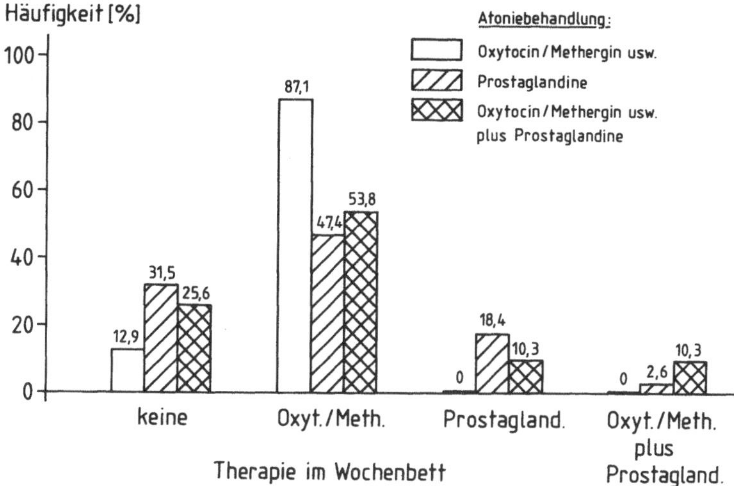


**Abb. 6.** Subinvolutionsbehandlung im Wochenbett und Art der Atoniebehandlung

war nur bei halb so viel Patientinnen ein Blutverlust von mehr als 1000 ml zu registrieren (Abb. 5).

Ein wesentlicher Gesichtspunkt für die Beurteilung des Erfolges einer Atoniebehandlung ist die Entwicklung des weiteren Wochenbettverlaufs. Wenn die atonische Nachblutung mit Oxytozin, Methylergometrin und den herkömmlichen Mitteln allein behandelt wurde, so mußte in 87 % der Fälle im Wochenbett erneut mit Kontraktionsmitteln eine Subinvolutionsbehandlung vorgenommen werden. Wenn die primäre Atoniebehandlung mit PG durchgeführt wurde, so war zu 31,5 % keine weitere Behandlung im Wochenbett notwendig. Bei Atoniebehandlung mit Oxytozin/Methylergometrin plus PG erübrigte sich bei 25,6 % aller Wöchnerinnen eine weitere Behandlung (Abb. 6).

## Bemerkungen

Die Diagnosen der hier vorgestellten Atoniefälle der letzten 20 Jahre sind klinische „ad hoc"-Diagnosen des jeweiligen Geburtshelfers gewesen. Zervixrisse (mit einer Ausnahme) und andere Blutungsursachen sind zuvor ausgeschlossen worden. Es ist infolgedessen zu bemerken, daß die Beurteilung des Schweregrades der Erkrankung erheblichen subjektiven Schwankungen unterlegen haben dürfte. Dennoch treffen für unser Kollektiv viele Risikofaktoren zu, wie sie in der Literatur auch angegeben werden (Takagi et al. 1976; Toppozada et al. 1985). In besonderem Maße ist hervorzuheben, daß aufgrund unserer Ergebnisse vor allem eine *übermäßige Gewichtszunahme* bei *untergewichtigen älteren Erstgebärenden* als Risikofaktoren für die Entstehung einer Atonie anzusehen sind. Vom Absolutgewicht her betrachtet ist Untergewichtigkeit ein größerer Risikofaktor als ein Übergewicht. Ob in diesem Zusammenhang die aktivere Geburtshilfe bei einer übergewichtigen Patientin, bei der der erfahrene Geburtshelfer von vornherein eine erhöhte Komplikationsrate erwartet, hier ein ausschlaggebendes Kriterium war, ist anhand der vorliegenden Untersuchungen nicht zu entscheiden gewesen. Denkbar wäre dies. Weiterhin ist zu bedenken, daß sich hinter einer übermäßigen Gewichtszunahme auch die großen Kinder oder eine Polyhydramnie verbergen, die als Risikofaktoren für die Entstehung einer Atonie primär angesprochen werden müssen.

Als bemerkenswertes Ergebnis dieser retrospektiven Analyse muß ferner erwähnt werden, daß bei einer Atonie nach primärer Geburtseinleitung oder Wehenunterstützung durch Oxytozin ein höherer Blutverlust zu erwarten ist, als wenn primär wegen dieser Indikation Minprostin $E_2$ i.v. zur Anwendung kommt. In gleicher Weise zeigt sich die Überlegenheit der primären Minprostinanwendung bei der Behandlung atonischer Nachblutungen selbst. Während ohne PG-Behandlung im weiteren Wochenbettverlauf nur in 13 % der Fälle auf Kontraktionsmittel verzichtet werden konnte, lag dieser Prozentsatz bei primärer Behandlung der atonischen Nachblutung mit PG bei 31,0 %. Für die klinische Überlegenheit von PG spricht weiterhin folgende Tatsache. Die Anwendung von Minprostin $F_{2\alpha}$ i.v. oder intrauterin, wie auch die von Nalador i.v. oder i.m., war und ist in unserer Klinik oft die „ultima ratio" vor weiteren, erheblich einschneidenderen Maßnahmen wie z. B. der Hysterektomie.

Konsequent oder sogar etwas provokatorisch ausgedrückt kann man folgende These aufstellen: Wenn ein Wehenmittel zur Geburtseinleitung oder sekundären Wehenunterstützung notwendig wird, so ist man durch die Anwendung von Minprostin $E_2$ eher in der Lage, eine spätere Atonie zu verhindern als mit anderen Wehenmitteln. Es wird bei Minprostin $E_2$-behandelten Frauen sogar seltener zu atonischen Nachblutungen kommen als bei Frauen ohne Wehenmittel. Der atoniebedingte Blutverlust wird deutlich niedriger sein, wenn darüber hinaus die Atonie selbst wiederum mit Prostaglandinen behandelt wird, und der nachfolgende Wochenbettverlauf wird problemloser sein.

Einschränkend und warnend soll hier jedoch nicht übersehen werden, daß allen bisher gemachten Erfahrungen mit der Anwendung von PG in der Geburtshilfe quantitativ und qualitativ verbesserungswürdige Untersuchungen folgen sollten.

## Zusammenfassung

Seit 1976 werden an der Universitäts-Frauenklinik Freiburg (UFKF) Prostaglandine (PG) zur Behandlung postpartaler atonischer Nachblutungen mit großem Erfolg eingesetzt.

- 15-Methyl-$PGF_{2\alpha}$ hat anfangs in einigen Fällen zwar optimale Behandlungserfolge gezeigt, wurde jedoch wegen der erheblichen lokalen und systemischen Nebenwirkungen später nicht mehr verwandt.

- Der Einsatz von Minprostin $F_{2\alpha}$ (meist als i.v.-Infusion, nur bei Versagen dieser Anwendungsart intrauterin appliziert) hat bei guter Verträglichkeit im Laufe der letzten 10 Jahre eine Hysterektomie oder sonstige eingreifende chirurgische Maßnahme wegen unstillbarer postpartaler Blutungen verhindert. Wichtig ist allerdings die frühzeitige Therapie mit diesem Medikament.
  Das $PGE_2$-Derivat (Nalador) hat bei i.v.-Infusion seine Effektivität bewiesen. Sein bevorzugtes Anwendungsgebiet in unserer Klinik ist allerdings die Behandlung der sog. „Subinvolution im Wochenbett", wobei oft 100 $\mu$g i.m. ausreichen.

Wie die retrospektive Analyse aller Atoniefälle der letzten 20 Jahre der UFK Freiburg ergab, hat der primäre Einsatz von Minprostin $E_2$ als Wehenmittel gegenüber Oxytozin den Vorteil, daß es seltener zu verstärkten postpartalen Blutungen kommt, und wenn, dann ein geringerer Blutverlust zu beklagen ist. Die Behandlung der Atonie mit Prostaglandinen hat sich jeder anderen Methode gegenüber als überlegen herausgestellt.

## Literatur

Andersson KE, Forman A, Ulmsten U (1983) Pharmacology of labor. Clin Obstet Gynecol 26:56-77

Clark KE, Farley DB, VanOrden DE, Brody MJ (1977) Role of endogenous prostaglandins in regulation uterine blood flow and adrenergic neurotransmission. Am J Obstet Gynecol 127:455-461

Forman A, Gandrup P, Andersson KE, Ulmsten U (1983) Effects of nifedipine on oxytocin and prostaglandin $F_{2\alpha}$ induced activity in the post partum uterus. Am J Obstet Gynecol 144:665-670

Friedman EA (1957) Comparative clinical evaluation of post-partum oxytocics. Am J Obstet Gynecol 73:1306-1313

Schenk G (1981) Anwendung von Sulproston in der Nachgeburtsperiode. In: Hepp H, Schüssler B (Hrsg) Prostaglandine in Gynäkologie und Geburtshilfe. Springer, Berlin Heidelberg New York, S 141-143

Takagi S, Yoshida T, Togo Y, Tochigi H, Abe M, Sakata H, Fujii TK, Takahashi H, Tochigi B (1976) The effects of intramyometrial injection of prostaglandin $F_{2\alpha}$ on severe post-partum hemorrhage. Prostaglandins 12:565-579

Toppozada MK, Souka AR, Ibrahim MA, El-Damarawy H, Sadek W (1985) Effects of intramuscular prostaglandins on post-partum blood loss. Alex Med J 25:215-223

Toppozada MK (1986) Post partum haemorrhage. In: Bygdeman M, Berger GS, Keith L (eds) Prostaglandins and their inibitors in clinical obstetrics and gynecology. MTP Press, Lancaster S 233-251

Zahradnik HP, Steiner H, Hillemanns HG, Breckwoldt M, Ardelt W (1977) Prostaglandin $F_{2\alpha}$ und 15-Methyl-Prostaglandin $F_{2\alpha}$-Anwendung bei massiven uterinen Blutungen. Geburtshilfe Frauenheilkd 37:493-495

Zuckerman H, Reiss U, Atad J, Lampert I, Benezra S, Sklan D (1978) Prostaglandin $F_{2\alpha}$ in human blood during labor. Obstet Gynecol 51:311-314

## Diskussion

**Huch:** Es gibt Situationen, wo wir chirurgisch eingreifen müssen. Wie legen Sie den richtigen Zeitpunkt des Eingreifenmüssens fest?

**Zahradnik:** Wenn nach der 2. oder 3. intrauterinen $PGF_{2\alpha}$-Applikation die Blutung nicht zum Stillstand kommt, *muß* laparotomiert werden.

*Frage:* Könnten Sie sich nicht auch vorstellen, daß es einen Zeitpunkt gibt, wo wir durch Umstechung der Gefäßbündel chirurgisch eingreifen sollten?

**Zahradnik:** Jeder Fall einer *massiven* postpartalen Atonie ist ein Einzelfall. Bei einer 42jährigen Frau werde ich mich natürlich eher dazu entschließen, chirurgisch vorzugehen, als bei einer 22jährigen I-Para, die wahrscheinlich noch weiteren Kinderwunsch hat.

**Breckwoldt:** Dieser Grundsatz gilt generell: Es gibt ja doch immer wieder Fälle von Placenta accreta, wo wir gerade durch schnelles Eingreifen das Leben der Frau retten können.

**Huch:** Ich wollte noch auf die Problematik der postpartalen Hysterektomie kurz eingehen. Entscheidend dabei ist, daß das Gerinnungssystem in Ordnung ist! Dies ist eher der Fall, solange das Organ intakt ist. Das sollte man sich vor Augen halten, wenn man sich zur Hysterektomie entschließt.

**Zahradnik:** Laut Literaturangaben mußte meistens dann hysterektomiert werden, wenn eine Infektion oder Gerinnungsstörung vorlag. Dementsprechend fatal waren die Verläufe. Ferner steht in allen Arbeiten, die über Mißerfolge der Prostaglandinanwendung berichten, daß man auf keinen Fall zu lange warten sollte. Man sollte frühzeitig und konsequent behandeln.

Ein weiterer Aspekt sollte noch angesprochen werden, nämlich die Risiko-Nutzen-Abwägung. Ich glaube, das Risiko des Nichtanwendens von Prostaglandinen im Fall der atonischen Nachblutung ist weit höher als die eventuell eintretenden Nebenwirkungen, die durch die Applikation von Prostaglandinen entstehen könnten! Der einzige Anlaß, im Falle einer massiven postpartalen Atonie die Tropfenzahl zu verringern, wäre ein Bronchospasmus. Wenn die Patientin gastrointestinale oder sonstige Beschwerden haben sollte, muß man dies in vertretbarem Maße im vitalen Interesse in Kauf nehmen.

**Quaas:** Eine dieser Nebenreaktionen kann z. B. eine starke periphere Vasokonstriktion am Infusionsarm sein.

**Wolff:** Ist das Vorgehen bei einer Atonie nach Sectio wegen der Gefährdung der Uterusnaht anders?

**Zahradnik:** Nein, bei uns nicht. Wir überblicken sehr viele Fälle, wo wir direkt im Operationssaal noch während der Sectio $PGF_{2\alpha}$ gegeben haben und haben nie Nahtprobleme gesehen.

**Huch:** Wie hoch schätzen Sie das Risiko der Entstehung von Atonien nach Kaiserschnitten?

**Zahradnik:** Wir haben durch Prostaglandine die Möglichkeit, Risiken wie z. B. die Atonie post sectionem prophylaktisch abzuwenden. In diesem Stadium befinden wir uns heute in unserer Klinik. Dementsprechend ist die Zahl der Atonien post sectionem seit 1976 verschwindend gering geworden.

**Huch:** Es muß noch das Problem der Nachblutungsbehandlung im Wochenbett besprochen werden. Dieses spielt eine große Rolle in der Praxis.

**Zahradnik:** Die massive Nachblutung im späten Wochenbett unterliegt den gleichen Behandlungskriterien wie die Atonie noch im Kreißsaal. Die Therapie oder Prophylaxe der Subinvolution - weicher Uterus, Temperaturerhöhung und dergleichen mehr - könnte in Zukunft die Domäne der intramuskulär anwendbaren Prostaglandine (z. B. Nalador) werden, und zwar nicht in 500 $\mu$g Größenordnung, sondern mit 100 $\mu$g pro Einzeldosis.

**Haller:** Es ist offensichtlich, daß wir zum jetzigen Zeitpunkt nicht sagen können, so oder so wird's gemacht. Aber die Diskussion hat auch gezeigt, daß wir nicht mehr sagen müssen: "We are still more confused but on a higher level . . .".

# Zusammenfassung

# Zusammenfassung

U. Haller, F. Kubli, P. Husslein

## Bedeutung der Prostaglandine für Physiologie und Pathophysiologie in der Schwangerschaft: physikalische, morphologische und biochemische Grundlagen

### Einleitung

Leukotriene und die mit ihnen verwandten Prostaglandine sind Metaboliten des Arachidonsäurestoffwechsels und werden auch unter dem Sammelbegriff „Eicosanoide" zusammengefaßt. Man weiß heute, daß diese Eicosanoide zu den wichtigsten natürlichen Biomodulatoren gehören und daß die meisten funktionellen Wechselbeziehungen im Körper durch Prostaglandine beeinflußt werden, auch und besonders die weibliche Fortpflanzung. Die Eicosanoide sind aber nicht nur an den physiologischen Prozessen als Mediatoren beteiligt, Prostaglandine sind auch an zahlreichen pathologischen Vorgängen, z. B. bei Entzündungen, beim Asthma bronchiale, bei der Entstehung einer Hypertonie, bei der Angina pectoris und - nach neuesten Erkenntnissen - bei der Pathogenese der Präeklampsie wesentlich beteiligt. Nicht zu vergessen ist dabei auch die Dysregulation der Prostaglandinsynthese, welche zur Dysmenorrhö führen kann.

Es gibt immer mehr Hinweise dafür, daß für die Funktion des Uterus nicht nur durch Zyklooxygenase vermittelte Stoffwechselprodukte ($PGI_2$, Thromboxan, Prostaglandine), sondern auch durch die Lipoxygenase katalysierte Metaboliten der Arachidonsäure, nämlich die Leukotriene, eine wesentliche Rolle spielen. Sie sind wahrscheinlich zu einem großen Teil für die spontane uterine Kontraktion verantwortlich. Ihre Wirkung wird wohl durch spezifische Rezeptoren auf zellulärer Ebene vermittelt, deren Aktivität durch Rezeptorblockade unterbrochen werden kann. Die Leukotriene scheinen auch wesentlich an immunologischen Vorgängen, so auch bei der Pathogenese der Präeklampsie, beteiligt zu sein.

Wenn am Ende der Schwangerschaft zum Termin die Gebärmutter eine effiziente Wehentätigkeit entfaltet, die zur Geburt führt, dann ist dies möglich, weil übergeordnete Zentren die Kontrolle und die Koordination dieser Vorgänge übernehmen, so das Zentralnervensystem via Katecholamine, die Neurohypophyse via Oxytozin und die fetoplazentare Einheit via Steroidhormone, Proteohormone, Eicosanoide. Kalzium- bzw. Elektrolytverschiebungen stellen an der kleinsten Funktionseinheit Myometriumzelle die Basis einer Kontraktion dar. In diesen Mechanismus greifen stimulierend oder hemmend sowohl das Oxytozin als auch die Prostaglandine ein und bewirken so eine Kontraktionssteigerung oder eine Relaxation des Myometriums.

Die anschließende Diskussion befaßte sich mit der Wirkung der Prostaglandine auf verschiedene Teile des schwangeren Myometriums. Dabei wurden die Untersuchungsergebnisse von Zahradnik und Wiqvist intensiv diskutiert. Besonders Wiqvist wies darauf hin, daß es von Wichtigkeit ist, ob bereits spontane Wehen am untersuchten Myometriumstreifen vorhanden waren oder nicht. Für ihn war oft ein typisches Reaktionsmuster festzustellen, nämlich: initiale Stimulation, gefolgt von einer Relaxationsperiode. Bei Differenzierung in Myometriumstreifen vom Fundus und vom unteren Uterinsegment konnte festgestellt werden, daß unabhängig von der Konzentration von $PGE_2$ immer eine initiale Stimulation der Myometriumstreifen vom Fundus vorhanden war, während das untere Uterinsegment stets mit einer Inhibition antwortete. Eine befriedigende Erklärung für dieses Phänomen konnte nicht gegeben werden. Auch das Studium der Rezeptorkonzentrationen und der Rezeptorbindungsparameter in bezug auf eine physiologische uterine Reaktion bringt hier bei divergierenden Ergebnissen keinen Konsens. Die alleinige Vermittlung über Prostaglandinrezeptoren scheint fraglich. Wahrscheinlich können die Prostaglandine eben auch direkt an der Zellmembran wirken und/oder intrazelluläre Reaktionen auslösen, die dann physiologische oder pathologische Abläufe, z. B. die Kalziummobilisierung, beeinflussen. Somit werden Reaktionen festgestellt, die aber mit der klassischen Rezeptortheorie nicht erklärt werden können. Anders zeigt sich die Situation für die Lipoxygenasestoffwechselprodukte, die Leukotriene, für die im Uterus eine strenge Rezeptorkorrelation vorhanden zu sein scheint.

## Die Adaptation der Hämodynamik an die erhöhten Schwangerschaftsbedürfnisse durch Zunahme der uteroplazentaren und renalen Durchblutung

Sie wird durch die Prostaglandine entscheidend beeinflußt. Schon vor langem wurde das uteroplazentare Gebiet als Hauptquelle der vermehrten PG-Synthese in der Schwangerschaft erkannt. Die Erkenntnisse der Wechselwirkung von Angiotensin-Prostaglandin hat schließlich erstmals einen Einblick in Zusammenhänge der vaskulären Regulation erlaubt. Ende der 70er Jahre erhielt die Forschung über die Ursache kardiovaskulärer Veränderungen in der Schwangerschaft mit den Entdeckungen von Prostazyklin ($PGI_2$) und Thromboxan $A_2$ ($TxA_2$) neuen Auftrieb. Sowohl $PGE_2$ als auch $PGI_2$ dürften eine bedeutende Rolle bei den adaptiven vaskulären Schwangerschaftsveränderungen spielen. Als wichtiger Mechanismus bei der Durchblutungsregulation ist das Zusammenspiel von vasopressorischem Angiotensin und den Prostaglandinen $E_2$ und $I_2$ anzunehmen. Von großer Bedeutung scheint auch das Prostazyklin-Thromboxan-System für die Entstehung einer Gestose zu sein. Es wird heute angenommen, daß ein Gleichgewicht zwischen $PGI_2$- und Thromboxanproduktion Voraussetzung für einen normalen Verlauf der Schwangerschaft darstellt. Eine Störung des Gleichgewichtes zugunsten der Thromboxanproduktion wird für viele klinische Symptome der Gestose verantwortlich gemacht. So wurde eine verminderte $PGI_2$-Produktion bei Gestosefällen nicht nur mütterlicherseits, sondern auch in kindlichen Kompartimenten gefunden. Die mütterlichen Blutspiegel sollen dabei keine verläßlichen diagnostischen Hinweise liefern, möglicherweise bildet lediglich die Urinausscheidungsrate von $PGI_2$ ein Diagnostikum zum Nachweis des defekten Systems. PG-Synthesehemmer sollen entsprechend zum Blutdruckanstieg und zur Verschlechterung der uteroplazentaren Durchblutung führen. Bei PG-Mangel soll zudem eine erhöhte Angiotensinempfindlichkeit bestehen. So formulierte Lippert die Schlußfolgerung, daß die Gabe von PG-Synthesehemmern bei Gestosepatientinnen kontraindiziert sei. Da nicht nur die peripher wirkenden antiinflammatorisch-analgetischen Substanzen, sondern auch die Kortikoide eine PG-Synthesehemmung ausüben, stellt sich die Frage nach der Ungefährlichkeit der Induktion der Lungenreife mit Kortikoiden bei einer Präeklampsie.

Eine lebhafte Diskussion konzentrierte sich vornehmlich auf die Frage der Prostaglandinsynthesehemmung durch nichtsteroidale antiinflammatorische Substanzen, im speziellen Aspirin, dessen Anwendung als Methode der Zukunft zur Prophylaxe der Gestose propagiert wurde. Nach den derzeitigen Erkenntnissen soll es in niedriger Dosierung - z. B. 60–100 mg/Tag - sowohl beim Feten als auch bei der Mutter nur die Thromboxanproduktion, nicht jedoch die übrige PG-Produktion wesentlich hemmen; dadurch wird die Hämodynamik verbessert. Bei höherer Dosierung wird auch die Produktion vasodilatatorischer Prostaglandine gehemmt, es kommt zu einer Verschlechterung der Hämodynamik. Während die Applikation von höheren Dosen bis zu 3mal 0,5 g Aspirin pro Tag zur Tokolyse von verschiedenen Diskussionsteilnehmern durchaus vertreten wurde, wobei angeblich keine Komplikationen bekannt waren, erachteten andere Experten die Gabe in dieser Höhe wegen der Störung des Prostazyklin-Thromboxan-Gleichgewichtes als kontraindiziert. Man erwartet dabei zwar eine suffiziente Wehenhemmung, aber auch eine Verschlechterung einer bestehenden Gestose und auch der Blutgerinnung. Die Befürworter der hohen Dosierung haben bis jetzt nie einen Ductus-Botalli-Verschluß und nie eine Gerinnungsstörung, auch bei längerzeitiger Applikation, gesehen. Es ist aber immerhin darauf hinzuweisen, daß Berichte über eine erhöhte Rate von frühzeitigen Ductus-Botalli-Verschlüssen und vorzeitiger Plazentalösung nach hoher Aspiringabe bekannt sind. Damit besteht zumindest die Möglichkeit, daß hohe Dosen dem Kinde schaden. Die pharmakologische Wirkung des Aspirins ist eben untrennbar sowohl mit der $PGE_2$-Hemmung im Bereiche des Ductus Botalli als auch mit der Prostazyklin- bzw. Thromboxanhemmung verbunden. Wegen der gerinnungshemmenden Wirkung von Aspirin wurde empfohlen, diese Substanz 3–4 Wochen vor dem Geburtstermin in höheren Dosen nicht mehr zu verabreichen.

## Biochemische Aspekte der zervikalen Reifung

Die lokale Anwendung von $PGE_2$ bei nichtgeburtsreifer Situation ist zwischenzeitlich zur allgemein anerkannten Methode geworden, wobei die Effektivität, die Praktikabilität und auch die Nebenwirkungsraten durch die neuen Applikationsformen verbessert wurden. Die funktionellen Anforderungen an den Uterus sind einerseits die Adaptation an das Gestationsprodukt bei fortschreitendem Wachstum während der Schwangerschaft und andererseits die Involution nach der Geburt. Während der Schwangerschaft sollten die Bindegewebsbestandteile der Zervix dafür garantieren, daß der Fetus im Uterus zurückbehalten wird, andererseits sollte die Zervix im Hinblick auf den Geburtstermin ein Softening durchmachen, damit eine effiziente Dilatation des Muttermundes bei der Geburt zustandekommt. Alle diese Veränderungen werden zum Teil mechanisch, zum Teil durch endogene Hormone beeinflußt. Es ist allgemein anerkannt, daß durch Applikation von $PGE_2$ ein zervikales Priming zu erreichen ist. Es ist dabei nicht anzunehmen, daß die verschiedenen morphologischen und biophysikalischen Veränderungen des uterinen Bindegewebes durch einen einzigen oder auch nur durch wenige Mechanismen bestimmt werden. So sind die biochemischen Veränderungen schwierig zu interpretieren und die Ergebnisse der experimentellen Studien oft unklar oder kontrovers.

Etwa 20 % des zervikalen Bindegewebes machen die zellulären Elemente aus. Dabei sind Fibroblasten typische Vertreter dieser Zellpopulation. Sie sind deshalb wichtig, weil sie mehr oder weniger alle Komponenten synthetisieren, welche in der extrazellulären Matrix vorkommen, eingeschlossen das Kollagen und die Proteoglykane, aber auch Enzyme wie die Kollagenase.

Während der Schwangerschaft nimmt der Kollagengehalt der Zervix bezogen auf das Trockengewicht der Zervix ab, gemessen am Hydroxiprolingehalt und den Aminosäuren. Die Kollagenaseaktivität nimmt während der Schwangerschaft zu, um am Termin ein Maximum zu erreichen. Es besteht eine Beziehung zwischen der Hydroxiprolinkonzentration und der zervikalen Reife, es besteht aber auch eine Beziehung zwischen der Dauer von spontanen Wehen und der zervikalen Konzentration von Hydroxiprolin. Eine wichtige Ursache für die Reifung der Zervix unter der Geburt scheint in den Veränderungen der Grundsubstanz zu liegen. Dabei fand man für das Bindegewebe der Cervix uteri ein charakteristisches Verteilungsmuster der Glykosaminoglykane (GAG). Es ist allerdings festzuhalten, daß die Daten über Veränderungen in der Konzentration der verschiedenen GAG's während der Schwangerschaft und unter der Geburt schwierig zu interpretieren sind und bis jetzt nicht voll verstanden werden. Dies gilt auch für die Veränderungen der Kollagenaseaktivität. Schwierig ist auch die Interpretation von subtilen Veränderungen der GAG-Konzentration im Anschluß an $PGE_2$-Instillation. Unterschiede im Effekt zwischen $PGE_2$ und $PGF_{2\alpha}$ liegen darin, daß $E_2$ mit der GAG-Synthese interferiert, während $F_{2\alpha}$ keinen Einfluß auf das System hat. Das mag möglicherweise eine Relation zur klinischen Situation haben, wo $PGE_2$ im pharmakologischen Priming der Zervix überlegen scheint.

Es scheint gesichert, daß 17-$\beta$-Östradiol und $PGE_2$ die Synthese der sulfatierten GAG's stimulieren. Es ist aber auch offensichtlich, daß das ganze Problem der hormonellen Regulation des Bindegewebemetabolismus erst sehr wenig bekannt ist.

**Physikalische, morphologische und biochemische Untersuchungen zur prostaglandininduzierten Zervixreifung im 1. Trimenon**

Nach den Zulassungsrichtlinien des BGA ist in der BRD zum Zervixpriming im 1. Trimenon nur die intramural-zervikale Injektion von Sulproston in wäßriger Lösung erlaubt. Wegen den erheblichen Nebenwirkungen und der mangelnden Effizienz bei unzureichender Injektionstiefe wird dieses Verfahren als unakzeptabel angesehen, die Wirksamkeit der Methode wird unterschiedlich beurteilt. Auch die Akzeptanz der vielfach empfohlenen intramuskulären Gabe von 500 $\mu g$ Sulproston zum Zervixpriming ist durch eine hohe Schmerzinzidenz und Frequenz gastrointestinaler Nebenwirkungen gekennzeichnet. Die intrazervikale Applikation von 50 $\mu g$ Sulprostongel ist hinsichtlich der Akzeptanz anderen derzeit gebräuchlichen Primingverfahren eindeutig überlegen.

Die Objektivierung des Primingeffektes kann mit physikalischen Untersuchungen durchgeführt werden, so z. B. mit einem elektronischen Zervixtonometer nach Newton oder Rath, wobei die zur Überwindung des Zervikalkanals erforderliche Kraft vor und nach der Applikation von Prostaglandin gemessen wird. Solche Untersuchungen wurden zum Studium von physikalischen, morphologischen und biochemischen Faktoren der PG-induzierten Zervixreifung im 1. Trimenon durchgeführt. Dabei zeigte sich, daß durch die Applikation von 25 $\mu g$ Sulprostongel ein unzureichender Primingeffekt der Zervix zustandekam, bei 50 $\mu g$ bzw. 100 $\mu g$ Dosierung bei allen Patientinnen ein ausreichender Dilatationseffekt erzielt wurde, welcher eine komplikationslose Durchführung der Abruptio ermöglichte.

Die morphologischen Untersuchungen von Gewebeproben aus der hinteren Muttermundslippe und die biochemischen Untersuchungen von Rath zeigten, daß nach PG-Vorbehandlung folgende Veränderungen des Zervikalbindegewebes festgestellt wurden: Typisches kollagenes Faserbild mit großen faserfreien Räumen, vermehrt inhomogene Interzellularsubstanz und weitauseinanderliegende Kollagenfaserzüge, zum Teil ungeordnete Faserverläufe. Dabei bleibt die Struktur der kollagenen Fibrille erhalten. Die morphologischen Befunde an den Zellorganellen der Fibrozyten sprechen für eine allgemeine Steigerung der Stoffwechselaktivität der Bindegewebszellen. Unabhängig von der schwierigen Interpretation morphologischer Befunde im Hinblick auf den Wirkungsmodus der PG kann unter klinischen Gesichtspunkten festgestellt werden, daß eine irreparable Schädigung der kollagenen Fasern und der Bindegewebszellen durch die lokale PG-Applikation nicht zu befürchten ist. Alle durchgeführten biochemischen Ergebnisse sprechen eindeutig gegen eine essentielle Beteiligung von Kollagenasen und Proteasen am Vorgang der PG-induzierten Zervixreifung. Daher gewinnen Untersuchungen an Bedeutung, die auf eine stimulierende Wirkung von PG auf die Proteoglykansynthese in der Zervix hinweisen. Vor allem Veränderungen des Glykosaminoglykangehaltes bzw. Veränderung des Glykosaminoglykanverteilungsmusters in der Zervix scheinen zusammen mit den daraus resultierenden Wechselwirkungen mit Kollagen für die zervixerweichende Wirkung von PG verantwortlich zu sein.

Die biochemischen Mechanismen der Zervixreifung nach Prostaglandinanaloga sind im wesentlichen dieselben wie nach der Gabe natürlicher Prostaglandine.

**Tabelle 1.** Übersicht über die im Handel erhältlichen Prostaglandinpräparate (Stand Oktober 1987)

| PG | Generic name | Hersteller | Handelsformen | Registrierung/Handelsname | | |
|---|---|---|---|---|---|---|
| | | | | A | BRD | CH |
| $PGE_2$ | Dinoproston | Upjohn | Amp. 0,75 mg zu 0,75 ml<br>Amp. 0,50 mg zu 0,50 ml<br>Amp. 0,50 mg zu 0,50 ml + 50 ml Solvens | Prostin $E_2$ Ampullen | Minprostin $E_2$ Ampullen | Prostin $E_2$ Ampullen |
| | | | Vaginaltabletten à 3 mg | [a]Prostin $E_2$ Vaginaltabletten | Minprostin $E_2$ Vaginaltabletten | Prostin $E_2$ Vaginalovula |
| | | | Tabletten à 0,5 mg | [a]Prostin $E_2$ Tabletten | - | Prostin $E_2$ Tabletten |
| $F_{2\alpha}$ | Prostaglandin $F_{2\alpha}$ | Upjohn | Amp. à 5 mg zu 1 ml zur i. v. Infusion<br>Amp. à 5 mg zu 1 ml + 19 ml Solvens zur intrakavitären Instillation | - | Minprostin $F_{2\alpha}$ | - |
| $PGE_2$-Derivat | Sulproston | Schering | Amp. à 100 $\mu g$ | - | Nalador | - |
| | | | Amp. à 500 $\mu g$ | Nalador | Nalador | Nalador |

[a] Noch in Registrierung.

Recht rege wurde diskutiert, ob eine Differenzierung zwischen biochemischer Zervixreifung und dem mechanischen Effekt von Uteruskontraktionen möglich ist. Die Arbeitsgruppe um Rath glaubt ausschließen zu können, daß die Kontraktionen zum Reifungsmechanismus der Zervix notwendig sind. Um diese Aussage letztlich abzusichern, bedarf es aber noch weiterer Studien, denn die bis jetzt gefundenen Ergebnisse sind zum Teil kontrovers.

Bygdeman wies insbesondere darauf hin, daß bei Verwendung von Prostaglandinen ein geringerer Blutverlust im Zusammenhang mit dem Abortgeschehen bzw. dem instrumentellen Abort eintritt im Vergleich zur Plazebogruppe. Das Ausmaß des Blutverlustes ist aber sicher abhängig vom Zeitintervall zwischen der PG-Gabe und der instrumentellen Nachtastung. Bygdeman meint, daß im 1. Trimester dabei die Vorbehandlungsperiode 3–4 h dauern soll, im 2. Trimester - 13.–15. Woche - 12 h. Damit wird die Dilatation und Aufweichung der Zervix genügend effektiv sein. Wird diese vorbehandelnde Zeit abgekürzt, muß mit Komplikationen gerechnet werden.

Eine Übersicht über die im deutschsprachigen Raum erhältlichen Prostaglandine vermittelt Tabelle 1.

### Die intrazervikale Applikation von kalziumchloridhaltigen Gelen zur Zervixerweichung bei der nichtschwangeren Patientin

Sie bedeutet eine neue Methode zum Priming der nichtschwangeren Zervix. Da trotz Einführung uterusselektiver Prostaglandinanaloga die Applikation von Prostaglandin nach wie vor mit einem unkalkulierbaren substanzspezifischen Risiko belastet ist, suchte Rath nach alternativen Primingverfahren und analysierte die zervixerweichende Wirkung eines lokal applizierten Kalziumchloridgels an der nichtgraviden Cervix uteri. Diese neue Möglichkeit des Primings erwies sich als nebenwirkungsfrei, mit substanzspezifischem Risiko nicht belastet und zugleich kostensparend. Der Primingeffekt ist der lokalen Sulprostonapplikation vergleichbar. An der graviden Zervix ist allerdings die zervixerweichende Wirkung des Prostaglandingels der des Kalziumchloridgels signifikant überlegen.

Es soll sowohl die Kalziumchlorid- als auch die PG-Gabe zu einer deutlichen Proteinsynthesesteigerung führen, dies gilt vor allem für die nichtkollagenen Proteine. Des weiteren dürfte eine zusätzliche Wassereinlagerung eine Rolle spielen.

## Anwendung der Prostaglandine im 1. und 2. Trimenon

Das Thema der Anwendung von Prostaglandinen im 1. und 2. Trimenon brachte eine rege Diskussion über die Möglichkeiten der Beendigung von frühen Schwangerschaften während der ersten 7 Wochen Menstruationsalter. Hier interessierten insbesondere die Ergebnisse und Erfahrungen von Bygdeman, welcher über neuere Möglichkeiten des Schwangerschaftsabbruches ohne

Klinikaufenthalt und ohne Anästhesie berichtete. Dabei erscheint die Kombination von Progesteronantagonisten mit einem Prostaglandinderivat den physiologischen Vorstellungen bei einem Spontanabort am nächsten zu kommen. Allerdings sind ethisch-moralische Bedenken für diesen Zeitraum der Gestation und für dieses Vorgehen zu erwarten.

Für das Priming mit Prostaglandinen vor mechanischer Ausräumung einer Schwangerschaft im 1. Trimenon zeigen $PGE_2$ bzw. die entsprechenden Analoga eine verstärkte Wirkung auf das Bindegewebe der Zervix, so daß von diesen Substanzen eine erfolgreiche Konditionierung der Portio (Reifung) zu erwarten ist. Über die Opportunität eines solchen Primings der Zervix als Vorbehandlung konnte kein allgemeiner Konsens gefunden werden.

Für die Prostaglandinanwendung zur Abortinduktion im 2. Trimenon zeigte sich im Laufe einer breiten und interessanten Diskussion, daß eine Kombinationsbehandlung, bestehend aus lokaler Prostaglandinapplikation mit nachfolgender systemischer Behandlung mit Prostaglandinderivaten wohl bessere Ergebnisse bringt wie die alleinige lokale oder alleinige systemische Applikation. Wie allerdings der zeitliche Einsatz dieser Substanzen zu erfolgen hat, bleibt noch offen. Eine Individualisierung des Vorgehens scheint sinnvoll und notwendig.

Die Begründungen, die Voraussetzungen und die Empfehlungen für die praktische Durchführung des Schwangerschaftsabbruches bis zum Ende des 2. Trimenons können wie folgt zusammengefaßt werden:

## Beendigung der frühen Schwangerschaft vor dem 49. Tag der Amenorrhö

Die Ergebnisse, vornehmlich von Bygdeman, haben gezeigt, daß die Wirksamkeit entsprechend hochdosierter Prostaglandinanaloga bezüglich Rate kompletter Aborte bei Einhaltung der Limite von 7 Amenorrhöwochen vergleichbar ist mit den Ergebnissen, welche durch die Vakuumaspiration erreicht werden, allerdings um den Preis erhöhter gastrointestinaler Nebenwirkungen. Trotzdem bietet die Möglichkeit, einen Schwangerschaftsabbruch ohne stationäre Behandlung und ohne Anästhesie durchzuführen, eine neuere und wohl attraktive Alternative zu den bekannten und gängigen Vorgangsweisen. Die Risiken eines solchen Vorgehens sind wohl nicht hoch, ist der Effekt der Prostaglandinanwendung für diesen Zeitraum doch mit einer spontan auftretenden Fehlgeburt zu vergleichen.

Besonders vielversprechend ist in diesem Schwangerschaftsabschnitt sicherlich die Anwendung des Progesteronantagonisten RO 486. Die Kombination eines solchen Progesteronantagonisten mit einem niedrig dosierten Prostaglandinderivat dürfte der physiologischen Situation bei einem Spontanabort am nähesten kommen. Schon Csapo wies wiederholt darauf hin, daß Prostaglandine wahrscheinlich erst dann wirksam werden können, wenn der „Progesteronblock" am Myometrium aufgehoben oder zumindest abgeschwächt wird. Erste Ergebnisse von Beaulieu und Bygdeman zeigen auch, daß diese Kombination aller Wahrscheinlichkeit nach eine gute Erfolgsrate bei geringer Nebenwirkungsfrequenz aufweist. Sie könnte sich zur Methode der Wahl des frühen Schwangerschaftsabbruches entwickeln. Die klinische Forschung wird aber in diesem

**Tabelle 2.** Biochemische Veränderungen bei PG-induzierter Zervixreifung

| | |
|---|---|
| Kollagenase | (▲ ▼) |
| Kollagen | (▼) |
| $H_2O$-Gehalt | (▲) |
| Sulfatierte GAG | ▲ (ca. 20 %) |

Bereich nur behutsam vorangetrieben, sind doch gerade für diesen Schwangerschaftszeitraum ethisch-moralische bzw. gesellschaftlich-soziale Überlegungen von nicht unerheblicher Tragweite.

## Priming mit Prostaglandinen vor mechanischer Ausräumung einer Schwangerschaft im 1. Trimenon

Das Ziel der Prostaglandinanwendung in diesem Zeitraum ist eine Erweichung (Priming, Reifung, Konditionierung) und Erweiterung der Zervix vor der mechanischen Aufdehnung zum Zwecke der Evakuation oder der instrumentellen Nachtastung (Kürettage). Der Wirkungsmechanismus dieser Form der Prostaglandinanwendung läuft über die in Tabelle 2 wiedergegebenen Veränderungen.

Sowohl $PGF_{2\alpha}$ als auch $PGE_2$ und seine Derivate sind hier wirksam und in klinischen Studien überprüft worden. Von $PGE_2$ bzw. den entsprechenden Analoga ist eine verstärkte Wirkung auf das Bindegewebe der Zervix zu erwarten.

Die derzeit gebräuchlichen Anwendungsformen sind die folgenden:

- intramural-zervikale Injektion von Sulproston (25–50 $\mu g$),
- intramuskuläre Injektion von Sulproston (500 $\mu g$),
- Applikation von Vaginalsuppositorien, die $PGE_2$-Derivate enthalten,
- intrazervikale Applikation PG-haltiger Gele.

Bei der Auswahl der geeigneten Verfahren sind folgende Überlegungen zu berücksichtigen:

- Effizienz;
- Akzeptanz von seiten der Patientin: Belästigung durch die Applikation, Rate der Nebenwirkungen, Dauer der Einwirkung;
- notwendiges Zeitintervall zwischen Prostaglandinapplikation und mechanischer Ausräumung;
- Verfügbarkeit der Substanz bzw. Zulassung durch die Gesundheitsbehörden.

Einheitliche Empfehlungen konnten für das Vorgehen nicht erarbeitet werden. Selbst die Indikation für ein Priming der Zervix als Vorbehandlung wird uneinheitlich beurteilt. Einerseits wird für eine generelle Zervixvorbehandlung plädiert, andererseits wird darauf hingewiesen, daß die Mühsal der Behandlung nur denjenigen Patientinnen aufgelastet werden soll, welche davon am ehesten profitieren, nämlich: die junge Erstgravide, evtl. auch die ältere, multipare Patientin mit narbigen Veränderungen im Bereiche der Zervix.

**Prostaglandinanwendung zur Abortinduktion im 2. Trimenon bzw. zur Fruchtausstoßung bei pathologischen Schwangerschaften im frühen 3. Trimenon**

Die klinische Forschung der letzten Jahre hat hier gezeigt, daß eine Kombinationsbehandlung mit

- lokaler Prostaglandinapplikation am 1. Tag und
- danach, wenn notwendig, systemischer Behandlung mit Prostaglandinderivaten (vornehmlich Sulproston) am 2. Tag oder nach erfolgreichem Priming

bessere Ergebnisse bringt, als die alleinige lokale oder systemische Applikation.

In Tabelle 3 sind die Dosierungsrichtlinien für die lokale Anwendung dieser Kombinationsbehandlung angegeben. Ob im Anschluß an eine lokale Vorbehandlung zugewartet werden soll, bis tatsächlich ein Reifungsprozeß der Zervix klinisch faßbar ist oder grundsätzlich am nächsten Tag systemisch Prostaglandine appliziert werden sollen, wird nur im Einzelfall entschieden werden können. Bei Zustand nach Sektio wird ein vorsichtigeres und langsameres Vorgehen opportun sein, während z. B. bei Multiparae - auch bei nicht optimal erweichter Zervix - eine systemische Prostaglandinapplikation bedenkenlos am 2. Tag verabfolgt werden kann.

Tabelle 3 faßt die heute als optimal angesehenen Dosierungen für den zweiten Teil der lokal-systemischen Kombinationsbehandlung zusammen.

Die Tatsache, daß gelegentlich auch bei diesen Applikationsformen und den angegebenen Dosierungen eine ausreichende Wehentätigkeit einsetzt, führt vor Augen, daß wir eigentlich über den Ablauf und die Dynamik beim Abortgeschehen und wohl auch bei der Geburt nur unvollständige Kenntnisse haben. Es liegt somit nahe, daß eine Individualisierung des Vorgehens sinnvoll oder gar notwendig ist. Unter Umständen kann auch bei nicht ausreichender Wirkung und

**Tabelle 3.** Kombinationsbehandlung zur Abortinduktion mit Prostaglandinen im 2. und 3. Trimenon

| | |
|---|---|
| Indikationen: | - Abortinduktion bei intakter Schwangerschaft (ab 2. Trimenon), bei Blasenmole, Missed abortion<br>- Ausstoßung bei intrauterinem Fruchttod |
| 1. Dosierungsrichtlinien für die Phase der *lokalen* Behandlung | |
| Retroamnial | 0,1-0,2 mg $PGE_2$ (Lösung)<br>0,025-0,1 mg Sulproston |
| Endozervikal | 0,3-1,0 mg $PGE_2$ (Gel) |
| Perizervikal | 1,5-3,0 mg $PGE_2$ (Lösung) |
| Intravaginal | 3,0-6,0 mg $PGE_2$ (Tabletten) |
| 2. Dosierungsrichtlinien für die Phase der *systemischen* Behandlung | |
| Intravenös | 0,25-5 $\mu$g/min $PGE_2$<br>1-8 $\mu$g/min Sulproston |
| Intramuskulär | 500 $\mu$g/3-6 h Sulproston<br>(max. 3000 $\mu$g) |

**Tabelle 4.** Vorteile der Kombinationsbehandlung mit Prostaglandinen im 2. und 3. Trimenon

1. Verkürzung des die Patientin belastenden Weheninduktions-Abort-Intervalls
2. Verminderung der erforderlichen Gesamtdosis an Prostaglandinen
3. Senkung der Rate gastrointestinaler Nebenwirkungen einschließlich der Schmerzinzidenz und des damit verbundenen Analgetikaverbrauchs
4. Verminderung der Häufigkeit prostaglandininduzierter Zervixläsionen durch Reifung der Zervix vor Weheninduktion
5. Senkung frustraner Abort- bzw. Geburtseinleitungen bei Dyssynergie von Wehen und Zervixeröffnung und damit Verminderung der Notwendigkeit operativer Eingriffe zur Schwangerschaftsbeendigung
6. Im Vergleich zur alleinigen extraamnialen, endozervikalen bzw. systemischen Prostaglandinanwendung: Reduzierung der Applikationsfrequenz, verbunden mit einem verminderten Risiko intrauteriner Infektionen

bei fehlenden Nebenwirkungen die Dosis der Prostaglandine unter strenger Kontrolle wesentlich erhöht werden.

Tabelle 4 faßt die Vorteile der beschriebenen Kombinationsbehandlung im 2. und 3. Trimenon zusammen.

## Anwendung der Prostaglandine zur Geburtseinleitung

Die Problematik der Geburtseinleitung mit Prostaglandinen um den Termin wurde besonders intensiv, zum Teil kontrovers und auch nicht ganz unemotional diskutiert. Offensichtlich gibt es nach wie vor nicht unbeträchtliche regionale Unterschiede in der Akzeptanz elektiver, medizinisch nicht dringlich indizierter Geburtseinleitungen um den Termin.

Nach den jahrelangen, weit über die medizinischen Fachkreise hinausreichenden, zum Teil hochemotional geführten Diskussionen über die sog. programmierte Geburt dürfte die elektive Einleitung am Termin bis auf weiteres in der Bundesrepublik, wohl auch in der Schweiz, kein Thema mehr darstellen, wenn man von besonderen Ausnahmefällen absieht. Im Gegensatz dazu scheint sich durch die Einführung der Prostaglandinvaginaltablette in Österreich eine gewisse Renaissance weitgehend elektiver Einleitungen am Termin angebahnt zu haben.

Nun konnte es sicher nicht Aufgabe des Expertengesprächs sein, die Thematik der Indikation zur Geburtseinleitung auszudiskutieren, auch wenn unterschiedliche Meinungen sehr klar zum Ausdruck kamen. Hingegen gelang es außerordentlich leicht, unter allen Beteiligten aufgrund weitgehend identischer Erfahrungen zu einem Konsensus bezüglich der für eine Geburtseinleitung um den Termin erforderlichen Kautelen, die technischen Voraussetzungen und die Empfehlungen für die praktische Durchführung zu kommen. Sie sind im folgenden wiedergegeben:

1. *Jede Geburtseinleitung braucht eine Indikation.* Deren Dringlichkeit und Härte mag variabel sein; sie ist aber immer mit der Schwangeren eingehend zu diskutieren und die Entscheidung ist im Einverständnis mit der Schwangeren zu treffen.
2. *Jede eingeleitete* (induzierte) Geburt wird durch die Tatsache der Einleitung zu einer *Risikogeburt* und braucht *entsprechende Überwachung.*
3. Für die *medikamentöse Geburtseinleitung* stehen heute grundsätzlich zur Verfügung:
   1. Oxytozin intravenös, appliziert über Infusionspumpe.
   2. $PGE_2$ intravenös, appliziert über Infusionspumpe.
   3. $PGE_2$-Gel, lokal intrazervikal appliziert.
   4. $PGE_2$-Vaginaltablette, lokal intravaginal appliziert.
4. Die *Kriterien,* wonach sich die einzelnen Medikamente und ihre verschiedenen Applikationsformen unterscheiden und die letztlich auch über deren präferentielle Anwendung entscheiden, sind:
   a) Effektivität,
   b) Steuerbarkeit,
   c) Akzeptanz durch die Schwangere.
5. *Technik* ebenso wie *Risiken einer Geburtseinleitung* sind grundlegend *verschieden,* je nach dem, ob es sich um einen *unreifen Zervixbefund* oder eine *geburtsreife Zervix* handelt.
6. Die Geburtseinleitung bei *reifer Zervix* bietet bekanntlich relativ wenig technische Probleme. Alternativ kommen dafür als Medikamente in Frage Oxytozin intravenös und Prostaglandin-$E_2$-Vaginaltabletten. Sie scheinen in ihrer Effektivität weitgehend identisch zu sein, unterscheiden sich aber hinsichtlich Steuerbarkeit und Akzeptanz, wobei Oxytozin appliziert über Infusionspumpe eindeutig besser steuerbar ist, während die Prostaglandinvaginaltablette infolge der Einfachheit der Applikation bessere Akzeptanz aufweist (Tabelle 5). Von den Befürwortern der Vaginaltablette wird die relativ hohe Akzeptanz des Verfahrens durch die Schwangeren besonders betont. Dabei muß allerdings mit Nachdruck an das oben Gesagte erinnert werden, daß jede eingeleitete Geburt als Risikogeburt überwacht werden muß, und daß die Anforderungen in dieser Hinsicht nach der Applikation von PG-Vaginaltabletten nicht geringer sind als bei einer Einleitung mit Oxytozin. Es erscheint denkbar, daß die strikte Einhaltung dieser Kautelen die Akzeptanz der $PGE_2$-Einleitung durch die Schwangere relativiert.
   Im Rahmen der Geburtseinleitung bei reifer Zervix wird die Amniotomie heute uneinheitlich und zu variablen Zeitpunkten eingesetzt, wobei im

**Tabelle 5.** Geburtseinleitung am Termin. Möglichkeiten bei reifer Zervix

| | Effektivität | Steuerbarkeit | Akzeptanz |
|---|---|---|---|
| Oxytozin i.v. | ++ | + | - |
| Prostaglandin-$E_2$-Vaginaltablette | ++ | - | + |

**Tabelle 6.** Geburtseinleitung am Termin. Möglichkeiten der Einleitung bei unreifer Zervix

| | Effektivität | Steuerbarkeit | Risikopotential | Allgemeine Nebenwirkungen | Akzeptanz |
|---|---|---|---|---|---|
| Prostaglandin-Gel intrazervikal | +++ | - | ++ | | + |
| Prostaglandin-Vaginaltablette | ++ | - | +++ | | ++ |
| Prostaglandin i.v. | + | ++ | + | +++ | - |
| Oxytozin i.v. | (+) | +++ | + | | - |

allgemeinen eher ein Trend zu relativ später Eröffnung der Fruchtblase vorherrscht. Für den Effekt und das Timing der Amniotomie scheint es keine Rolle zu spielen, ob die medikamentöse Einleitung mit Oxytozin oder vaginal appliziertem Prostaglandin erfolgte.

7. Das eigentliche Problem der Geburtseinleitung ist die *unreife Zervix*. Die medikamentösen Möglichkeiten und ihre Vor- und Nachteile sind in Tabelle 6 wiedergegeben. Die intravenöse Gabe von Oxytozin führt bekanntlich häufig nicht zum erwünschten Erfolg. Die Effektivität von intravenös appliziertem Prostaglandin ist deutlich höher, doch sind die allgemeinen Nebenwirkungen nicht unbeträchtlich, so daß sich das Verfahren in der Breite nicht durchgesetzt hat. Trotzdem bleibt die sorgfältig dosierte intravenöse Prostaglandinapplikation eine vertretbare Möglichkeit der Einleitung bei unreifer Zervix und ist sicher effizienter als die Oxytozingabe. Wegen der allgemeinen Nebenwirkungen der Prostaglandine besteht jedoch die absolute Tendenz, die systemische Applikation durch die lokale zu ersetzen. Dabei haben allerdings gerade die Ergebnisse dieses Symposiums gezeigt, daß die $PGE_2$-Vaginaltablette bei unreifer Zervix kontraindiziert ist, da bei extrem schlechter Steuerbarkeit mit unverhältnismäßig häufigen uterinen Hyperaktivitäten und entsprechender fetaler Beeinträchtigung - manifestiert durch zum Teil unverhältnismäßig hohe Azidoseraten - zu rechnen ist.
Das Mittel der Wahl zum Priming, d. h. Erweichung und Verstreichen der Zervix, ist heute das intrazervikal applizierte Prostaglandin-$E_2$-Gel. Es ist effektiv, das Risikopotential erscheint vertretbar, und die Akzeptanz ist gut. Dabei sollte nicht vergessen werden, daß das eigentliche Ziel der intrazervikalen Prostaglandinapplikation nicht die Auslösung von Eröffnungs- oder Austreibungswehen darstellt, sondern das Priming, das Verstreichen der unreifen Zervix. Danach - bei verstrichener Zervix - gibt es durchaus wieder verschiedene Optionen (s. oben) zur eigentlichen Geburtseinleitung.

**Probleme von Dosierung und Technik der lokalen Prostaglandinapplikation und der offiziellen Zulassung der verschiedenen galenischen Zubereitungen**

Das $PGE_2$-Gel wird intrazervikal in der Regel als Einzeldosis von 0,5 mg in einem Volumen von 1–3 ml appliziert. Eine Wiederholung der Applikation sollte nicht vor 6 Stunden erfolgen.

Die $PGE_2$-Vaginaltablette enthält in der handelsüblichen Form 3 mg $PGE_2$. Da mehrfach ein verzögerter Wirkungseintritt bis zu 12 h nach der Applikation der Vaginaltablette beobachtet worden ist, ist besonders vor einer zu raschen Wiederholung der lokalen Applikation zu warnen; das Intervall sollte vorteilhafterweise 12 h nicht unterschreiten. Aus demselben Grund sollte mindestens 6 h nach vaginaler Applikation von Prostaglandinen kein Oxytozin gegeben werden. Die intrazervikale Einlage der Prostaglandinvaginaltablette in ihrer relativ hohen Dosierung ist kontraindiziert.

Durch das Bundesgesundheitsamt ist die $PGE_2$-Vaginaltablette für die Geburtseinleitung bei reifer Zervix, nicht aber bei unreifer Zervix, zugelassen. Die Ergebnisse dieses Symposiums unterstreichen die Richtigkeit dieser Entscheidung, die unbedingt befolgt werden sollte. Problematischer ist die Tatsache, daß bisher überhaupt kein Prostaglandingel offiziell zugelassen worden ist und daß die Gelpräparationen bekanntlich durch die verschiedenen Klinikapotheken, wohl auch in nicht immer einheitlicher galenischer Zusammensetzung, zubereitet werden. In der Tat bewegte man sich bisher dabei in einer gewissen juristischen Grauzone, wie in einer kürzlichen Stellungnahme des BGA unmißverständlich zum Ausdruck kam.

Die Firma Upjohn hat jedoch die Zulassung eines standardisierten und kommerziell hergestellten $PGE_2$-Gels beantragt; das Verfahren ist noch im Gang.

## Anwendung der Prostaglandine zur Behandlung der postpartalen Uterusatonie

Die atonische Nachblutung und die Subinvolution des Uterus post partum können zu lebensgefährlichen Komplikationen führen. Die Definition der postpartalen Atonie ist allerdings nicht einheitlich. Einerseits wird darunter eine Blutung von mehr als 500 ml während der ersten 24 h nach der Geburt des Kindes, andererseits eine Blutung post partum, die mit einer Beeinträchtigung der Patientin einhergeht, verstanden. Risikogruppen für das Auftreten einer Atonie sind: Hydramnion, Mehrlinge oder ein großes Kind, Multiparae und Status nach operativen Entbindungen, eventuell Atonien in der Vorgeschichte, Anämie, Hypovolämie und Präeklampsie, jedoch auch die Applikation von bestimmten Schmerzmitteln oder Anästhesieformen unter der Geburt, nach Zahradnik auch eine übermäßige Gewichtszunahme bei untergewichtigen älteren Erstgebärenden. Weitere disponierende Faktoren für eine Uterusatonie sind nach Heinzl: rascher Geburtsverlauf, langer, schleppender Geburtsverlauf, Allgemeinanästhesie, Uterus myomatosus, Wehenmittel unter der Geburt, intrauteriner Fruchttod, Fruchtwasserembolie, Mg $SO_4$ unter der Geburt.

Allgemein können Ursachen für postpartale Blutungen Verletzungen der Geburtswege, Störungen der Plazentalösung, Blutgerinnungsstörungen, eine Uterusatonie - und ganz selten - ein inverser Uterus sein. Zahlenmäßig steht aber die Uterusatonie mit 75–83 % im Vordergrund.

Die Diagnose einer postpartalen Atonie geschieht sozusagen im Ausschlußverfahren. Bei einer normalen Geburt und primär vermehrtem Blutverlust wird folgendermaßen vorgegangen:

1. Halten bzw. Massieren des Uterus,
2. Uterotonika (Oxytozin, Methergin, evtl. PG),
3. Revision der Geburtswege (evtl. inklusive Kürettage),
4. PG-Applikation,
5. chirurgische Intervention.

Da schon die Wehen, welche zur Geburt des Kindes und der Plazentalösung führen, mit einer uterinen Bildung von großen Mengen an Prostaglandinen verbunden sind, scheint es naheliegend, auch bei Funktionsstörungen des Uterus therapeutisch Prostaglandine zu verwenden.

Als Applikationsweg bietet sich an: Die intramyometrale, die intrauterine, die intravenöse, die intramuskuläre wie auch die intravaginale Applikation. Bei der Applikation ins Myometrium besteht die Gefahr der intravasalen Applikation des Prostaglandins als Bolus. Bei der intrauterinen Applikation in Form einer Tamponade oder einer direkten Applikation von PG-Lösung ins Kavum ist über die Resorption nur Ungenaues bekannt. Die intravenöse Applikation ist besser steuerbar; die kurzen Halbwertszeiten natürlicher Prostaglandine lassen eine kontinuierliche Abgabe vorteilhaft erscheinen. Treten Nebenwirkungen auf, so kann die Applikation sofort gestoppt werden. Die intramuskuläre Applikation, welche nur mit Derivaten möglich ist, hat den Nachteil, daß der Wirkungseintritt etwas verzögert zur Geltung kommt, andererseits aber den großen Vorteil, einfach zu sein (Abb. 1 und Tabelle 7).

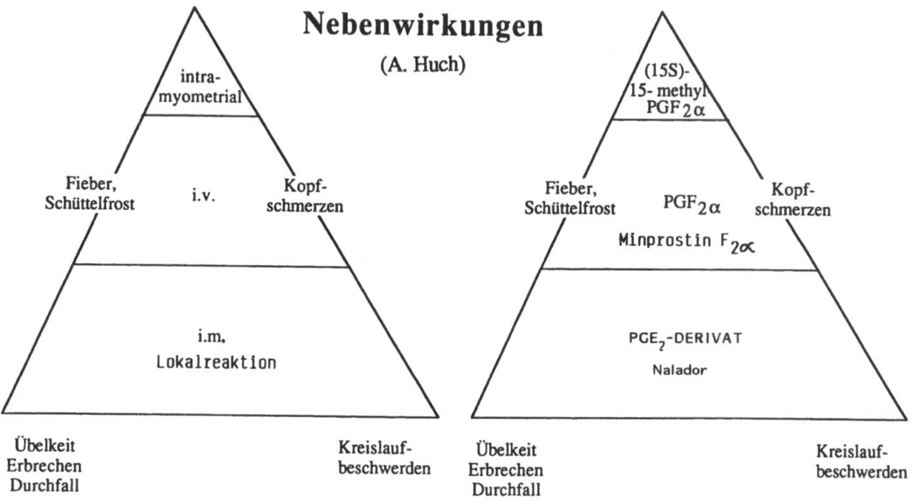

**Tabelle 7.** Therapiemöglichkeiten der postpartalen Uterusatonie mit Prostaglandinen

| Prostaglandin | Applikationsart | Dosierung |
|---|---|---|
| $PGF_{2\alpha}$ | i.v. | 30-150 $\mu$g/min |
| | intrauterin | 2-5 mg mehrmals nach Bedarf in Verdünnung 1 : 3 |
| $PGE_2$ | i.v. | 0,5-4 $\mu$g/min (bis max. 10 $\mu$g/min) |
| Sulproston | i.v. | 4-8 $\mu$g/min |
| | i.m. | 500 $\mu$g max. alle 2 h |
| | intramyometral | |

Prinzipiell kann damit festgestellt werden, daß alle Prostaglandine und alle Applikationswege zum Erfolg führen können, daß aber Einfachheit der Applikation, Nebenwirkungen und Wirkungseintritt verschieden sind. Die Erfolgsraten liegen nach der Literatur bei 85-98 %, allerdings ist jeweils das ausgewertete Patientengut klein.

Schließlich wurde im Rahmen der Diskussion das ganze medikamentöse Management der Plazentaperiode diskutiert, so die Applikation von Uterotonika zum Zeitpunkt des Durchtrittes des kindlichen Kopfes; dabei wurden alte Schulmeinungen revidiert und festgestellt, daß mehrheitlich heute bei Durchtritt des Kindes Syntocinon und nicht Methergin gespritzt wird. Bei stärkeren Blutungen wird der Zeitpunkt, zu welchem Prostaglandine eingesetzt werden sollen, unheitlich gehandhabt. So gibt es durchaus Meinungen, daß Prostaglandine, z. B. als Sulproston i.m., relativ früh, d. h. vor der Revision der Geburtswege, zum probatorischen Einsatz kommen können und daß keinesfalls zuerst der massive Blutverlust abgewartet werden muß.

Weiter wurde auch der Zeitpunkt des chirurgischen Eingreifens diskutiert, wobei man zur Empfehlung kam, nach der 2. oder 3. intrauterinen $PGF_{2\alpha}$-Applikation bei nicht stillstehender Blutung zu laparotomieren. Allerdings muß festgehalten werden, daß bei jeder postpartalen Atonie individuell entschieden werden muß und auch diesbezüglich gerade im Hinblick auf eine Hysterektomie verschiedene Ausgangslagen vorhanden sind. Aus den Literaturangaben geht hervor, daß meistens dann hysterektomiert werden mußte, wenn eine Infektion oder Gerinnungsstörung bereits vorlag. Autoren, welche über Mißerfolge der PG-Anwendung berichteten, stellten fest, daß wohl meistens zu lange mit einer konsequenten Behandlung zugewartet wurde. Das Risiko des Nichtanwendens von PG im Fall einer atonischen Nachblutung ist damit wohl höher als die eventuell eintretenden Nebenwirkungen der Anwendung.

Bei Zustandekommen eines Bronchospasmus muß die Dosierung verringert werden, gastrointestinale oder sonstige Beschwerden sind keine Indikation dafür.

Die massive Nachblutung im späten Wochenbett unterliegt den gleichen Behandlungskriterien wie die Atonie nach der Geburt. Hier könnte aber die intramuskuläre Applikation von PG mit Einzeldosen von 100 $\mu$g die Therapie der Wahl werden.

# Prostaglandine bei Nichtschwangeren

## 1. Wirkung der Prostaglandine auf die Zervix von Nichtschwangeren

Prostaglandine sind auch am nichtgraviden Uterus wirksam. Prinzipiell kann damit eine Zervixerweichung und/oder eine Kontraktionsauslösung erzielt werden. Dabei bedarf es allerdings höherer Dosen als in der Gravidität, so daß für diese Indikation praktisch nur potente PG-Derivate (z. B. Meteneprost) Verwendung finden können.

Die meisten Studien haben gezeigt, daß solche PG-Analoga nach endozervikaler oder intravaginaler Applikation zu einer signifikanten Erweiterung des Zervikalkanals führen; das Ausmaß dieser Erweichung und Erweiterung ist allerdings wesentlich geringer als ursprünglich erhofft: Auf eine Dilatation mittels Hegar-Stiften kann trotz dieser PG-Anwendung nicht verzichtet werden.

Der Preis für diese statistisch signifikante, allerdings klinisch relativ unbedeutende Erweiterung des Zervikalkanals ist eine hohe Rate, beispielsweise gastrointestinaler Nebenwirkungen.

Bei Abwägung der Vor- und Nachteile einer Anwendung von Prostaglandinen zur Zervixreifung bei Nichtschwangeren kann daher festgehalten werden, daß es *zum heutigen Zeitpunkt keine Indikation für einen Prostaglandineinsatz am nichtgraviden Uterus gibt.*

## 2. Bedeutung der Prostaglandine für die Corpus-luteum-Funktion

Bezüglich der Bedeutung der Prostaglandine für die Corpus-luteum-Funktion gilt es festzuhalten, daß der Wirkmechanismus der klinisch angewendeten Prostaglandine sowohl für eine frühe Beendigung der Gravidität als auch bei einer Zervixerweichung vor mechanischer Ausräumung einer Schwangerschaft im 1. Trimenon nicht über eine Störung der Corpus-luteum-Funktion, sondern über biochemische Veränderungen im Bereiche der Zervix bzw. der Auslösung von Uteruskontraktionen abläuft.

## 3. Prostaglandinanwendung bei Blasenentleerungsstörungen

Die Prostaglandinanwendung bei Blasenentleerungsstörungen gleicht in gewisser Weise der PG-Anwendung in anderen, nicht gynäkologisch-geburtshilflichen Bereichen:

Es steht außer Zweifel, daß Prostaglandine auf die Harnblase einwirken. Sowohl $PGE_2$ als auch das $PGE_2$-Derivat Sulproston senken den Urethraverschlußdruck und führen zu einer Erhöhung der Detrusorkontraktionskraft. Daraus wäre theoretisch ein Einsatz bei Blasenentleerungsstörungen zu erwarten.

Die klinische Erfahrung zeigt jedoch, daß diese theoretischen Überlegungen nicht in die Praxis umgesetzt werden können. Die Ergebnisse der meisten Untersuchungen sind widersprüchlich; wenn überhaupt, kann man nur einen kurzfristigen Effekt erwarten, und das nur bei Patientinnen nach Streßinkontinenzoperation. Aber gerade dieses Kollektiv von Frauen hat auch bei keinerlei Behandlung ihrer Blasenentleerungsstörungen eine ausgezeichnete Prognose. Das wirkliche Problem postoperativer Retention ist in dem Kollektiv von Frauen nach radikalen und ultraradikalen Hysterektomien zu sehen. Hier ist nicht einmal theoretisch von Prostaglandinen ein klinischer Erfolg zu erwarten, da nach einer einmaligen Instillation höchstens eine „Starthilfe" für den normalen Ablauf der Miktion zu erwarten ist. Bei Frauen nach Radikaloperationen sind aber oft Nervenläsionen gesetzt, die als irreversibel gelten.

Für die klinische Praxis kann man festhalten, daß die Ära der PG-Anwendung zur Therapie von Blasenentleerungsstörungen aller Wahrscheinlichkeit nach zu Ende ist; zu wenig einheitlich ist die Wirkung, zu kurzfristig die Dauer eines möglichen Erfolges.

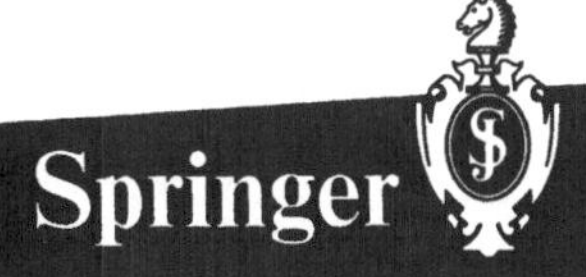
Springer

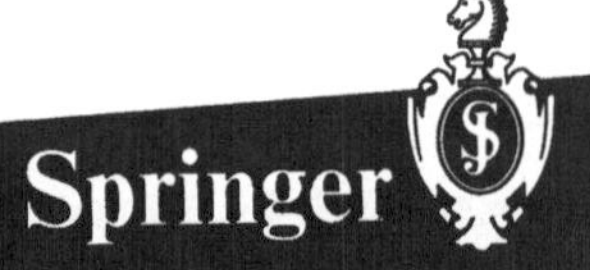
Springer